前 言

《医学临床"三基"训练》一书自1992年第1版出版发行以来,一直受到各级医院广大医务人员和医学院校师生的支反封建,也是医院分级管理"三基"训练主要用书。随着医改的深入,医院分级管理越来越细分,药师亦逐步纳入管理体系,临床用药亦日趋规范。为了完善"三基"训练系列,也为了提高医院各级药学专业技术人员的基本素质与专业水平,受湖南科学技术出版社的委托,我们组织相关专家编纂此分册,以帮助药学从业人员复习和考试。

本分册涉及5门学科,并以最新全国通用教材为编写依据。本分册在突出重点、难点及准确答疑的同时,兼顾学科的系统性,对于药学从业人员深刻领会各学科知识点,掌握重点、难点,正确解答各种题型,富有切实的指导意义。

在编写过程中,各学科知识点由基本知识问答和自测试题两部分组成,问答题部分采取问答、陈述、列表说明的编写形式。自测试题部分,由选择题、是非判断题、填空题、名词解释题、简答题组成。

自测试题中选择题A、B、X型题的答题方法如下:

A型选择试题即最佳回答题,是最常用的选择型考题。它由1个叙述主体和5个备选答案组成。答案中只有1个是最恰当的,其余4个答案均为干扰答案。干扰答案可以完全不正确,也可部分正确,但不是最佳选择答案,应试者应从中选择一个最佳答案。

例:下列溶剂溶解范围最大的是 …………………… ( )
A. 丙酮　　B. 甲醇　　C. 乙醚　　D. 苯　　E. 氯仿
答案:B

B 型题又称配伍题。与 A 型题不同的是，B 型题数道题共用一组备选答案（一般为 5 个），在一组试题中，每个备选答案可以选用一次，也可以选用几次，或者一次也不选用。

A. MeOH   B. CCl_4 C. PE   D. Et_2O E. H_2O

1. 沸点最高的溶剂是 …………………………………（ ）
2. 比重最大的溶剂是 …………………………………（ ）
3. 极性最小的溶剂是 …………………………………（ ）

答案：1. E   2. B   3. C

X 型题是任意选择题，有别于 A 型题，不仅有一个最佳答案，也可以是多个答案。

例：下列物质属于多糖的是 ……………………………（ ）
A. 木质素   B. 树脂   C. 纤维素   D. 树胶   E. 鞣质

答案：CD

本分册主要供医院"三基"培训、考核之用，此外还可供中等以上医药院校学生使用及作为广大医药工作者的辅助用书。

本分册是作者长期从事一线教学、多年从事自学考试辅导经验的结晶。由于作者水平有限，加之时间仓促，不当之处，敬请专家、读者批评指正。

一分耕耘，一分收获，祝有志于进步的药学专业技术人员能更上一层楼。

编委会
2011 年 11 月

医院分级管理参考用书
医学继续教育参考用书

医学临床"三基"训练
药师分册

第一版

总主编：吴钟琪
主　编：潘清平　刘平安
副主编：王志琪　周　晋
编　委：（按姓氏笔画排序）
　　　　王志琪　刘文龙　刘平安　刘笑蓉　严建业
　　　　欧阳文　罗跃龙　周　晋　赵碧清　贺卫和
　　　　龚力民　童巧珍　鲁耀邦　颜　红　潘清平

湖南科学技术出版社·长沙
国家一级出版社　全国百佳图书出版单位

目 录

§1　天然药物化学基本知识问答及自测试题 /1
基本知识问答 ……………（ 1 ）
自测试题一（附参考答案）
　……………………………（ 29 ）
自测试题二（附参考答案）
　……………………………（ 34 ）
自测试题三（附参考答案）
　……………………………（ 40 ）
自测试题四（附参考答案）
　……………………………（ 47 ）

§2　药理学基本知识问答及自测试题 /54
基本知识问答 ……………（ 54 ）
自测试题（附参考答案）……（ 72 ）

§3　药剂学基本知识问答及自测试题 /78
基本知识问答 ……………（ 78 ）
自测试题一（附参考答案）
　……………………………（ 95 ）
自测试题二（附参考答案）
　……………………………（108）
自测试题三（附参考答案）
　……………………………（121）
自测试题四（附参考答案）
　……………………………（131）

§4　药物分析基本知识问答及自测试题 /141
基本知识问答 ……………（141）
自测试题一（附参考答案）
　……………………………（169）
自测试题二（附参考答案）
　……………………………（174）
自测试题三（附参考答案）
　……………………………（178）
自测试题四（附参考答案）
　……………………………（182）

§5 药事管理学基本知识问答及自测试题 /187

基本知识问答 ………… (187)
自测试题一（附参考答案）
　　………………………… (208)
自测试题二（附参考答案）
　　………………………… (218)
自测试题三（附参考答案）
　　………………………… (226)
自测试题四（附参考答案）
　　………………………… (235)

§1 天然药物化学基本知识问答及自测试题

天然药物化学是运用现代科学理论与方法研究天然药物中化学成分的一门学科。其研究内容包括各种天然药物化学成分和活性成分的结构特点、理化性质、提取分离方法及结构鉴定等知识,以探索其防病治病的原理,并根据已阐明结构的成分,按植物亲缘关系寻找同类成分,以扩大药用植物资源、发掘新的生物活性成分;研究有效成分在植物体内随生态环境、生长季节、时间消长以及发育阶段的动态变化,以了解和掌握提高中草药品质的变化规律,为规范化种植(GAP)的研究提供科学依据;研究中草药在加工炮制和储藏过程中的成分变化,为保证中草药疗效以及中草药及其制剂质量标准的制定和控制提供科学依据;研究有效成分的构效关系,以便利用先导化合物进行结构修饰和改造,合成或半合成高效、低毒、安全的新的衍生物。

在我国,天然药物一般是指中药,又称中草药,具有我国自己的特点,与中医共同构成了中华民族文化的瑰宝,是中华民族 5000 年以来繁衍昌盛的一个重要因素,也是全人类的宝贵遗产。

基本知识问答

1. 简述天然药物化学的概念、主要研究内容。

天然药物化学(medicinal chemistry of natural products)是运用现代科学理论与方法来研究天然药物中化学成分的一门学科。其研究内容包括各类天然药物的化学成分(主要是生理活性成分或药效成分)的结构特点、物理化学性质、提取分离方法以及主要化学成分的结构鉴定、生物合成途径等内容。

2. 何谓有效成分?何谓无效成分?请举例说明。

有效成分是指具有一定生理活性,能用一定的分子式或结构式表达的具有一定物理常数的单体化合物,是天然药物防治疾病的物质基础。无效成分是指与有效成分共存的其他成分。例如麻黄中左旋麻黄碱具有平喘、解痉作用，为麻黄的有效成分，而共存的淀粉、树脂、叶绿素等则一般认为是无效成分或者杂质。

3. 生物合成中常见的基本单元有哪些？

生物合成中常见的基本单位大概有以下几种类型：

C_2 单位（醋酸单位）：如脂肪酸、酚类、苯醌等聚酮类化合物。

C_5 单位（异戊烯单位）：如萜类、甾类等。

C_6 单位：如香豆素、木脂素等苯丙素类化合物。

氨基酸单位：如生物碱类化合物。

复合单位：由上述单位复合构成，如黄酮类化合物由醋酸丙二酸途径与桂皮酸途径复合生成。

4. 简述常用溶剂的分类，将溶剂极性由低到高排序，并指出溶剂之间的溶解规律。

常用溶剂可以分为三类：水、亲水性有机溶剂和亲脂性有机溶剂。

常见溶剂的极性度强弱顺序可表示如下：石油醚（PE）＜四氯化碳（CCl_4）＜苯（Ben）＜三氯甲烷（$CHCl_3$）＜乙醚（Et_2O）＜乙酸乙酯（EtOAc）＜正丁醇（n-BuOH）＜丙酮（Me_2CO）＜乙醇（EtOH）＜甲醇（MeOH）＜水（H_2O）。

有机溶剂中甲醇、乙醇、丙酮为亲水性有机溶剂，其余为亲脂性有机溶剂。一般而言，水和亲水性有机溶剂可以混溶、有机溶剂之间也可以混溶。

5. "溶剂提取法"时，如何选择合适的提取溶剂？

溶剂提取法是根据"相似相溶"这一原理进行的。化合物亲水性和亲脂性程度的大小与其分子结构直接相关，一般来说，两种基本母核相同的成分，其分子中官能团的极性越大或极性官能团的数目越多，则整个分子的极性就越大，表现亲水性强，而亲脂性弱。反之分子中非极性部分越大或碳链越长，则极性越小，表现亲脂性强，而亲水性弱。植物成分中，甾体、萜类等脂环类及芳香类化合物的极性小，易溶解于氯仿、乙醚等亲脂性有机溶剂中；而糖苷、氨基酸等成分极性较大，易溶于水及含水醇中。

6. 简述溶剂提取法的分类。

（1）煎煮法是在药材中加入水后加热煮沸，将有效成分提取出来的方法。此法简便，但含挥发性成分或有效成分遇热易分解的药材不宜用此法。

（2）浸渍法是在常温或温热条件下用适当溶剂浸渍药材以溶出其成分的方法。此法适合于遇热不稳定或含大量淀粉、树胶、果胶、黏液质的药材提取。但本法出膏率低，用水做溶剂时，提取液易霉变。

（3）渗漉法是不断向粉碎的药材中添加新鲜的浸出溶剂，使其渗过药材，从渗漉筒下端出口流出浸出液的一种方法。该法溶剂消耗量较大、费时、操作比较较麻烦。

(4) 回流提取法是用易挥发的有机溶剂加热回流提取药材有效成分的方法。不适合遇热易破坏成分的提取，且溶剂消耗量大、操作比较麻烦。

(5) 连续回流提取法弥补回流提取法中溶剂消耗量大、操作太烦琐的不足。此法节约溶剂，药材每次为新鲜溶剂提取，但提取时间长，不适合遇热易破坏成分的提取。

7. 简述溶剂结晶法及溶剂重结晶法。

结晶是同类物质的定向排列，固体化合物达到一定纯度后往往具有结晶的通性，因此结晶法是分离纯化物质的一种常见重要方法，在天然产物分离过程中往往也是关键的最后一步。由于初析出的结晶多少总会带有一些杂质，因此需要通过反复结晶，才能达到纯粹的单一晶体，此步骤称为复结晶或重结晶。

8. 如何选择合适的结晶溶剂？

选择合适的溶剂是形成结晶的关键。结晶溶剂一般应具有以下3个基本条件：第一，对欲结晶的成分冷热时溶解度相差要大（一般热时溶解度大、冷时溶解度小），而对杂质冷热溶解度相差要小（要么冷热均易溶、要么冷热均难溶）。第二，与欲结晶的成分不能发生化学反应。第三，溶剂的沸点要适中。

9. 简单萃取法的分离原理和选择萃取剂的原则是什么？

简单萃取法的分离原理是利用混合物中各成分在两种互不相溶的溶剂系统中分配系数的不同而达到分离的方法，分配系数相差越大，分离效率越高。选择萃取剂的原则是相似相溶：如在水中分离亲脂性成分，多用亲脂性溶剂，如苯、乙醚、氯仿（相对密度大于水）；若在水中分离亲水性成分，多用弱亲脂性溶剂，如乙酸乙酯、正丁醇等。

10. 何谓物理吸附？物理吸附的特点和基本规律是什么？

物理吸附也叫表面吸附，是无选择性的，吸附和解吸附过程可逆，且可快速进行，故在实际工作中应用最广，如常采用的硅胶、氧化铝及活性炭为吸附剂进行的吸附层析即属于该类型。固液吸附时，吸附剂、溶剂、溶质统称为吸附过程三要素，其吸附基本规律可概为"相似者易于吸附"，即极性越相似，则两者吸附力越大。以硅胶或氧化铝为例，两者为极性吸附剂，具有以下特点：①对极性物质具有较强的吸附能力。②溶剂极性越弱，则吸附剂对溶质将表现出越强的吸附能力。③溶质即使被硅胶、氧化铝吸附，但一旦加入极性较强的溶剂时，又可被后者置换洗脱下来。

11. 如何判断化合物的极性？

化合物的极性是由分子中所含官能团的种类、数目、排列方式等综合因素所决定。具体如下：其一，常见官能团的极性大小次序：—COOH＞Ar—OH

＞R—OH＞R—CHO＞R—CO—R＞R—CO—OR＞R—O—R＞R—X＞R—H。其二，化合物的极性与化合物分子量的大小、官能团的种类、数目、位置有关。

12．简述聚酰胺吸附色谱法的分离原理、规律和应用范围。

聚酰胺是由酰胺聚合而成的高分子物质，分子结构中有许多酰胺基。可与酚类、酸类、蒽醌类等成分形成氢键，因而产生吸附作用。分离原理在于各成分由于和聚酰胺形成氢键的能力不同，聚酰胺对其吸附能力也不同。吸附规律：其一，溶剂对聚酰胺的洗脱能力为水＜乙醇＜丙酮＜稀氢氧化钠＜甲酰胺。其二，在含水溶剂系统中，与聚酰胺形成氢键的基团越多，吸附越强；能形成分子内氢键的化合物，吸附较弱；芳香核、共轭双键越多，吸附越强。应用范围：对植物药中的黄酮类化合物的分离效果好，此外，在酚类、酸类、蒽醌类成分以及氨基酸的分离中也常用。除去多元酚类杂质可用聚酰胺。

13．简述凝胶过滤法的分离原理和规律。

凝胶过滤法也叫凝胶渗透色谱、分子筛过滤、分子排阻色谱，系利用分子筛分离大小不同分子的一种方法。以常见葡聚糖凝胶为例，是在水中不溶，但可膨胀的球形颗粒，具有三维空间的网状结构，因此凝胶的固定相是一类多孔材料，孔径分布有一定的范围，像一面筛子，对不同大小的分子进行筛分。当混合物进入流动相后，就向固定相孔隙内扩散，组分保留程度取决于孔径的大小和组分分子的大小，大分子化合物先流出。

14．如何判断化合物的纯度？

常根据以下几点判断纯度：

（1）外观：颜色形态要均一，若为晶体，在显微镜下观察，应具有均匀而一定的晶形。

（2）层析法：用 HPLC、TLC 或 PC 检查，样品在极性不同的三种溶剂系统中展开后，在日光、UV 光下观察及用显色剂显色（必须用一个通用显色剂，如碘蒸气或 5％ H_2SO_4 乙醇液，110℃加热至出现颜色）进行观察，结果都应只呈现一个形态颜色均一的斑点，才可确认为单一化合物。

（3）测定物理常数：对固体样品：测定 mp，熔距 1℃～2℃，若可能是结构已知样品，则与等量对照品混合后测定共熔点，mp 不变则为同一样品；对液体样品：测定 bp、相对密度、折光率；对光学活性物质：测定比旋度。

15．简述四大波谱在化合物结构测定中的作用。

（1）UV：化合物分子中有生色团、助色团存在时，在紫外光区域有吸收，可以提供基本骨架信息。

（2）IR：对未知结构化合物的鉴定，主要用于功能团的确认。如被测定物是已知物，可将样品与对照品做红外光谱分析。两者 IR 谱完全一致则为同一物质；如无对照品也可检索有关 IR 光谱数据图谱文献。

(3) ^{1}H-NMR：化学位移范围 0～20ppm，提供结构信息参数主要是化学位移（δ）、偶合常数（J）及峰面积。^{13}C-NMR：化学位移范围 0～250ppm，可提供不同类型、不同化学环境等的碳骨架结构信息。

(4) MS：测定分子量，确定分子式及根据裂解规律推测化学结构。

16. 何谓糖类、苷类、苷元和苷键？举例说明。

糖类（carbohydrate）又称碳水化合物，从化学结构上看是多羟基的内半缩醛（酮）及其聚合物，是植物光合作用的初生产物。而苷类（glycoside）是由糖或糖的衍生物与非糖物质，通过糖的端基碳原子连接而成的化合物，其中非糖部分称为苷元或配基（aglycone，genin），连接的键称为苷键。举例如下：

糖　　　　　　　　　　　　　苷元　　　　苷

17. 何谓原生苷、次生苷？举例说明。

两者的概念是根据苷类在植物体内是原存的，还是次生的进行划分。所谓原生苷，是指原本存于植物中的苷类，而次生苷是指植物体内原存的低聚糖苷经过酶水解除去部分糖，所生成的含糖较少的苷类。如苦杏仁苷（原生苷）经苦杏仁酶水解生成野樱苷（次生苷）和葡萄糖。

苦杏仁苷　　　　　　　　野樱苷

18. 简述苷类和苷元的溶解性一般规律。

苷类与相应的苷元比较，有一定的亲水性。亲水性与糖基数和性质有关，一般糖基数目少、低极性的大分子苷元构成的苷亲水性小；一般糖基数目多、高极性的小分子苷元构成的苷亲水性大；当用不同极性的溶剂顺次提取时，在各溶剂部位都有发现苷的可能。苷元一般亲水性弱，水溶性小，溶于亲脂性有机溶剂。碳苷，无论在水或其他溶剂中的溶解度一般都很小。

19. 简述苷的通性中"糖醛形成反应"及其用途。

糖和苷均有此反应。糖或苷在酸的作用下水解得到单糖。单糖在浓硫酸的作用下，脱水形成糠醛衍生物，该衍生物和多元酚类或芳胺类缩合生成有色物质。实际工作中，有两个重要的"糠醛形成反应"。①α-萘酚 浓硫酸反应（即Molish反应）：用于检识糖和苷、区分苷和苷元。②苯胺盐类试剂，此反应常作为PC的显色剂，如苯胺 邻苯二甲酸常为糖类化合物纸层析的显色剂。

20. 简述苷键酸催化水解的难易规律。

苷键原子上的电子云密度及它的空间环境，对酸催化水解难易有很大影响。下面从苷键原子、糖、苷元三个方面来讨论水解难易的规律：①按苷键原子不同，N—苷＞O—苷＞S—苷＞C—苷。②呋喃糖苷＞吡喃糖苷。③酮糖苷（多为呋喃糖苷）＞醛糖苷（多为吡喃糖苷）。④吡喃糖苷中吡喃环 C_5 上取代基越大越难水解。⑤2—氨基糖苷＜2—羟基糖苷＜2—去氧糖苷。⑥芳香属苷＞脂肪族苷。⑦苷元为小基团者，苷键是横键的比竖键的易于水解（横键上原子易于质子化）；苷元为大基团者，苷键是竖键的比横键的易于水解（苷的不稳定促使水解）。

21. 酶催化水解的特点和优点是什么？在提取原生苷时，如何破坏或抑制酶的活性？

酶催化水解的特点有：①专属性强，特定的酶只能水解糖的特定构性的苷，常以此判断苷键的构型。如α—苷酶只能水解α—糖苷键；β—苷酶只能水解β—糖苷键。②反应条件温和，37℃～42℃、恒温箱24小时。

酶催化水解的优点：①获知苷键构型。②可得到真正的苷元。③可得到次级苷。

在提取药材中原生苷时，必须设法破坏或抑制酶的活性。方法如下：①新鲜植物药材迅速干燥。②甲醇、乙醇、沸水提取。③中药材加入一定量的 $CaCO_3$ 拌匀再用沸水提取，在提取过程中要尽量勿与酸碱接触。

22. Smith氧化降解法所需试剂有哪些？如何进行？该法有何优缺点？

Smith氧化降解法试剂由 $NaIO_4$、$NaBH_4$、pH≈2左右的稀酸组成。反应分三步进行：①在水或稀醇溶液中，用 $NaIO_4$ 在室温条件下将糖原氧化开裂为二元醛。②将二元醛用 $NaBH_4$ 还原成醇。③调节pH≈2，室温放置让其水解。

该裂解反应的优点主要是反应条件温和，可得原型苷元，适合于酸水解时苷元结构易变的苷类或难被酸水解的c—苷类；缺点在于不适于苷元上有1,2—二元醇结构的苷类水解。

23. 常见的苯丙素有哪些？它们各自的定义及生物合成途径是什么？

常见的苯丙素主要是指香豆素（coumarin）、木脂素（lignans）和木质素（lignins）三类，它们都是植物体内存在的一类具有 C_6—C_3 基本骨架（称为苯丙素）的化学成分，来源于苯丙氨酸（酪氨酸）经酶脱去氨后生成的桂皮酸——桂皮酸途径。香豆素在结构上可以看成是顺邻桂皮酸脱水而成的内酯，是具有苯骈α-吡喃酮母核的一类化合物；木脂素是一类由双分子苯丙素（大多数通过β-C）聚合成的天然化合物，多数存在于植物的木部或树脂中；木质素是由许多苯丙素聚合成的天然化合物。

24. 香豆素可分为哪些结构类型？

根据其结构主要分为四大类，即简单香豆素、呋喃香豆素、吡喃香豆素、其他香豆素。①简单香豆素：指只在苯环上有取代基的香豆素类，根据生源关系绝大多数香豆素在7位有含氧取代基。其他C_5、C_6、C_8位可能含有含氧取代基。②呋喃香豆素：结构中的呋喃环往往是由香豆素苯环上6位或8位异戊烯基与7-OH环合而成。成环后有时伴随失去三C原子（丙酮）的变化。可分为6,7-呋喃香豆素（线型）和7,8-呋喃香豆素（角型）。③吡喃香豆素：由香豆素苯环上6位或8位异戊烯基与7-OH环合而成，为2′,2′-二甲基-α-吡喃环结构。可分为6,7-吡喃香豆素（线型）和7,8-吡喃香豆素（角型）。④其他香豆素：主要指α-吡喃酮环上有取代基的香豆素类及双香豆素类。

25. 简述香豆素的内酯性质与碱水解反应。

香豆素具有内酯结构，在稀碱液中内酯环水解开环，生成能溶于水的顺邻羟基桂皮酸盐的黄色溶液，加酸后即闭环生成为原来的内酯结构而沉淀出来。但生成的顺邻羟基桂皮酸盐很不稳定，与碱液长时间加热或紫外线照射，生成反邻羟基桂皮酸盐，酸化后不再发生内酯化闭环。用反应式表达如下：

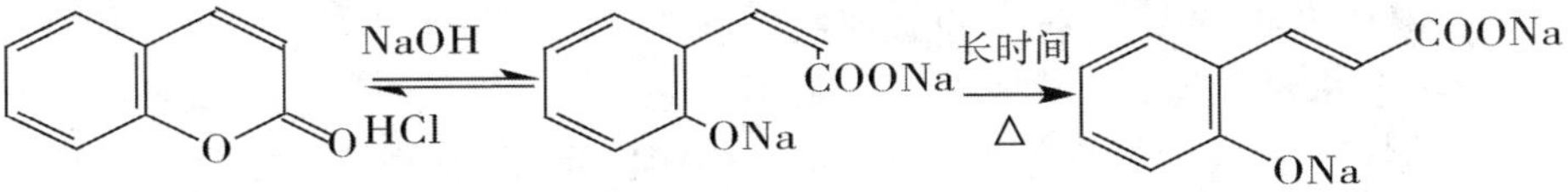

26. 香豆素的提取分离方法有哪些？

（1）系统溶剂法：常用石油醚、苯、乙醚、乙酸乙酯、丙酮、甲醇顺次提取。各萃取液浓缩后试获得结晶，或结合其他方法再进行分离。

（2）碱溶酸沉法：因香豆素具有内酯结构或酚羟基，可溶于热碱液中，加酸又可析出，故可采用碱溶酸沉方法提取，但应注意碱的浓度不宜过强且不可长时间加热，以免结构破坏。

（3）水蒸气蒸馏法：小分子香豆素有挥发性，可采用此法使之与不挥发的成分分离。

（4）色谱分离法：结构相似的香豆素可用此法分离。常采用硅胶或中性氧化铝的吸附柱层析法，用己烷和乙醚，己烷和乙酸乙酯等混合溶剂进行洗脱分离。

27. 简述香豆素的荧光检识。

香豆素母核本身无荧光，其羟基衍生物多有荧光。①7 OH香豆素有强烈的蓝色荧光，加碱变为绿色荧光。②羟基香豆素的OH甲醚化后荧光减弱。③7,8 二OH香豆素无荧光。④呋喃香豆素多显较弱的蓝色或褐色荧光。荧光与结构间的关系尚不清楚。

28. 香豆素中常使用的显色反应有哪些？

用于香豆素的显色反应主要是针对结构中的官能团。①异羟肟酸铁反应——酯和内酯的反应：由于香豆素具有内酯结构，在碱性条件下可开环，与盐酸羟胺缩合成异羟污酸，而后在酸性条件下与三价铁离子络合成盐而显红色。②Gibbs及Emerson反应：两者都要求必须有游离的酚羟基，且此酚羟基的对位要有活泼H（既无取代），才可反应。Gibbs试剂是2,6 二氯（溴）苯醌氯亚胺，它在碱性条件下可与酚羟基的对位活泼H缩合成蓝色化合物。另外，C 6无取代基的香豆素，碱性条件下内酯环被水解后生成酚羟基，可与Gibb's试剂反应产生蓝色。

29. 木脂素按基本碳架和缩合情况分成哪些类型？

木脂素按基本碳架和综合情况可以分为以下类型：①简单木脂素。②单环氧木脂素。③木脂内酯。④环木脂素，由简单木脂素环合而成的环木脂素有苯代四氢萘、苯代二氢萘、苯代萘型。⑤环木脂内酯，由环木脂素C9 C9'环合成内酯环，按其环合方向分为4 苯代萘酞型（内酯环向上）和1 苯代萘酞型（内酯环向下）。⑥双环氧木脂素。⑦联苯环辛烯型木脂素。⑧新木脂素，两分子苯丙素通过β-C以外的其他位置连接。

30. 什么是醌类？天然醌类化合物有哪些类型？

醌类是指结构中具有环己二烯二酮结构的化合物，天然醌类化合物根据芳环数量和稠合方式主要分为苯醌、萘醌、菲醌和蒽醌。

31. 简述蒽醌类化合物结构类型。

蒽醌（Anthra quinones）是指蒽的中位羰基衍生物，自然界蒽醌类成分包括蒽醌及其不同程度的还原产物。具体可以分为：①蒽醌及其苷类，又根据羟基的分布情况分为大黄素型（羟基分布在两侧的苯环上）和茜草素型（羟基分布在一则的苯环上）。②氧化蒽酚、蒽酚或蒽酮衍生物，蒽酚或蒽酮衍生物一般存于新鲜植物中。③二蒽酮、二蒽醌类。

32. 简述蒽醌类化合物的物理性质。

(1) 性状：多为黄至橙红色固体或结晶。

(2) 升华性：升华温度随酸性增强而升高。例如大黄酚（124℃），芦荟大黄素（185℃），大黄酸（210℃）。

(3) 溶解度：游离蒽醌易溶于有机溶剂，难溶于水。蒽醌苷极性大，溶于

MeOH 及 EtOH，也溶于水，更易溶于热水。

33. 简述蒽醌类化合物酸性大小规律。

蒽醌母核常有具酸性基团：如 COOH、a-phOH 和 b-phOH，故一般显酸性。在这三类基团中，具 COOH 的蒽醌酸性最强；phOH 数目越多，酸性也越强，但要注意相对位置，由于 a-phOH 能和中位羰基形成分子内氢键，故 b-phOH 酸性强于 a-phOH 酸性。综上所述：酸性由强到弱为含 COOH 及 2 个以上 b-phOH 者（可溶 5% $NaCO_3$）>1 个 b-phOH 者（可溶于 5% Na_2CO_3）>2 个以上 a-phOH 者（可溶于 1% NaOH）>1 个 a-phOH 者（可溶于 5% NaOH）。据此，可用 pH 梯度法分离不同酸性的蒽醌苷元类化合物。

34. 蒽醌类化合物常见的显色反应有哪些？

除了醌类化合物一般颜色反应外，主要有以下两个：①Borntrager's（与碱试剂的）反应，羟基蒽醌衍生物遇碱性溶液（NaOH、Na_2CO_3、NH_4OH）显红色或紫红等颜色。此反应称 Borntrager's 反应，是检识中药中羟基蒽醌成分存在的最常用的方法之一。呈色反应与形成共轭体系的羟基和羰基有关；因此羟基蒽醌及具有游离酚羟基的蒽醌苷均可呈色。羟基蒽酚、蒽酮、二蒽酮类化合物遇碱呈黄色，须经氧化（空气中放置或以 3% H_2O_2 氧化）成蒽醌后，才显示特征的颜色。②与金属离子的反应，在蒽醌类化合物中，如有 α-OH 或具有邻二酚羟基时，则可与 Pb^{2+}、Mg^{2+} 等金属离子形成络合物。其中，与 $Mg(Ac)_2$ 形成络合物具有一定颜色，可用于鉴别 OH 在蒽醌环中的位置。

35. 简述蒽醌类化合物与 $Mg(Ac)_2$ 形成络合物颜色的一般规律。

蒽醌类化合物与 $Mg(Ac)_2$ 形成络合物具有一定颜色，可用于鉴别 OH 在蒽醌环中的位置。试验时，将样品滴于滤纸上，干燥后喷 0.5% $Mg(Ac)_2$/MeOH，90℃，加热 5 分钟，即可显色。产生颜色的一般规律是：①邻位二 OH 类（1,2-，1,2,4-，1,2,3-等多羟基）——呈蓝紫色。②对位二 OH 类（1,4-，1,4,8-，1,4,5,8-等多羟基）——呈红紫色。③间位二 OH 类（1,3-，1,3,8-，1,3,6,8-等多羟基）——呈橙红色。④1 个 α-OH 或 1 个 β-OH 或两个酚羟基不在同一苯环上——呈橙黄色。

36. 如何检识蒽酮类化合物？

采用对亚硝基二甲苯胺反应，9 位或 10 位未被取代的羟基蒽酮类化合物，其酮基对位亚甲基上的 H 很活泼，可与 0.1% 对亚硝基二甲苯胺吡啶溶液反应缩合生成各种颜色：紫、绿、蓝、灰，随分子结构不同而不同。1,8-二羟基者均呈绿色。

37. 游离蒽醌类化合物可以采用哪些方法进行提取、分离？

游离蒽醌的提取方法有：①有机溶剂提取法：药材酸化后，使通过

ArOH、COOH 结合成的 Ma、Ca 盐游离后再用氯仿、苯提取。②碱提酸沉法：用于带酚羟基的醌类。③水蒸气蒸馏法：分子量小并具有挥发性的醌类。

游离蒽醌的分离可采用以下方法：①酸性有显著差异时用 pH 梯度萃取法。②酸性无显著差异时用吸附层析法，吸附剂有硅胶、磷酸氢钙（不用氧化铝，尤其是碱性氧化铝，以免发生化学吸附而难洗脱），石油醚、苯、氯仿等作为洗脱剂。

38. 蒽醌苷的提取分离如何进行？

(1) 药材酸化后，先用苯、氯仿等溶剂提出游离蒽醌后，再用乙醇提取苷类。

(2) 药材用乙醇提取，回收乙醇后，用苯、乙醚、氯仿提出游离蒽醌，苷类留在水相。蒽醌苷类水溶性较强，分离精制较困难，常用如下方法：①铅盐法：加入铅盐溶液与蒽醌苷沉淀，而后用 H_2S 脱铅。②萃取法：正丁醇萃取。③层析法：聚酰胺层析——分离羟基蒽醌类；葡聚糖凝胶层析——用含水醇洗脱，按分子量由大到小顺序洗脱。

39. 简述黄酮类化合物的含义与生理活性。

1952 年前，黄酮类化合物（Flavonoids）是指基本母核为 2-苯基色原酮的一系列化合物。目前泛指两个苯环（A 环与 B 环）通过中央三个碳原子相互联结而成的一系列化合物，即 $C_6-C_3-C_6$。黄酮类化合物生理活性多种多样，主要有：

(1) 对心血管系统的作用：如芦丁，扩张冠状动脉，降低血管脆性。

(2) 抗肝脏毒作用：如水飞蓟素，临床治疗急、慢性肝炎等。

(3) 抗菌消炎、抗病毒：如黄芩苷，临床主要用来治疗肝炎，对急性黄疸型、急性无黄疸型及慢性肝炎均有明显疗效。

(4) 祛痰止咳：如杜鹃素，主要适用于慢性支气管炎及其他痰多咳嗽患者。

(5) 雌性激素样作用：如大豆异黄酮。用于延缓女性衰老，改善围绝经期症状、防治骨质疏松、乳腺癌、前列腺癌等症状。

(6) 解痉作用：如葛根素，缓解高血压患者的头痛等症状。

40. 黄酮类化合物的生源途径和结构分类依据分别是什么？

黄酮类化合物由醋酸-丙二酸途径和桂皮酸途径复合生成。黄酮母核结构分类依据为：①三碳链氧化程度。②B 环连接位置。③三碳链是否成环。

41. 黄酮类常见的主要结构类型有哪些？结构母核如何？

常见的类型和结构母核如下：

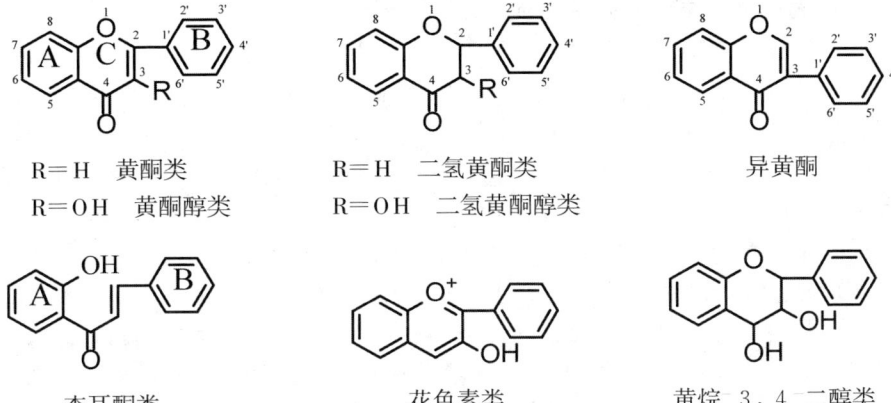

42. 简述黄酮类化合物的颜色性状。

黄酮类化合物分子结构中多具有交叉共轭体系（发色团），能通过电子的重排使共轭链延长，多为有色晶体或粉末。具体而言：①具有交叉共轭体系的黄酮类化合物呈浅黄色至黄色。②其颜色的深浅还与母核上的取代基的数目及位置有关。在7位或4'引入如羟基、甲氧基等助色团，形成 p—π 共轭，促使电子的转移、重排使化合物颜色加深，引入其他位置则影响较小。③C_2、C_3 位的双键被氢化还原，交叉共轭中断，故二氢黄酮、二氢黄酮醇近乎无色。异黄酮共轭较少，仅显微黄色。④花色素类呈色与 pH 值有关：pH<7 显红色，pH=8.5 显紫色，pH>8.5 显蓝色。⑤黄酮苷的颜色由苷元部分决定。

43. 简述游离黄酮类化合物的溶解特点。

游离黄酮多可溶于甲醇、乙醇、乙酸乙酯等有机溶剂，可溶于稀碱水，一般难溶于石油醚，除二氢黄酮和花色素外，游离黄酮不溶或难溶于水。其原因在于：①黄酮、黄酮醇、查耳酮等分子结构中存在交叉共轭体系，A环和B环与羰基形成一个大 π 键而具有共平面性，组成平面型分子结构，分子堆砌紧密，分子间吸引力大，水分子不容易进入，故难溶于水。②二氢黄酮类 C_2、C_3 位的双键被氢化还原，成为半椅式结构，破坏了分子的平面性，分子间吸引力降低，有利于水分子进入，故水溶性增加。③异黄酮结构不在同一平面上，也是非平面结构，亲水性增加。④花色素以离子状态的佯盐存在，所以水溶性大。

44. 简述黄酮苷类化合物的溶解特点。

黄酮类化合物的羟基糖苷化后，水溶度相应加大，而在有机溶剂中的溶解度相应减小。黄酮苷一般易溶于水、甲醇、乙醇等强极性有机溶剂中，但难溶或不溶于苯、氯仿等有机溶剂中。糖链越长，则水溶度越大。

45. 简述黄酮类化合物酸性强弱次序的排列。

黄酮类化合物因分子中多具有酚羟基,故显酸性,可溶解于碱性水溶液、吡啶、甲酰胺中。由于酚羟基位置不同,酸性强弱也不同,以黄酮为例,酚羟基强弱次序如下:7,4'—二OH(可溶于5% NaHCO$_3$)>7—或4'—OH(可溶于5% Na$_2$CO$_3$)>一般酚—OH(可溶于0.2% NaOH)>5—OH(可溶于4% NaOH)。

46. 简述黄酮类化合物显色反应中常用的两个还原反应。

(1) 盐酸—镁粉反应:此为鉴定黄酮类化合物最常用的颜色反应。多数黄酮、黄酮醇、二氢黄酮及二氢黄酮醇的苷及苷元均显橙红—紫红色,少数显紫—蓝色。但异黄酮、查耳酮等、儿茶素类则无该显色反应。异黄酮除少数例外,也不显色。另外由于花色素及部分橙酮、查耳酮在单纯加盐酸也会产生红色,故须预先做空白对照试验,且为排除提取液颜色的干扰,可注意观察升起的泡沫颜色,如泡沫为红色,示为阳性。盐酸—镁粉反应的原理现在认为是生成阳碳离子的缘故。

(2) 四氢硼钠反应:是对二氢黄酮类化合物专属性较高的一种还原反应。产生红—紫色,其他黄酮类均不反应,可与之区别。

47. 锆盐—枸橼酸反应的作用是什么?

锆盐—枸橼酸反应是金属盐类试剂络合反应的一种,主要用于区别3或5—OH的存在,多用2%二氯氧锆甲醇溶液,黄酮类化合物分子中有游离的3或5—OH存在时,均可与该试剂生成黄色的锆络合物。但两种锆络合物对酸的稳定不同。3—羟基、4—羰基络合物的稳定性比5—羟基、4—羰基络合物的稳定性强。故当接着加入枸橼酸后,5—羟基、4—羰基的黄色锆络合物分解,黄色消褪,而3—羟基、4—羰基者黄色不消褪。

48. 简述黄酮类化合物与铅盐试剂的络合反应。

常用1%醋酸铅及碱式醋酸铅水溶液,可生成黄色至红色沉淀。黄酮类化合物与铅盐生成沉淀的色泽,因羟基数目及位置不同而异。其中,中性醋酸铅只能与邻二酚羟基或兼有3—羟基、4—羰基或5—羟基、4—羰基结构的化合物生成沉淀,但碱式醋酸铅的沉淀能力要大得多,一般酚类化合物均可与之沉淀,据此不仅可用于鉴定,也可用于提取分离工作。

49. 分别说明氯化锶络合反应、五氯化锑络合反应的作用。

在氨性甲醇溶液中,氯化锶可与分子中具有邻二酚羟基结构的黄酮类化合物生成绿色至棕色乃至黑色沉淀。

五氯化锑络合反应主要用于鉴别查耳酮类化合物,在查耳酮的四氯化碳溶液加入2%五氯化锑四氯化碳溶液生成红色至紫红沉淀。而黄酮、二氢黄酮、黄酮醇生成黄色至橙色沉淀。

50. 简述黄酮类化合物的提取方法。

(1) 溶剂提取法：①醇类溶剂提取，高浓度适合于苷元；60% 的浓度适合于黄酮苷。②热水，适于苷类。③系统溶剂提取法。

(2) 碱提酸沉法：应注意碱浓度不能过高，以免强碱加热破坏母核。常用石灰水浸提的优点是沉淀杂质，利于浸出液的纯化，缺点在于有些黄酮与之结合成不溶物。

(3) 活性炭吸附法：主要适于黄酮苷类的精制工作。

51. 简述黄酮类化合物的分离方法。

常采用的方法有：

(1) 萃取法：①水浓缩液，用乙醚萃取苷元，乙酸乙酯萃取极性小的苷，正丁醇萃取极性大的苷。②pH 梯度萃取适合分离酸性不同的黄酮苷元。

(2) 据特定官能团进行分离：对于分子中具邻二酚 OH 的黄酮，可采用：①铅盐沉淀法，即样品乙醇液中加入中性醋酸铅。②硼酸络合法，即样品加入硼酸，生成物溶于水。

(3) 柱层析：①硅胶柱层析，主要用于苷元的分离；加水去活化也可用于黄酮苷的分离。②聚酰胺柱层析。③葡聚糖凝胶柱层析。

52. 简述聚酰胺柱层析分离黄酮的规律。

对分离黄酮类化合物来说，聚酰胺是较为理想的吸附剂。其吸附强度主要取决于黄酮类化合物分子中的羟基数量、位置与聚酰胺之间形成氢键缔合能力的大小。规律如下：

(1) 在非水溶剂中（氯仿 甲醇），为正相色谱，极性越大，则越难洗脱，苷元先于苷流出。

(2) 在含水溶液系统中（甲醇 水或水），为反相色谱，极性越大，则越容易洗脱，苷先于苷元流出。同时有氢键吸附作用：①母核上羟基越多，流出速度越慢。羟基数量相同时，位置对吸附也有影响，间位或对位羟基吸附力大于邻位。②不同类型黄酮化合物，先后流出顺序是：异黄酮，二氢黄酮，黄酮，黄酮醇。③分子中芳香核、共轭双键越多者易被吸附，故查耳酮往往比相应的二氢黄酮难于洗脱。

53. 用葡聚糖凝胶柱层析分离黄酮的机制是什么？

分离游离黄酮时，主要靠吸附作用。凝胶对黄酮类化合物的吸附程度取决于游离酚羟基的数目，游离酚羟基越多越难洗脱。但分离黄酮苷时，则分子筛的性质起主导作用。因此在洗脱时，苷元的羟基数量越多，越难洗脱，苷的分子量越大，其上连接糖的数目越多，越容易洗脱。

54. 简述纸层析中双向色谱法在黄酮类化合物鉴定的应用。

纸层析适合于分离各种天然黄酮类化合物及其苷类的混合物。混合物的鉴定常采用双向色谱法。一般第一向展开采用某种醇性溶剂，如正丁醇 乙酸 水（4∶1∶5 上层，BAW）或水饱和的正丁醇等，这些主要是根据分配作用原理进行的，黄酮类化合物分子中羟基苷化后，极性即随之增大，故在醇性展开剂中比移值相应降低，因此同一类型苷元，比移值依次为：苷元＞单糖苷＞双糖苷。第二向展开剂则用水或下列水溶液，如 2%～6% 乙酸，3% 氯化钠等，它们主要是根据吸附作用原理进行分离。黄酮类化合物分子中羟基苷化后，极性增大，故在水性展开剂中比移值相应增大，因此同一类型苷元，比移值依次为：双糖苷＞单糖苷＞苷元，与醇性溶剂展开结果正好相反。对于黄酮类化合物苷元，平面分子如黄酮、黄酮醇、查耳酮等，几乎停留在原点不动（R_f＜0.02），而非平面分子如二氢黄酮、二氢黄酮醇、二氢查耳酮等，因亲水性较强，故比移值较大（R_f 0.10～0.30）。

55. 简述萜类化合物的定义、结构分类和生源途径。

萜类化合物（terpenoids）是一类骨架庞杂、种类繁多、数量巨大（已有 2 万多种）、结构千变万化又具有广泛生物活性的一类重要天然化合物。萜类通常是指具有 $(C_5H_8)_n$ 的通式及其含氧和不同饱和程度的衍生物。

萜类化合物一般根据化合物中构成碳架的异戊二烯数目不同进行分类。主要可分成单萜（$n=2$）、倍半萜（$n=3$）、二萜（$n=4$）、三萜（$n=6$）、四萜（$n=8$）等。

萜类化合物的生源有两种观点，即经验的异戊二烯法则和生源的异戊二烯法则。经验的异戊二烯法则认为自然界存在的萜类化合物都是由异戊二烯衍变而来，是异戊二烯的聚合体或衍生物，并以是否符合异戊二烯规则作为判断萜类物质的一个重要原则。生源的异戊二烯法则认为焦磷酸异戊烯酯（IPP）和其异构化物焦磷酸 γ,γ 二甲基烯丙酯（DMAPP）是萜类成分在生物体内形成的真正前体。故目前认为凡由甲戊二羟酸（甲瓦龙酸）衍生所形成的天然化学成分，均称为萜类。

56. 何谓单萜？结构类型有哪些？请举出代表化合物。

单萜类是指分子具有二个异戊二烯单元，碳架多是由 10 个碳原子组成，是多种植物挥发油的主要组成成分，能随水蒸气蒸馏出来。中药中的单萜类主要分为链状、单环、双环单萜三类。

（1）链状单萜，如存在于香茅油、玫瑰油中的香叶醇、香橙醇。

香叶醇　　　　　　　　　　　　香橙醇

（2）环状单萜，如存在于薄荷油中的薄荷脑，樟树挥发油中的樟脑。

薄荷脑　　　　　　樟脑

57. 草酚酮型单萜有些什么特殊性质？

草酚酮是单环单萜中的一种变形结构，有 1 个七元环芳环共振结构，具有以下特殊性质：①有芳香化合物的性质和酚的通性，显酸性，其酸性介于酚类和羧酸之间。②能与多种金属离子形成络合物结晶体，并显示出不同的颜色，如铜络合物为绿色结晶，铁络合物为赤红色结晶。③分子中的羰基类似于羧酸中羰基的性质，但不能和一般的羰基试剂反应。

58. 简述环烯醚萜苷类的理化性质。

（1）性状：环烯醚萜苷类及裂环环烯醚萜苷类多为白色结晶或无定形具吸湿性的粉末。一般均味苦（龙胆苦苷稀释至 1∶12000 的水溶液仍有显著的苦味），是中药中显苦味的成分之一。

（2）溶解度：因分子量不大，且有极性功能团，偏于亲水性。苷溶于 H_2O、MeOH、EtOH、n-BuOH、Me_2CO，难溶于 $CHCl_3$、Ben、PE 等亲脂性有机溶剂。

（3）显色反应与检识：此类苷易被水解，生成的苷元具有半缩醛结构，化学性质活泼，容易进一步发生缩合，难以得到结晶性苷元。且随水解条件（温度、酸的浓度）的不同产生各种不同颜色的沉淀。①环烯醚萜苷元与氨基酸，在加热的条件下可产生蓝紫色沉淀。②环烯醚萜苷元溶于冰醋酸加铜离子，加热可产生蓝色沉淀。

59. 简述薁类衍生物的定义及性质。

薁类衍生物是一类特殊的倍半萜，凡由五元与七元并合的芳环骨架成为薁类。此类化合物多具有抑菌、抗肿瘤、杀虫等生物活性。薁类是非苯核芳烃化合物，沸点一般在 250℃～300℃，存在于挥发油高沸点馏分中，呈现美丽的蓝色、紫色、绿色。其不溶于水、可溶于石油醚、乙醚、乙醇、甲醇等有机溶剂，可溶于强酸。故可用 60%～65% 的 H_2SO_4 或 H_3PO_4 提取薁类成分，H_2SO_4 或 H_3PO_4 提取液加水稀释后，薁类成分即沉淀析出。预试挥发油中薁类化合物时，多用溴化反应（Sabaty 反应）：取挥发油 1 滴溶于 1mL $CHCl_3$ 中，加入 5% 溴的氯仿溶液，如产生蓝紫色或绿色时表示有薁类化合物。

60. 简述挥发油的含义、分布和用途。

挥发油（volatile oils）又称为精油，是指存在于自然界的一类具有挥发性、可随水蒸气蒸馏出来的油类液体的总称。挥发油在植物界分布广泛，主要存在于种子植物，尤其是芸香科、菊科、伞形、姜科植物中。且尤其存在于植物的腺毛、油室、油管、分泌细胞或树脂道中。挥发油是中药中的一类常见重要有效成分，挥发油具有多方面的作用，广泛地用于医药工业、香料工业、日用工业等。

61. 挥发油由哪些成分组成？

挥发油为多种复杂成分的混合物，一种植物中的挥发油所含化学成分多达几十种，甚至上百种。组成挥发油的成分主要有脂肪族、芳香族、萜类及其含氧衍生物，其中以萜类产物最为多见。

（1）萜类化合物：挥发油中的萜类成分，主要是单萜、倍半萜及其含氧衍生物，而含氧衍生物多具有较强生物活性或芳香气味，如 α 蒎烯、薄荷醇、柠檬烯、桉油精等。

（2）芳香族化合物：多具有 C_6—C_3 骨架，多为苯酚化合物或其酯类，如桂皮醛、茴香脑、丁香油酚（eugenol）。

（3）脂肪族化合物：小分子脂肪族化合物，如甲基正壬基甲酮、正癸烷等。

（4）其他类化合物：含 N、S 化合物，如大蒜油中的大蒜新素（二烯丙三硫）。

62. 简述挥发油的性状特征。

（1）颜色：多为无色或微黄色透明油状液体。少数有其他颜色。如洋甘菊油因含有薁类而显蓝色、麝香草油显红色。

（2）气味：挥发油有香味或其他特殊的气味。气味是鉴定挥发油质量优劣的重要标志。

（3）形态：常温透明油状液体，低温放置，主要成分可能析出结晶。其中"脑"是指将挥发油的温度降低到一定程度后的固体析出物；"素油"是指滤除析出物后的挥发油。

（4）挥发性：常温下容易挥发，而不留痕迹，故采用挥发性试验，可与脂肪油区别开来。

63. 检测挥发油质量的化学常数有哪些？各自代表什么含义？

每一种挥发油都有一定的化学常数，这是检测挥发油质量的重要指标，其化学常数包括酸值、酯值、皂化值。酸值表示挥发油中游离羧酸和酚类成分的含量指标，以中和 1g 挥发油中游离酸性成分所消耗 KOH 的毫克数表示。酯值表示挥发油中酯类成分的含量指标，用水解 1g 挥发油中所含酯所需要的 KOH 的毫克数表示。皂化值表示挥发油中游离羧酸、酚类和酯类成分总量的指标，以皂化 1g 挥发油中所需要的 KOH 的毫克数表示，等于酸值加酯值。

64. 衡量挥发油质量的物理常数有哪些？

（1）相对密度：多数挥发油比水轻，也有少数挥发油比水重，挥发油的相对密度一般为 0.850～1.065。

（2）沸点：挥发油沸点一般为 70℃～300℃。

（3）折光率：挥发油具有较强的折光率，一般为 1.43～1.67。

（4）旋光性：一般均与旋光，比旋度一般在 +97°～117°范围内。

65. 如何提取挥发油？

（1）水蒸气蒸馏法：将中药切碎后，加水浸泡，然后采用直接蒸馏或水蒸气蒸馏法将挥发油蒸馏出来。蒸馏液常为乳浊液，可采用盐析法、萃取法进一步处理。

（2）溶剂提取法：可采用低极性有机溶剂进行提取，方法有回流、冷浸等。

（3）压榨法：适合于含油丰富的原料。

（4）吸收法：油脂类一般具有吸收挥发油的性质，可用此性质提制贵重挥发油（玫瑰油等）。

（5）CO_2 超临界萃取法。利用此技术提取的挥发油，具有防止氧化、热解及提高品质的突出特点。所得挥发油与原料相同，但工艺技术要求高，设备投资大。

66. 简述挥发油分离的冷冻法和分馏法。

（1）冷冻法：将挥发油置于 0℃以下，必要时可将温度降至 -20℃，继续放置。取出析出的结晶，再经重结晶可得纯晶。本法的优点是操作简单，缺点是分离不完全，而且大部分挥发油冷冻后仍不能析出结晶。

（2）分馏法：利用沸点的差异进行分离。挥发油沸点大小规律如下：①一般极性越大，沸点越高。②双键越少，沸点越低。③单萜<倍半萜<含氧倍半萜。④醚<酮<醛<醇<酸。某些成分在沸点的温度下可被破坏，故常采用减压分馏。

67. 挥发油中碱性成分、酸性成分如何与其他成分分离？

可采用化学分离法进行分离，化学分离法是根据挥发油中各组成成分的结构或官能基的不同用化学方法进行处理，从而改变溶解性的分离方法。

（1）碱性成分分离：可将挥发油溶于乙醚，加 1% 硫酸或盐酸萃取，分取的酸水层碱化，用乙醚萃取，蒸去乙醚即可得到碱性成分。

（2）酸性成分的分离：可将挥发油溶于乙醚，先用 5% 碳酸氢钠溶液直接进行萃取，分出碱水层后加稀酸酸化，乙醚萃取，蒸去乙醚可得酸性成分。已提取酸性成分后的挥发油再用 2% 氢氧化钠萃取，分取碱水层，酸化，乙醚萃取，蒸去乙醚可得酚类或其他弱酸性成分。

68. 挥发油中醇类成分如何与其他成分分离？

挥发油中酸性、碱性成分分离除去后，醇类成分可采用以下方法分离：将挥发油与丙二酸单酰氯或邻苯二甲酸酐或丙二酸反应生成单酯，再将生成物转溶于碳酸钠溶液中，用乙醚洗去未作用的挥发油，将碱溶液酸化，再用乙醚提取所生成的酯，蒸去乙醚，残留物经皂化，分得原有的醇类成分。

69. 挥发油中醛酮成分如何与其他成分分离？

常用亚硫酸氢钠或吉拉德（Girard）试剂，使亲脂性的羰基化合物（醛、酮成分）转变为亲水性的加成物而分离。但亚硫酸氢钠只能与醛类和部分酮类成分形成加成物，而吉拉德试剂则对所有羰基化合物都适用。

（1）亚硫酸氢钠法，提取酸性成分后的挥发油乙醚溶液，加入 30% 亚硫酸氢钠饱和溶液，在低温下短时间振摇萃取（一般即有加成物结晶析出），分出水层或加成物，加酸或碱使加成物分解，用乙醚萃取，水洗，蒸去乙醚后得醛、酮类化合物。

（2）去除酸、碱成分的挥发油乙醚母液回收乙醚，加入适量 Girard T 或 P 试剂的乙醇溶液和 10% HOAc 回流 1 小时，反应后加适量水稀释，用乙醚萃取除去脂溶性成分，分出水层，酸化（使加成物分解）后，再用乙醚萃取，蒸去乙醚即可得原羰基化合物。

70. 简述 $AgNO_3$ 络合层析法。

理化性质相差很近的挥发油成分需要采用色谱法才能得到单体化合物，色谱法一般是用硅胶或氧化铝为吸附剂，石油醚或己烷、乙酸乙酯等溶剂按一定比例组成的溶剂系统洗脱，则可能获得单一成分。对于挥发油中极性相近、具有双键差异的萜类成分分离，可采用硝酸银络合色谱。萜类成分由于其双键数目和位置的不同，与硝酸银形成 π 络合物的难易及稳定有差异，采用硝酸银络合色谱进行分离，可获得比常规吸附色谱难以达到的效果。形成 π 络合物稳定性大小的规律如下：①双键越多则越易形成 π 络合物。②末端双键易于其他位置双键。③顺式双键易于反式双键。

71. 简述三萜苷元的主要结构类型。

三萜苷元的主要结构类型包括两大类，即五环三萜和四环三萜。

（1）四环三萜类，其主要结构类型有达玛烷型、羊毛脂烷型等。达玛烷型和羊毛脂烷型结构特点如下图所示：

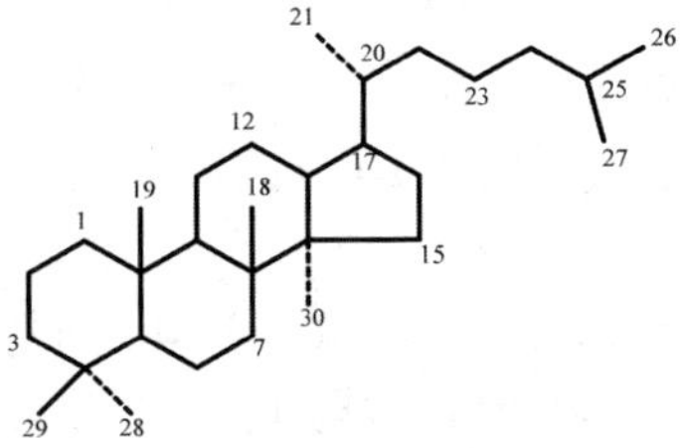

§1 天然药物化学基本知识问答及自测试题 19

达玛烷型 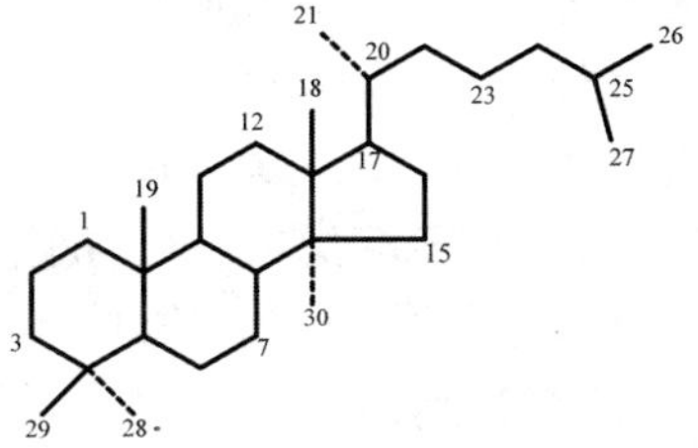　　　　　　　　　羊毛脂烷型

（2）五环三萜类，其主要结构类型有齐墩果烷型、乌苏烷型、羽扇豆烷型等。三者结构特点如下图所示：

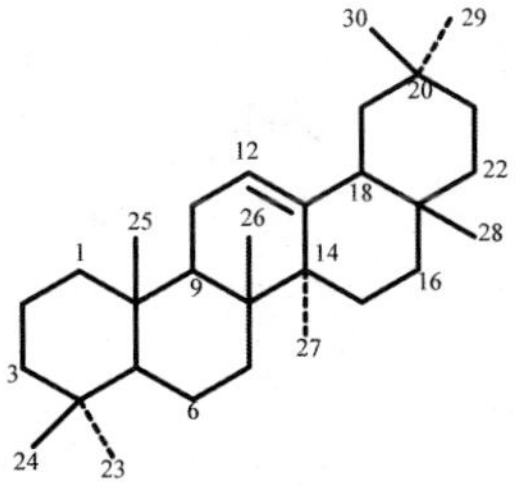

齐墩果烷型 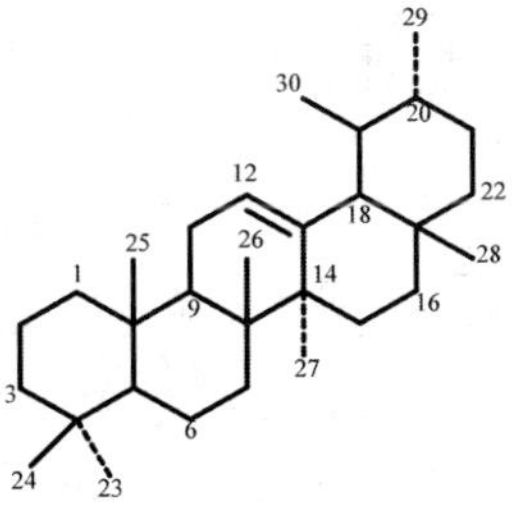　　　　　乌苏烷型 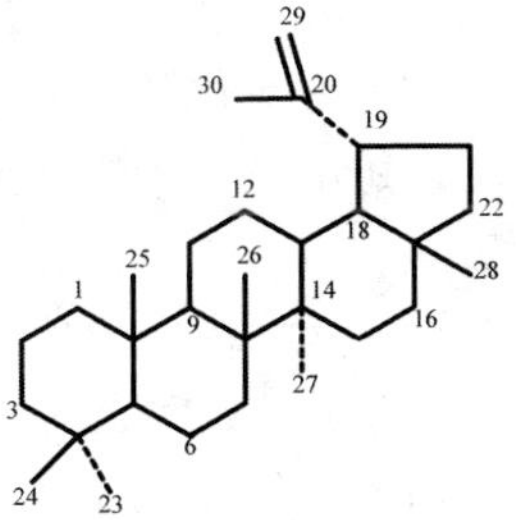　　　　　羽扇豆烷型

72. 简述三萜类化合物的性状和溶解性。

游离三萜类化合物多有较好结晶，能溶于石油醚、苯、乙醚、氯仿等有机溶剂，而不溶于水。三萜化合物若与糖结合成为苷类，尤其寡糖皂苷，由于糖分子的引入，使羟基数目增多，极性加大，不易结晶，因而三萜皂苷大多为无色、无定形粉末，可溶于水，易溶于热水、稀醇、热甲醇和热乙醇中，几不溶或难溶于乙醚、苯等极性小的有机溶剂，含水丁醇或戊醇对皂苷的溶解度较好，因此是提取皂苷时常采用的溶剂。

73. 什么是皂苷（saponins）？皂苷具有哪些性质？

皂苷是一类分子质量相对较大的苷类化合物。大多数的皂苷具有表面活性，其水溶液振摇时能产生大量持久的蜂窝状泡沫，与肥皂相似，故名皂苷。皂苷由糖和皂苷元两部分构成，其中皂苷元有三萜类和甾体类两类，故有三萜皂苷和甾体皂苷之分。

皂苷的性质主要有以下几个方面：①表面活性。皂苷具有降低水溶液表面张力的作用。皂苷与水混合能形成胶状溶液并产生持久泡沫，且此泡沫不因加热而消失。②溶血作用。低浓度的皂苷水溶液即可破坏红细胞而产生溶血作用，因此皂苷又称为皂毒素，这一作用可能是由皂苷与红细胞壁上胆甾醇结合生成不溶性分子复合物所致，故含皂苷类药物一般不能用于静脉注射。③皂苷多具有苦而辛辣的味感，个别如甘草皂苷具有甜味。其粉末对人体各部分黏膜均有强烈的刺激性，尤以鼻内黏膜最为敏感，吸入鼻内能引起打喷嚏。

74. 简述三萜类化合物的颜色反应。

三萜化合物在无水条件下，与强酸（硫酸、磷酸、高氯酸）、中等强酸（三氯乙酸）或 Lewis 酸（氯化锌、三氯化铝、三氯化锑）作用，会产生颜色变化或荧光。其中，全饱和的、3 位又无羟基或羰基的化合物呈阴性反应，本来就有共轭双键的化合物呈色很快，孤立双键的呈色较慢。常见呈色反应如下所述：

（1）醋酐 浓硫酸反应：将样品溶于醋酐中，加浓硫酸 醋酐（1∶20），可产生黄→红→紫→蓝等颜色变化，最后褪色。

（2）五氯化锑反应：将样品氯仿或醇溶液点于滤纸上，喷以 20% 五氯化锑的氯仿溶液，干燥后 60℃~70℃加热，显蓝色、灰蓝色、灰紫色等多种颜色斑点。

（3）三氯醋酸反应：将样品溶液滴在滤纸上，喷 25% 三氯醋酸乙醇溶液，加热至 100℃，生成红色渐变为紫色。

（4）氯仿 浓硫酸反应：样品溶于氯仿，加入浓硫酸后，在氯仿层呈现红色或蓝色，硫酸层有绿色荧光出现。

（5）冰醋酸 乙酰氯反应：样品溶于冰醋酸中，加乙酰氯数滴及氯化锌结晶数粒，稍加热，则呈现淡红色或紫红色。另外甾体类化合物也具有上述显色反应，且反应程度一般易于三萜类化合物。

75. 游离三萜化合物如何提取与分离？

游离三萜化合物的提取与分离方法大致分四类：①用乙醇或甲醇提取，提取物直接进行分离。②用醇类溶剂提取后，提取物依次用石油醚、氯仿、乙酸乙酯等溶剂进行分部提取，然后进一步分离，三萜成分主要从氯仿部位中获得。③制备成衍生物再作分离，即将提取物先用乙醚提取，用重氮甲烷甲基化，制成甲酯衍生物，或将提取物按常法进行乙酰化制成乙酰衍生物，然后进行分离。④有许多三萜化合物在植物体中是以皂苷形式存在，可将三萜皂苷进行水解，水解产物用氯仿等溶剂萃取，然后进行分离。三萜化合物的分离通常是采用反复硅胶吸附柱层析，硅胶柱层析常用溶剂系统为石油醚 氯仿、苯 乙酸乙酯、氯仿 乙酸乙酯、氯仿 丙酮、氯仿 甲醇等。

76. 简述三萜皂苷的提取与分离。

三萜皂苷的提取：常用醇类溶剂提取，提取液减压浓缩后，加适量水，先用石油醚等亲脂性溶剂萃取，除去亲脂性杂质，然后用正丁醇萃取，减压蒸干。正丁醇萃取物再通过大孔吸附树脂，先用少量水洗去糖和其他水溶性成分,后改用30%~80%甲醇或乙醇梯度洗脱,洗脱液减压蒸干,得粗制总皂苷。由于皂苷难溶于乙醚、丙酮等溶剂,可将粗制总皂苷溶于少量甲醇,然后滴加乙醚、丙酮或乙醚 丙酮(1:1)等混合溶剂,混合均匀,皂苷即析出。如此处理数次,可提高皂苷纯度,再进行分离。

三萜皂苷的分离:采用分配柱层析法要比吸附柱层析法好,常用硅胶为支持剂,以 $CHCl_3$ MeOH H_2O,CH_2Cl_2 MeOH H_2O,EtOAc EtOH H_2O,等溶剂系统进行梯度洗脱,也可用水饱和的 n BuOH 等作为洗脱剂。制备薄层层析用于皂苷分离,可取得较好效果。同时反相层析方法,也得到了广泛应用,通常以反相键合相,Rp 18、Rp 8 或 Rp 2 为填充剂,常用 CH_3OH H_2O 或乙腈 水等溶剂为洗脱剂进行分离。

77. 简述强心苷的定义、分布和结构分类。

强心苷(Cardiac glycosides)是一类存在于植物中具有强心作用的甾体苷类化合物。主要用以治疗充血性心力衰竭及节律障碍等心脏疾患,如毛花苷丙、地高辛、毛地黄毒苷等。强心苷存在于许多有毒的植物中,主要有十几个科几百种植物中含有强心苷,特别以玄参科、夹竹桃科植物最普遍,其他如百合科、萝藦科、十字花科、卫矛科、豆科、桑科、毛茛科、梧桐科、大戟科等亦较普遍。

强心苷的结构比较复杂,是由强心苷元与糖两部分构成的。根据强心苷中 C_{17} 位侧链不饱和内酯的不同分为两大类,五元环的 $\triangle^{\alpha,\beta}$ γ 内酯,称为甲型强心苷元;六元环的 $\triangle^{\alpha,\beta,\gamma}$ δ 内酯,称为乙型强心苷元。根据糖和苷元的连接方式(C_3 OH)分为三种类型强心苷:Ⅰ型,苷元 (2,6 二去氧糖)x (D-glc)y;Ⅱ型,苷元(6 去氧糖)x(D-glc)y;Ⅲ型,苷元(D-glc)y,其中最常见的为Ⅰ型强心苷。

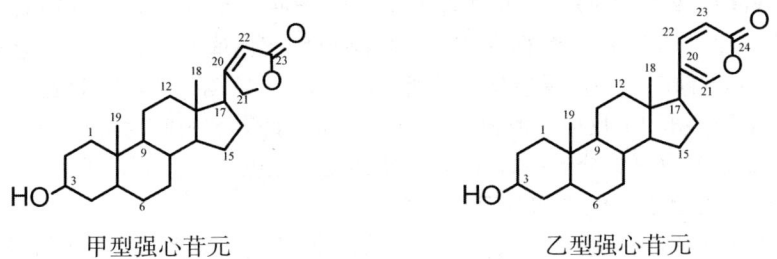

甲型强心苷元　　　　　　　　　乙型强心苷元

78. 简述强心苷的性状和溶解度。

强心苷类多为无色结晶或无定形粉末,中性物质,有旋光性。C_{17} 位侧链为 β 构型者味苦,而 α 构型者味不苦,但无强心作用。对黏膜有刺激性。强心苷一般可溶于水、丙酮及醇类等极性溶剂,略溶于醋酸乙酯、含醇氯仿,几乎不溶于醚、苯、石油醚等非极性溶剂。强心苷类的溶解性能因分子中所含糖基的数目及种类的不同而异，例如糖基多的原生苷比其部分水解生成的次生苷的亲水性强，在水中溶解度大。当苷中糖基的数目相同时，则以 2,6-二去氧糖的水溶性最小，6-去氧糖次之，葡萄糖苷最大。强心苷类的溶解性能亦与苷元部分的羟基数目和位置有关。

79. 简述强心苷苷键的酸水解。

强心苷和其他苷类成分相似，其苷键亦能被酸、酶水解，分子中如有酯键结构，还可被碱水解，强心苷中苷键由于糖部分的结构不同，水解难易有区别，水解产物也有差异。①温和的酸水解：用稀酸（0.02～0.05mol/L 的 HCl 或 H_2SO_4）在含水醇中经短时间（半小时至数小时）加热回流，此条件下可水解 2-去氧糖的苷键。2-羟基糖的苷键由于 2-位羟基的存在，阻挠了水解反应的进行。水解较为困难，不易断裂。②强酸水解：采用 3%～5% 盐酸或硫酸，此条件下，去氧糖和 2-羟基糖的苷键均可以水解。但由于反应比较强烈，常引起苷元的脱水，产生缩水苷元。如羟基毛地黄毒苷，用盐酸水解，不能得到羟基毛地黄毒苷元，而得到它的叁脱水产物。

80. 简述强心苷中五元不饱和内酯环的反应和作用于 α-去氧糖的反应。

(1) 不饱和内酯环产生的反应：甲型强心苷类由于 C_{17} 侧链上有一五元不饱和内酯环，在碱性溶液中，双键转位能形成活性次甲基，从而能够与某些试剂反应而显色。反应物在可见光区往往具有特殊最大吸收，故亦用于定量。乙型强心苷在碱性溶液中不能产生活性次甲基，故无此类反应产生。其中常用的试剂有亚硝酰铁氰化钠试剂（Legal 反应）和 3,5-二硝基苯甲酸试剂（Kedde 反应），两者反应均显红色。

(2) α-去氧糖产生的反应。① Keller-Kiliani 反应：强心苷溶于含少量 Fe^{3+} [$FeCl_3$ 或 $Fe_2(SO_4)_3$] 的冰醋酸，沿管壁滴加浓硫酸，观察界面和醋酸层颜色变化。如有 α-去氧糖存在，醋酸层渐呈蓝色或蓝绿色。此反应只对游离的 α-去氧糖，或在该反应条件下能水解出 α-去氧糖的强心苷显色。②占吨氢醇（Xanthgdrol）反应：取强心苷固体样品少许，加占吨氢醇试剂，置水浴上加热 3 分钟，只要分子中有 α-去氧糖都能显红色。

81. 简述强心苷的提取分离。

植物体中所含强心苷比较复杂，大多含量又较低，多数强心苷是多糖苷，常与糖类、皂苷、色素、鞣质等共存，这些情况都导致强心苷难以提纯分离得到单体。步骤一般如下：

(1) 提取。一般原生苷易溶于水而难溶于亲脂性溶剂，次级苷则相反，易溶于亲脂性溶剂而难溶于水。提取时可根据强心苷的性质选择不同溶剂，例如乙醚、氯仿、氯仿-甲醇混合溶剂，甲醇、乙醇等。但常用的为甲醇或 70% 乙醇，提取效率高，且能使酶失去活性。

（2）精制与纯化。①溶剂法：醇提浓缩液除去醇，残留水提液用石油醚、苯等萃取，除去亲脂性杂质。水液再用氯仿 甲醇混液萃取，提出强心苷，亲水性杂质则留在水层而弃去。②铅盐法：乙酸铅盐沉淀法是一种比较有效的纯化方法，但铅盐与杂质生成的沉淀能吸附强心苷而导致损失。③吸附法：强心苷稀醇提取液通过活性炭，提取液中的叶绿素等脂溶性杂质可被吸附而除去。当提取液通过 Al_2O_3，溶液中糖类、水溶性色素、皂苷等可吸附，从而达到纯化目的。但强心苷亦有可能被吸附而损失。

（3）分离。①两相溶剂萃取法：利用强心苷在两种互不相溶的溶剂中分配系数的不同而达到分离。②逆流分配法：亦是依据分配系数的不同，使混合苷分离。③层析分离：分离亲脂性单糖苷、次级苷和苷元，一般选用硅胶吸附层析法。对弱亲脂性成分宜选用分配层析，可用硅胶、硅藻土，纤维素为支持剂，常以乙酸乙酯 甲醇 水或氯仿 甲醇 水进行梯度洗脱。

82. 简述甾体皂苷元的主要结构类型。

甾体皂苷的皂苷元基本骨架属于螺甾烷（spirostane）的衍生物，依照螺甾烷结构中 C_{25} 的构型和环的环合状态，可将其分为四种类型。①螺甾烷醇类（spirostanols），C_{25} 为 S 构型。②异螺甾烷醇类（isospirostanols），C_{25} 为 R 构型。③呋甾烷醇类，F 环为开链衍生物。④变形螺稍烷醇类，F 环为五元四氢呋喃环。其中常见的是螺甾烷醇和异螺甾烷醇，两者互为异构体，常共存于植物体，由于 25-R 型即异螺甾烷醇类较螺甾烷醇类稳定，因此 25-S 型易转化为 25-R 型。基本结构如下：

螺甾烷醇　　　　　　　　　异螺甾烷醇

83. 简述生物碱的含义。

生物碱（alkaloids）是自然界一类重要的有机化合物，也是一类重要的有效成分。生物碱的概念，至今还无一个非常满意的表述。目前比较好的含义是：生物碱是指来自于生物体的含氮有机化合物。大多数化学结构复杂，N 原子多数在环状结构中、多具有碱性、绝大多数具有显著的生物活性。但有例外：①不包括氨基酸、蛋白质、核酸、维生素、小分子胺如甲胺。②少数 N

原子不在环状结构中。③极少数几乎呈中性，不具有碱性。由于它广泛存在于植物界，又曾称为植物碱。一般含有 C、H、O、N，少数不含 O，也曾称其为有机碱。

84. 生物碱在自然界的分布有何规律？

（1）主要分布在植物界：①较多的分布在双子叶植物 100 多科植物中，比较集中地分布于防己科、粟科、夹竹桃科、毛茛科、茄科、马前科、豆科等。②单子叶植物中较少，主要在兰科、百合、石蒜、禾本科等内。③裸子植物中很少见，低等植物中更少见。

（2）生物碱在植物体内的含量差别较大，从百分之几到千万分之几。生物碱在植物体组织各部分都可存在，但往往是集中在某一部分或某一器官。应注意的是，同一植物生物碱的有无及含量高低受产地、采集时间的影响而有不同。

85. 异喹啉类生物碱的结构类型有哪些？

异喹啉类生物碱是一类很重要的生物碱，就其生源途径而言，来自于苯丙氨酸或络氨酸代谢途径。由于其数量多且结构类型复杂，仅就其主要类型介绍如下：①简单异喹啉类。②苄基异喹啉类：有苄基异喹啉类，如罂粟碱。③双苄基异喹啉类，如粉防己碱。④阿朴菲类。⑤原阿朴菲类。⑥原小檗碱类。⑦吗啡烷类，如吗啡碱。以上基本母核如下图所示：

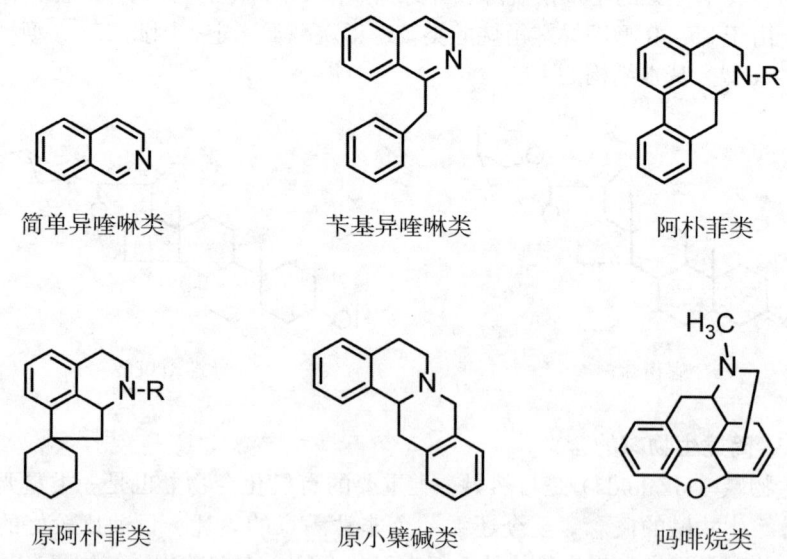

86. 简述生物碱的性状特点。

（1）形态：大多数由 C、H、O、N 元素组成，少数尚含 Cl、S。多数呈结晶形固体，有些为非结晶形粉末，少数是液体（分子中多无 O 原子或分子量较小）。液体生物碱（除槟榔碱外）和某些具有挥发性的固体生物碱（如麻黄碱）常压下可随水蒸气蒸馏而逸出。少数生物碱有升华性，如咖啡因（caffeine）。

（2）颜色：大多无色，少数具有高度共轭体系的生物碱有色。如小檗碱（黄色），小檗红碱（红色），蛇根碱（黄色）。

87. 简述生物碱的旋光性质。

一般而言，分子中具有手性碳原子和本身为手性分子的生物碱，则具有旋光性。①某些情况下，生物碱的旋光度易受 pH 值、溶剂的影响。如麻黄碱在 $CHCl_3$ 中左旋，而在 H_2O 中为右旋。②有时，游离碱和盐态碱的旋光性不同。如在 $CHCl_3$ 中游离吐根碱呈左旋，而吐根碱盐酸盐显右旋。③生物碱的生理活性与旋光性密切相关。一般左旋体呈显著生理活性，右旋体无或很弱。

88. 叙述生物碱的溶解性特点。

生物碱及其盐类的溶解度与其分子中 N 原子的存在形式、极性基团的种类、数目、溶剂的种类密切相关。按生物碱在常见溶剂中溶解能力的不同，将其分为脂溶性生物碱和水溶性生物碱两大类。

（1）脂溶性生物碱：包括绝大多数仲胺、叔胺生物碱，能溶于 MeOH、EtOH、Me_2CO，易溶于极性较低有机溶剂的 Et_2O、Ben、卤代烷类，尤其是 $CHCl_3$ 中（这是因为生物碱中 N 上未共用电子对与 H 形成氢键），难溶于或不溶于 H_2O 及碱水。

（2）水溶性生物碱：包括季胺碱类，某些含 N→O 化合物，可溶于水、醇；难溶于极性较低的有机溶剂如 Et_2O、Ben、卤代烷类等。

（3）生物碱盐：一般易溶于水，难溶于极性较低有机溶剂，可溶于甲醇、乙醇。生物碱盐类对水的溶解度因成盐的酸不同而异。一般情况下，①无机酸盐的水溶性＞有机酸盐。②无机盐中含氧酸盐＞卤代酸盐。③卤代酸盐中，以盐酸盐的水溶性最大，氢碘酸盐水溶性最小。④小分子有机酸盐＞大分子有机酸盐（多难溶于水）。生物碱盐的水溶液加碱至碱性能析出游离的生物碱，碱性极弱的生物碱和酸不易成盐，难溶于酸水。

（4）具有特殊功能团的生物碱：具有 —COOH 的生物碱为两性 ALK，能溶于中性、酸性、碱性水。具有 Ar—OH 的生物碱：能溶于稀 NaOH 强碱水中，难溶于 $NaHCO_3$ 水中。具有内酯、酰胺结构的生物碱：溶于热的稀 NaOH 强碱水中（内酯环、酰胺结构开裂成盐）。

89. 生物碱碱性的产生原因及其强度的表示方法是什么？

从 Bronsted 的酸碱质子理论来说，碱是指任何分子或离子能接受质子并与之结合的物质，而接受质子后的碱则为其共轭酸。生物碱中的 N 原子通常具有孤对电子，能接受质子，所以是碱，显碱性。生物碱的碱性强弱取决于它吸引质子能力的大小，现多用其共轭酸的解离指数 pK_a 值来衡量该碱的碱性强弱，即 pK_a 值越大，生物碱的碱性越强。碱性强度与 pK_a 值之间关系一般认为：pK_a 值 <2 为极弱碱，pK_a 值 $2\sim 7$ 为弱碱，pK_a 值 $7\sim 11$ 为中强碱，pK_a 值 >11 为强碱。化合物结构中的碱性基团与 pK_a 值大小顺序一般是：胍基 [$-NH(C=NH)NH_2$] >季铵碱（pK_a 值 >11）>脂肪胺基和脂氮杂环（pK_a 值 $8\sim 11$）>芳胺，芳氮杂环（pK_a 值 $3\sim 7$）>酰胺基（pK_a 值 <2）。

90. 简述生物碱碱性强弱与分子结构的关系。

生物碱的碱性强弱和 N 原子上孤电子对所处的杂化轨道、N 原子的电子云密度分布、分子的空间效应、氢键效应等因素有关。

(1) N 原子上孤电子对所处的杂化轨道：在生物碱分子中，N 原子杂化方式有 SP^3、SP^2、SP 三种杂化方式，在杂化轨道中，P 电子比例大，易供给电子，碱性较强。所以，碱性大小顺序为 $SP^3>SP^2>SP$。

(2) 诱导效应：①在 N 原子附近引入供电子基团（如烷基等），使 N 原子的电子云密度增强而碱性增强。②在 N 原子附近引入吸电子基团（如芳环、羰基、酯基、醚基、羟基、双键等），使 N 原子的电子云密度降低而碱性减弱。③以氮杂缩醛形式存在的生物碱，常易于质子化，N 原子上未共用电子对与 C—O 单键的 σ 电子发生转位，使叔胺变为季铵型而成强碱性。但是，由于受 Bredt's 规则限制，若氮杂缩醛体系中 N 原子处于稠环"桥头"时，则不能发生上述质子化，相反，却因 RO（如羟基，R=H）基的吸电性使碱性减弱。

(3) 共轭效应：生物碱中 N 原子孤电子对处于 p-π 共轭体系，有以下 3 种情况：①苯胺类，苯胺 N 原子孤电子对与苯环 π 电子成 p-π 共轭体系，碱性（pK_a 4.58）比相应的环己胺（pK_a 10.14）弱。②烯胺类，其中仲烯胺碱性较弱，叔烯胺碱性较强。有些具有稠环的叔胺生物碱结构中也具有叔烯胺结构，如在立体条件许可的情况下，N 原子的孤电子对与双键的 π 电子能发生转位时，则可生成季铵型的共轭酸而显强碱性。但此种结构的生物碱同样受到 Bredt's 规则限制，双键若不发生转位，则由于双键起吸电子诱导效应，碱性则降低。③酰胺型，若 N 原子处于酰胺结构中，碱性很弱。

(4) 立体效应：生物碱大多数是稠环化合物，因此分子的立体结构对碱性的影响不可忽视。

(5) 氢键效应：生物碱分子的 N 原子附近有羟基、羰基且其处于有利于生物碱共轭酸的分子内氢键形成，则使共轭酸稳定，碱性增强。此影响也称分子内氢键缔合效应。

91. 预试、提取分离时如何检识生物碱?

在生物碱的预试、提取分离和结构鉴定中,常需要一种简便的检识方法。最常用的是生物碱沉淀反应与显色反应。生物碱沉淀反应是利用大多数生物碱在酸性条件下,与某些沉淀剂反应生成不溶性复盐或络合物沉淀。生物碱沉淀剂种类较多,其中最常用的有碘化铋钾(Dargendorff's reagent 产生黄色至橘红色沉淀)、碘化汞钾(Mayer's reagent,产生类白色沉淀)、碘 碘化钾(Wangner's reagent,产生红棕色或棕色沉淀)、硅钨酸(Bertrad's reagent 产生灰白色或淡黄色沉淀)、雷氏铵盐(产生红色沉淀)。应用沉淀反应时,需注意以下几点:①假阳性干扰,天然药物中有些非生物碱类物质也能与沉淀试剂反应生成沉淀,如蛋白质、多肽、鞣质等。②应进行 3 种以上的沉淀试剂反应,如果均有生物碱的沉淀反应,尚可判断为阳性结果。③并非所有的生物碱均可发生生物碱沉淀反应,如麻黄碱不易与多数生物碱沉淀试剂发生反应。因而只能用其他检识反应鉴别。

92. 简述总生物碱的提取方法。

从天然药物中提取生物碱时,既要考虑生物碱的性质,也要考虑其存在形式,以便能更好地选择适宜的提取方法。除个别具有挥发性的生物碱可用水蒸气蒸馏法提取外,一般情况下,总碱的提取是用溶剂法。

(1)水或酸水提取法:根据生物碱盐易溶于水的性质,可直接用水或 0.5%~1% 的酸水来提取。常用的酸有盐酸、硫酸;可用浸渍法、渗漉法,含淀粉少时可用煎煮法。一般情况下,水提取液体积大,浓缩困难,水杂质多,可以结合以下方法进行精制。①阳离子交换树脂法:水或酸水提取液通过,使生物碱盐阳离子交换吸附在树脂上而与其他杂质分离,碱化树脂后有机溶剂萃取即得总碱。②有机溶剂萃取法:碱化,氯仿或苯萃取。③加碱沉淀法:加石灰乳调 pH 值至一定值,过滤,沉淀干燥后有机溶剂提取,得总碱。

(2)醇类溶剂提取法:根据生物碱及生物碱盐易溶于甲醇或乙醇的性质,直接用甲醇或乙醇来提取。可用浸渍法、渗漉法或加热回流法。此法含有脂溶性杂质,可将总碱以酸水溶解,滤除脂溶性杂质后,再将酸滤液碱化,使生物碱游离后用氯仿萃取即得总亲脂性生物碱。

(3)亲脂性有机溶剂提取法:利用游离生物碱溶于亲脂性有机溶剂,药材首先用石灰乳、氨水碱化后,采用苯或氯仿提取,可采用回流法、浸渍法或连续回流法。此法含有脂溶性杂质,去除法同(2)。

(4)水溶性生物碱的提取:可采取雷氏铵盐沉淀法或正丁醇萃取法进行提取。

93. 如何进行总生物碱的类别分离，用流程图形式说明。

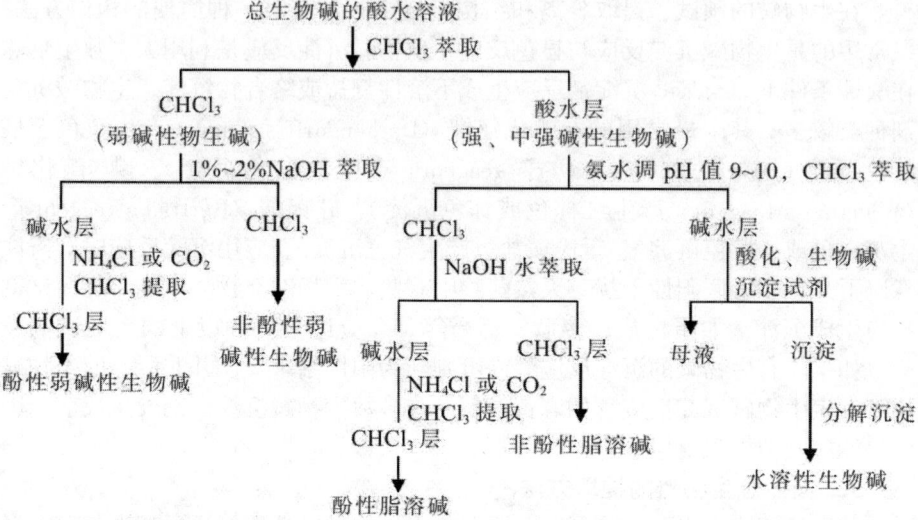

94. 简述生物碱的单体分离法。

（1）利用生物碱碱性差异分离：多采用 pH 值梯度萃取法系统分离。此方法操作方式有二种：①将混合总碱溶于酸水中，逐步加碱使 pH 值由低到高，每调节一次 pH 值，氯仿等有机溶剂萃取一次，使生物碱按碱性由弱到强依次转溶于氯仿而分离。②将混合总碱溶于氯仿等有机溶剂，用 pH 值由高到低的酸性缓冲液顺次萃取，递次将碱性由强到弱的生物碱萃取出来，然后将各部分缓冲液碱化，转溶于有机溶剂，蒸去溶剂即得各个生物碱。

（2）利用生物碱及其盐的溶解度差异分离：有些生物碱之间的碱性差异不大，但由于结构的差异导致了极性的不同，因而对特定溶剂的溶解度不同，可作为分离的依据。

（3）利用生物碱特殊功能团的性质进行分离：有些生物碱分子结构中除含有碱性基团外，尚含有其他特殊功能团，常见的有羧基、酚羟基、内酯或内酰胺等。

（4）层析法：在用其他简单方法不能分离时使用，广泛用于生物碱的单体分离，常采用氧化铝、硅胶吸附层析法，以苯、氯仿、氯仿 甲醇等溶剂系统为洗脱剂进行分离，结果是极性小的成分先被洗脱。

95. 色谱法在生物碱鉴别中有哪些应用？

（1）天然药物中生物碱的检识，色谱法检识可以了解供试品中是否存在生物碱以及生物碱的数目，极性大小，碱性强弱等信息。

（2）指导生物碱的分离，无论使用何种方法分离生物碱，必须随时检查生物碱的分离情况,而色谱检识是有效的追踪手段,通常使用薄层色谱或纸色谱进行检识。

(3) 生物碱的纯度检查,被检识的生物碱样品经薄层色谱或纸色谱展开后呈单一斑点;高效液相色谱或气相色谱检识呈单一峰,可证明该生物碱为纯品。

(4) 已知生物碱的鉴定,在适当色谱条件下,被检品与对照品比较,薄层或纸层析展开,比移值一致;高效液相色谱或气相色谱检识,两者保留时间一致,可判断被检识品与已知对照品为同一物质。

96. 从天然药物中开发新药的形式有哪些?

从天然药物或中药中开发新药至少包括以下 5 种形式。①经过文献资料或民间用药的调研或经过现代药理学的筛选研究,发现某植物、动物、矿物或微生物具有药用价值,然后将其开发为新药。②已知某种成分或某类成分具有药理价值或已成为新药,根据动植物的亲缘关系,寻找含有这种或这类成分的动植物,进而开发为新药。③在不明确有效成分的基础上,将临床疗效明确的经典方、经验方或经药效学研究具有开发价值的复方中药开发为新药。④在基本搞清楚了有效成分和有效部位的基础上,将有效部位开发为新药。⑤通过天然药物或中药中的有效成分或生物活性成分的研究,从中发现有药用价值的活性单体或潜在药用价值的活性单体,即先导化合物。通过对先导化合物构效关系的研究,进而发现有药用价值的化合物,然后按照国际惯例经过一系列的研究将其开发成新药。

自测试题一 (附参考答案)

一、选择题

【A 型题】

1. 下列溶剂溶解范围最大的是
   A. 丙酮　　B. 甲醇　　C. 乙醚　　D. 苯　　E. 氯仿
2. 聚酰胺分离黄酮类化合物时,洗脱能力最弱的洗脱剂是
   A. 水　　B. 乙醇　　C. 丙酮　　D. 甲酰胺　　E. 二甲基甲酰胺
3. 萜类的生物合成的前体物质是
   A. 桂皮酸　　B. 丙二酸　　C. 氨基酸　　D. 乙酸　　E. 甲戊二羟酸
4. 下列成分中不能用水煎煮提取的是
   A. 挥发油　　B. 多糖　　C. 苷类　　D. 季铵碱　　E. 皂苷
5. 从中药的水提取液中萃取亲水性成分如皂苷,一般采用的萃取溶剂是
   A. 石油醚　　B. 氯仿　　C. 乙醇　　D. 丙酮　　E. 正丁醇
6. Kedde 反应可检识下列何种功能基
   A. 内酯环　　B. 活性亚甲基　　C. 亚甲二氧基　　D. 甾体母核　　E. 酚羟基

7. 下列化合物具有升华性质的是
   A. 木脂素　　B. 黄酮类　　C. 强心苷　　D. 香豆素　　E. 三萜类
8. 分离游离羟基蒽醌混合物的最佳方案是
   A. 采用不同溶剂，按极性由弱至强顺次提取　　B. 采用不同溶剂，按极性由强至弱顺次提取　　C. 溶于乙醚后，依次用不同碱萃取，碱度由弱至强　　D. 溶于乙醚后，依次用不同碱萃取，碱度由强至弱　　E. 溶于碱水后，依次加不同酸用乙醚萃取，酸度由强至弱
9. 某黄酮类化合物的醇溶液中，加入二氯氧锆甲醇溶液显鲜黄色，再加入枸橼酸甲醇溶液，黄色消褪，表明该化合物具有
   A. C_3—OH　　B. C_5—OH　　C. C_6—OH　　D. C_7—OH　　E. C_8—OH
10. 下列香豆素与碱反应的特点正确的是
    A. 加碱内酯水解开环，生成顺式邻羟桂皮酸盐，加酸不环合，长时间加热可生成反式邻羟桂皮酸盐　　B. 加碱内酯水解开环，加酸后又可环合成内酯环，但长时间在碱中加热生成反式邻羟桂皮酸盐，加酸不能环合　　C. 加碱内酯水解开环，难溶于水　　D. 加碱，结构分解　　E. 加碱内酯环水解开环，并伴有颜色的变化

【B 型题】

问题 1~3

A. MeOH　　B. CCl_4　　C. PE　　D. Et_2O　　E. H_2O

1. 沸点最高的溶剂是
2. 相对密度最大的溶剂是
3. 极性最小的溶剂是

问题 4~6

A. 吸附层析　　B. 离子交换层析　　C. 聚酰胺层析　　D. 正相分配层析　　E. 凝胶层析

4. 一般分离非极性化合物可用
5. 在黄酮类化合物分离中广泛应用，基于氢键作用的是
6. 分离大分子化合物和小分子化合物可采用

问题 7~8

A. 三氯乙酸反应　　B. 碱液显色反应　　C. 三氯化铁反应　　D. 异羟肟酸铁反应　　E. Molish 反应

7. 区别蒽醌和蒽酮的鉴别反应用
8. 区别甾体皂苷和三萜皂苷的反应用

问题 9~10

A. 简单香豆素　　B. 呋喃香豆素　　C. 新木脂素　　D. 联苯环辛烯型木脂素　　E. 简单木脂素

9. 五味子中所含主要成分五味子甲素等是

10. 厚朴中的主要成分厚朴酚等是

【X 型题】
1. 下列物质属于多糖的是
    A. 木质素   B. 树脂   C. 纤维素   D. 树胶   E. 鞣质
2. 液液萃取法可选用的溶剂系统有
    A. H_2O-EtOH   B. H_2O-Me_2CO C. 1‰ NaOH-$CHCl_3$ D. EtOH-$CHCl_3$
    E. H_2O-Et_2O
3. 可用于区别槲皮素和二氢槲皮素的有
    A. 盐酸镁粉反应   B. 硼氢化钠反应   C. 观察颜色   D. Gibbs 反应
    E. 氨性氯化锶反应
4. pH 值梯度萃取法适合于分离的成分有
    A. 生物碱   B. 游离羟基蒽醌   C. 游离羟基黄酮   D. 三萜类   E. 香豆素
5. 从中药中提取对热不稳定的成分宜用
    A. 回流法   B. 渗漉法   C. 水蒸气蒸馏法   D. 煎煮法   E. 浸渍法
6. 组成挥发油的成分有
    A. 单萜   B. 倍半萜   C. 二萜   D. 芳香族化合物   E. 脂肪族化合物
7. 使生物碱碱性减小的吸电子基团有
    A. 羰基   B. 醚基   C. 烷基   D. 酯基   E. 苯基
8. 下列化合物具有旋光活性的是
    A. 黄酮醇   B. 黄酮苷   C. 查耳酮   D. 二氢黄酮   E. 异黄酮
9. 与判断化合物纯度有关的是
    A. 熔点测定   B. 选择 3 种以上的色谱条件检测   C. 观察晶形   D. 测定比旋光度   E. 闻气味
10. 游离生物碱可溶于
    A. 水   B. 乙醇   C. 酸水   D. 氯仿   E. 碱水

二、是非判断题

1. 萆酚酮类分子中的酚羟基，其酸性比一般酚羟基弱，它是挥发油中的酸性部分。
    (   )
2. 将挥发油分级分馏时，在高沸点馏分中有时可见到蓝色、紫色或绿色馏分，这显示可能有薁类成分的存在。   (   )
3. Keller-Kiliani 反应是常用于 2-去氧糖产生的反应，该反应阴性，则证明分子结构中无 2-去氧糖。   (   )
4. 在生物碱分子中，N 原子杂化方式有 SP^3、SP^2、SP 三种杂化方式，在杂化轨道中，P 电子比例大，易供给电子，碱性较强。所以，碱性大小顺序为 SP^3 > SP^2 > SP。   (   )
5. 强心苷苷键温和酸水解可水解去氧糖的苷键，因此 2-去氧糖与 2-去氧糖、2-去

氧糖与羟基糖、2-去氧糖与苷元之间的苷键均可被水解。( )
6. 强心苷是一类存在于自然界中具有强心作用的甾体苷类化合物。( )
7. 环烯醚萜苷类易被水解，生成的苷元具有半缩醛结构，化学性质活泼，容易进一步发生缩合，难以得到结晶性苷元。且随水解条件（温度、酸的浓度）的不同产生各种不同颜色的沉淀。这就是玄参、地黄炮制变黑的原因所在。( )
8. 双向纸色谱法用于鉴定黄酮类化合物中，第一向展开采用某种醇性溶剂，这些主要是根据分配作用原理进行的，比移值由大到小依次为：双糖苷＞单糖苷＞苷元。
( )
9. 香豆素母核本身无荧光，其羟基衍生物多有荧光，尤以 7-OH 衍生物（如伞形花内酯）荧光强，为蓝色荧光。羟基豆素遇碱荧光增强；当羟基甲基化荧光减弱；7,8,二羟基香豆素荧光增强。( )
10. 硅胶或氧化铝为极性吸附剂，具有以下特点：对极性物质具有较强的吸附能力；溶剂极性越弱，则吸附剂对溶质将表现出越强的吸附能力；溶质即使被硅胶、氧化铝吸附，但一旦加入极性较强的溶剂时，又可被后者置换洗脱下来。( )

三、填空题

1. 影响生物碱碱性强弱的因素主要有氮原子杂化方式、_____、_____ 和 _____。
2. 苷类水解的方法主要有 _____、_____ 和 _____。
3. 挥发油的提取方法主要有 _____ 和 _____。
4. 皂苷元主要可分为 _____ 和 _____ 两大类，前者由 _____ 个碳原子构成，后者由 _____ 个碳原子构成。
5. 强心苷可以分为 _____ 和 _____ 两类。
6. 黄酮类化合物是由 _____ 构成的一类成分，其分类依据是 _____、_____ 和 _____。
7. 皂苷一般具有 _____，所以不能做成注射剂。

四、名词解释题

1. 苷类　2. 生物碱　3. 天然药物化学

五、化学鉴别题

1. A. B.

2. A. B.

3. A. [结构式] B. [结构式]

六、简答题

1. 常用的溶剂分为几类？请按极性大小顺序写出常用溶剂，并指出哪些溶剂能够互溶？
2. 结晶法中，如何选择合适的结晶溶剂？
3. 简述聚酰胺吸附色谱法的分离原理、规律和应用范围？

参考答案

一、选择题

【A 型题】

1. B   2. A   3. E   4. A   5. E   6. B   7. D   8. C   9. B   10. B

【B 型题】

1. E   2. B   3. C   4. A   5. C   6. E   7. B   8. A   9. D   10. C

【X 型题】

1. CD   2. CE   3. BC   4. ABC   5. BE
6. ABDE   7. ABDE   8. BD   9. ABCD   10. BCD

二、是非题

1. ×   2. √   3. ×   4. √   5. ×   6. ×   7. √   8. ×   9. ×   10. √

三、填空题

1. 电性效应　空间效应　氢键效应
2. 酸催化水解　碱催化水解　酶催化水解
3. 水蒸气蒸馏法　压榨法　吸收法
4. 三萜皂苷元　甾体皂苷元　30　27
5. 甲型强心苷　乙型强心苷
6. C_6-C_3-C_6　C 环的氧化水平　B 环的取代位置　三碳链是否构成环
7. 溶血性

四、名词解释题

1. 苷类（glycoside）：是由糖或糖的衍生物与非糖物质，通过糖的端基碳原子连接而成的化合物，其中非糖部分称为苷元或配基（aglycone，genin），连接的键称为苷键。

2. 生物碱：是指来自于生物体的含氮有机化合物。大多数化学结构复杂，N 原子多数在环状结构中、多具有碱性、绝大多数具有显著的生物活性。但有例外，①不包括氨基酸、蛋白质、核酸、维生素、小分子胺如甲胺。②少数 N 原子不在环状结构内。③极少数几乎呈中性，不具有碱性。

3. 天然药物化学（medicinal chemistry of natural products）：是运用现代科学理论与方法来研究天然药物中化学成分的一门学科。

五、化学鉴别题

1. 采用菲林试剂反应鉴别：其中 A 阳性，B 阴性。

2. 先采用四氢硼钠反应，其中只有 C 阳性，A、B 均阴性；再采用氨性氯化锶反应区别 A、B：B 阳性，A 阴性。

3. 采用二硫化碳 硫酸铜 氢氧化钠反应，其中 A 阴性，B 阳性。

六、简答题

1. 常用溶剂可分为三类：水、亲水性有机溶剂和亲脂性有机溶剂。常见溶剂的极性度强弱顺序可表示如下：石油醚（PE）＜四氯化碳（CCl_4）＜苯（Ben）＜三氯甲烷（$CHCl_3$）＜乙醚（Et_2O）＜乙酸乙酯（EtOAc）＜正丁醇（n-BuOH）＜丙酮（Me_2CO）＜乙醇（EtOH）＜甲醇（MeOH）＜水（H_2O），有机溶剂中甲醇、乙醇、丙酮为亲水性有机溶剂，其余为亲脂性有机溶剂。一般而言，水和亲水性有机溶剂可以混溶、有机溶剂之间也可以混溶。

2. 选择合适的溶剂是形成结晶的关键。结晶溶剂一般应具有以下 3 个基本条件：第一，对欲结晶的成分在冷热时溶解度相差要大，而对杂质在冷热溶解度相差要小，要么冷热均易溶，要么冷热均难溶。第二，与欲结晶的成分不能发生化学反应。第三，溶剂的沸点要适中。

3. 聚酰胺是由酰胺聚合而成的高分子物质，分子结构中有许多酰胺基。可与酚类、酸类、蒽醌类等成分形成氢键，因而产生吸附作用。分离原理在于各成分由于和聚酰胺形成氢键的能力不同，聚酰胺对其吸附能力也不同。吸附规律如下：其一，溶剂对聚酰胺的洗脱能力为水＜乙醇＜丙酮＜稀氢氧化钠＜甲酰胺。其二，在含水溶剂系统中：①与聚酰胺形成氢键的基团越多，吸附越强。②能形成分子内氢键的化合物，吸附较弱。③芳香核、共轭双键越多，吸附越强。适应范围：对植物药中的黄酮类化合物的分离效果好，此外，在酚类、酸类、蒽醌类成分以及氨基酸的分离中也常用。除去多元酚类杂质可用聚酰胺。

自测试题二 （附参考答案）

一、选择题

【A 型题】

1. 下列溶剂极性最大的是
    A. EtOAc   B. Et_2O C. EtOH   D. n-BuOH   E. $CHCl_3$

2. 液液萃取、液滴逆流色谱、分配色谱的原理是利用混合在两相的什么差异进行

分离

A. 极性的差异　　B. 溶解度　　C. 分配系数　　D. 相似度　　E. 解离系数

3. 纤维素是怎样结合的直链葡聚糖

　　A. $1\beta-4$　　B. $1\beta-2$　　C. $1\beta-6$　　D. $1\alpha-4$　　E. $1\alpha-6$

4. 下列苷类化合物酸水解速度最快的是

　　A. 葡萄糖苷　　B. 鼠李糖苷　　C. 果糖苷　　D. 半乳糖苷　　E. 葡萄糖醛酸苷

5. 香豆素类化合物母核上最常见到的含氧取代基位置是

　　A. 4位　　B. 5位　　C. 6位　　D. 7位　　E. 8位

6. 下列化合物酸性最强的是

A. 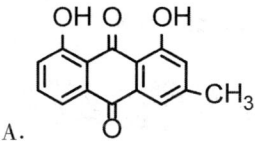 B. C.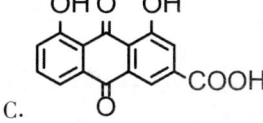

D. E.

7. 聚酰胺分离黄酮类化合物时，下列洗脱能力最弱的洗脱剂是

　　A. 水　　B. 乙醇　　C. 丙酮　　D. 甲酰胺　　E. 二甲基甲酰胺

8. 中药地黄、玄参、栀子中的主要有效成分是

　　A. 黄酮　　B. 皂苷　　C. 二萜　　D. 环烯醚萜　　E. 生物碱

9. 某中药的水提取液，在试管中强烈振摇后，产生大量泡沫，加热后泡沫消失，该提取液可能含有

　　A. 皂苷　　B. 皂苷元　　C. 蛋白质　　D. 多糖　　E. 鞣质

10. 检查植物中是否含有生物碱合适的方法是

　　A. 酸水浸出液用3种以上生物碱沉淀试剂检查　　B. 酸水浸出液，碱化后用3种以上生物碱沉淀试剂检查　　C. 酸水浸出液碱化后用氯仿萃取，氯仿液再用酸水萃取，酸萃液用生物碱沉淀试剂检查　　D. 酸水浸出液碱化后用氯仿萃取，其氯仿液直接用生物碱沉淀试剂检查　　E. 植物原料用氯仿提取，提取液用3种以上生物碱沉淀试剂检查

【B型题】

问题 1~2

　　A. 黄酮　　B. 甾体　　C. 生物碱　　D. 香豆素　　E. 蒽醌

1. 由桂皮酸和醋酸 丙二酸途径复合生成的是
2. 由甲戊二羟酸途径合成的是

问题 3~4

A. [structure] B. [structure] C. [structure] D. [structure] E. [structure]

3. 具有发汗、兴奋、镇痉等作用的冰片结构是
4. 顺式柠檬醛的结构是

   问题 5~6

   A. 40℃   B. 60℃   C. 80℃   D. 100℃   E. 120℃

5. 一般情况下，甾体皂苷和三氯乙酸反应，需加热到多少度显红色或紫色
6. 一般情况下，三萜皂苷和三氯乙酸反应，需加热到多少度显红色或紫色

   问题 7~8

   A. pK_a 小于 2   B. pK_a 在 2~7   C. pK_a 在 7~11   D. pK_a 大于 11
   E. pK_a 大于 13

7. 中强碱的范围是
8. 强碱的范围是

   问题 9~10

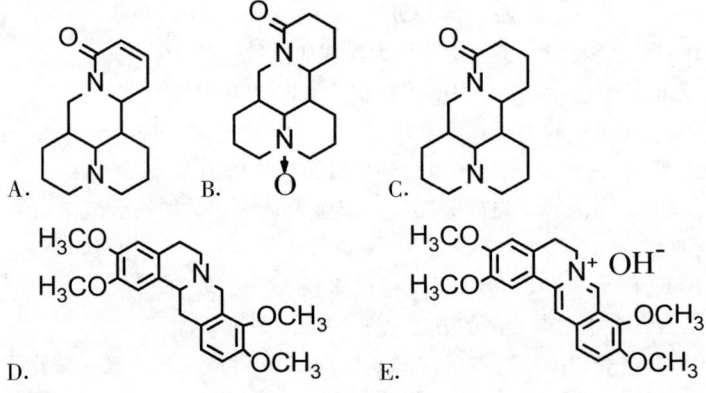

9. 苦参碱的结构是
10. 有颜色的是

【X型题】

1. 下列化合物属于多糖的是
   A. 淀粉   B. 树脂   C. 树胶   D. 果胶   E. 蔗糖
2. 下列属于极性吸附剂的是
   A. 硅胶   B. 氧化铝   C. 活性炭   D. 氧化镁   E. 碳酸钙
3. 苷键裂解的方法有
   A. 酸催化水解法   B. 碱催化水解法   C. 酶催化水解   D. Smith 氧化降解

法　　E. 乙酰解法

4. 化合物 HO-[结构式]-（esculetin）反应呈阳性的是
   A. Molish 反应　　B. Gibbs 反应　　C. 三氯化铁反应　　D. 异羟肟酸铁反应
   E. Labat 反应
5. 下列醌类化合物包括
   A. 苯醌　　B. 菲醌　　C. 萘醌　　D. 蒽醌　　E. 氢醌
6. pH 梯度萃取法适合于分离的成分有
   A. 生物碱　　B. 游离羟基蒽醌　　C. 游离羟基黄酮　　D. 三萜类　　E. 香豆素
7. 芦丁和槲皮素用下列层析鉴定，芦丁比移值大于槲皮素的是
   A. 硅胶 TLC，乙醇 乙酸乙酯 甲酸 水（5∶3∶1∶1）展开　　B. 聚酰胺 TLC，70% 乙醇展开　　C. PC，正丁醇 醋酸 水（4∶1∶5）上层展开　　D. PC，正丁醇 醋酸 水（4∶1∶5）下层展开　　E. 聚酰胺 TLC，氯仿 甲醇（4∶1）展开
8. 下列有关草酚酮类化合物描述正确的是
   A. 一类变形单萜，碳架不符合异戊二烯定则　　B. 酚羟基易甲基化，不易酰化　　C. 酸性介于一般酚类和羧酸之间　　D. 能与多种金属离子形成络合物，并显示不同颜色，可用于鉴别　　E. 分子中羰基类似于羧酸中羰基的性质，但不能和一般羰基试剂反应
9. 可用于挥发油定性检识的方法有
   A. UV 法　　B. GC 法　　C. GC-MS 法　　D. TLC 法　　E. HPLC 法
10. 中药甘草的主要有效成分甘草皂苷
    A. 为三萜皂苷　　B. 又称甘草酸、甘草甜素　　C. Molish 反应阳性　　D. 难溶于氯仿、乙醚等脂溶性有机溶剂　　E. 能采用碱提酸沉法提取

二、是非判断题

1. 中药中某些化学成分毒性很大。　　　　　　　　　　　　　　　　　　　（　　）
2. 硅胶或氧化铝的吸附活性级别与含水量有关，含水量越大，则活性级别越大，吸附力越强。　　　　　　　　　　　　　　　　　　　　　　　　　　　　　（　　）
3. 氰苷是一种结构特殊的氮苷。　　　　　　　　　　　　　　　　　　　　（　　）
4. 采用醋酐 吡啶、室温放置 2 天的方法对某天然产物进行乙酰化，得到三乙酰化物，说明该化合物含有 3 个羟基。　　　　　　　　　　　　　　　　　　（　　）
5. 生物合成研究表明，黄酮的基本骨架由一个丙二酰辅酶 A 和一个桂皮酰辅酶 A 生合成而产生的。　　　　　　　　　　　　　　　　　　　　　　　　　（　　）
6. 花色素为平面型分子，分子间作用力较大，水分子不易渗入，故难溶于水。
　　　　　　　　　　　　　　　　　　　　　　　　　　　　　　　　　（　　）
7. 四萜类化合物多指胡萝卜烯类色素。　　　　　　　　　　　　　　　　　（　　）
8. 动物蟾蜍含有的强心成分属于强心苷。　　　　　　　　　　　　　　　　（　　）

9. 生物碱结构中都含有氮原子，因此均显碱性。（　　）
10. 吸附色谱法分离生物碱时，吸附剂一般选择氧化铝为宜；如选择硅胶，则需在碱性环境中分离，如在展开剂中加氨水、二乙胺等。（　　）

三、填空题

1. 天然药物中二次代谢产物的主要生物合成途径为_____、_____、_____、_____和以上途径的一些复合代谢途径。
2. 鞣质又称_____，是一类复杂的_____的总称，可与蛋白质形成致密、柔韧、不易腐败又难透水的化合物。
3. 苷类的溶解性与苷元和糖的结构均有关系，一般而言，苷元是_____物质而糖是_____物质，所以苷类分子的极性、亲水性随糖分子的增加而_____。
4. 天然蒽醌以9，10蒽醌最为常见，根据其母核上_____的位置不同，可将羟基蒽醌衍生物分为两类：_____分布在_____上，为大黄素型；_____分布在_____上，为茜素型。
5. 由于_____的存在，蒽醌衍生物也具有微弱的碱性，能溶于_____生成盐，在转成阳碳离子，同时伴有颜色的变化。
6. 皂苷元主要可分为_____和_____两大类，前者由_____个碳原子构成，后者由_____个碳原子构成。

四、名词解释题

1. 有效成分　　2. 二糖苷、二糖链苷　　3. 两性生物碱

五、化学鉴别题

1. A.　　B.

2. A.　　B.

3. A.　　B.

六、简答题

1. 怎样判断化合物极性由小到大？请将各种基团按极性大小排序。
2. 苷键酸催化水解的难易规律是什么？
3. 在使用纸层析分离鉴定黄酮苷及苷元的混合物时，常采用双向层析。展开剂是什么？黄酮、黄酮醇、二氢黄酮类、异黄酮、查耳酮及其单糖苷、双糖苷的层析现象如何（R_f 值大小）？

参考答案

一、选择题

【A 型题】

1. C 2. C 3. A 4. C 5. D 6. C 7. A 8. D 9. C 10. C

【B 型题】

1. A 2. B 3. D 4. E 5. B 6. D 7. C 8. C 9. C 10. E

【X 型题】

1. ACD 2. ABDE 3. ABCDE 4. CD 5. ABCD
6. ABC 7. BD 8. ABCDE 9. BCD 10. ABCDE

二、是非判断题

1. √ 2. × 3. × 4. × 5. × 6. × 7. √ 8. × 9. × 10. √

三、填空题

1. 醋酸 丙二酸途径 甲戊二羟酸途径 桂皮酸途径 氨基酸途径
2. 单宁 复杂的多元酚类混合物
3. 亲脂性 亲水性 增大
4. 羟基 羟基 二侧的苯环 羟基 一侧的苯环
5. 羰基 浓硫酸
6. 三萜皂苷元 甾体皂苷元 30 27

四、名词解释题

1. 有效成分：是指具有一定的生理活性，能用一定的分子式或结构式表达的具有一定物理常数的单体化合物。
2. 分子中含二个单糖的苷称为二糖苷，分子中含二个糖链的苷称为二糖链苷。
3. 分子结构中具有羧基或酚羟基的生物碱称为两性生物碱。

五、化学鉴别题

1. 采用三氯化铁反应：A 阳性，B 阴性。
2. 采用 Kedde 反应，其中 A 阴性，B 阳性。
3. 采用三氯化铁反应区分，其中 A 阳性，B 阴性。

六、简答题

1. 极性强弱是支持物理吸附过程的主要因素。所谓极性是一种抽象概念，用以表达分子中电荷不对称的程度，化合物的极性由分子中的基团种类、数量及排列方式等综合因素所决定。①分子量相近的情况下，极性基团越多，极性越大。②在极性基团的种类、数量相同的情况下，分子量越大，极性越小。③分子量相近，极性基团的种类、数量相同的情况下，能形成分子内氢键者极性较小。

常见的基团极性由小到大的顺序是：烷烃、烯烃、醚类、硝基化合物、二甲胺、酯类、酮类、醛类、硫醇、胺类、酰胺、醇类、酚类、羧基类。

2. 苷键原子上的电子云密度及它的空间环境，对酸催化水解难易有很大影响。下面从苷键原子、糖、苷元三个方面来讨论苷键水解难易的规律：①按苷键原子不同，N 苷＞O 苷＞S 苷＞C 苷。②呋喃糖苷＞吡喃糖苷。③酮糖苷（多为呋喃糖苷）＞醛糖苷（多为吡喃糖苷）。④吡喃糖苷中吡喃环 C_5 上取代基越大越难水解。⑤2 氨基糖苷＜2 羟基糖苷＜2 去氧糖苷。⑥芳香属苷＞脂肪族苷。⑦苷元为小基团者，苷键是横键的比竖键的易于水解（因横键上原子易于质子化）；苷元为大基团者，苷键是竖键的比横键的易于水解（因苷的不稳定促使水解）。

3. 第一向展开采用醇性溶剂，如正丁醇 醋酸 水（4∶1∶5 上层）；第二向展开采用水或水性溶剂，如 2‰～6‰ 的醋酸水。黄酮、黄酮醇、查耳酮等平面分子，用含水溶剂展开时，几乎留在原点不动，二非平面分子如二氢黄酮、二氢黄酮醇因亲水性较强，故比移值较大。在醇性展开剂中，同一类型苷元，比移值依次为苷元＞单糖苷＞双糖苷；在水性溶剂则上述顺序颠倒。

自测试题三 （附参考答案）

一、选择题

【A 型题】

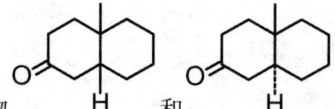

1. 化合物 和 可用下列何种方法解决立体化学问题
   A. 紫外吸收光谱　　B. 质谱　　C. 氢谱　　D. 旋光光谱　　E. 碳谱
2. 下列化合物属于次生代谢产物的是
   A. 多糖　　B. 蛋白质　　C. 叶绿素　　D. 核酸　　E. 生物碱
3. 检查苦杏仁中氰苷的常用试剂是
   A. 三氯化铁试剂　　B. 茚三酮试剂　　C. 吉伯试剂　　D. 苦味酸 碳酸钠试剂
   E. 重氮化试剂
4. 香豆素与稀碱反应的特点是
   A. 加碱内酯水解开环，生成顺式邻羟桂皮酸盐，加酸不环合，长时间加热可生成反式邻羟桂皮酸盐　　B. 加碱内酯水解开环，加酸后又可环合成内酯环，但长时间在碱中加热生成反式邻羟桂皮酸盐，加酸不能环合　　C. 加碱内酯水解开环，难溶于水　　D. 加碱，结构分解　　E. 加碱水解不开环，溶于水
5. Labat 反应的试剂组成是

A. 香草醛 浓硫酸　　B. 茴香醛 浓硫酸　　C. 没食子酸 浓硫酸　　D. 变色酸 浓硫酸　　E. 铬酸 浓硫酸

6. 丹参酮ⅡA结构修饰成何种盐的注射液，用于临床治疗冠心病、心肌梗死等
　　A. 丹参酮ⅡA硫酸钠盐　　B. 丹参酮ⅡA碳酸钠盐　　C. 丹参酮ⅡA磺酸钠盐
　　D. 丹参酮ⅡA磷酸钠盐　　E. 丹参酮ⅡA硝酸钠盐

7. 下列化合物酸性最大的为

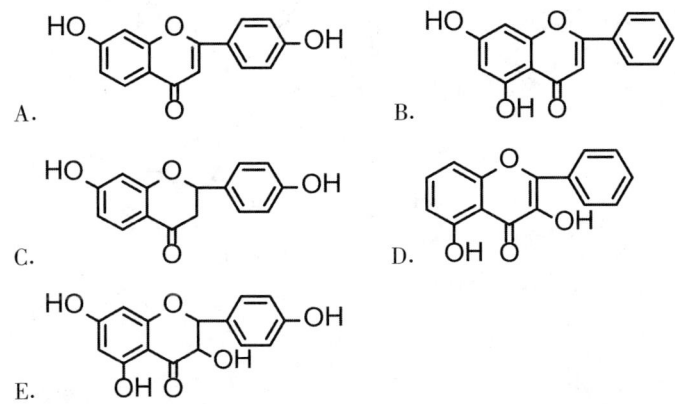

8. 下列挥发油中组成含量最高的是
　　A. 萜类化合物　　B. 脂肪族化合物　　C. 芳香族化合物　　D. 含硫化合物
　　E. 含氮化合物

9. 齐墩果烷型五环三萜的基本碳架是多氢菲的五环母核，环的构型为
　　A. A/B环、B/C环、C/D环、D/E环均为反式　　B. A/B环顺式，B/C环、C/D环、D/E环均为反式　　C. A/B环、B/C环、C/D环、D/E环均为顺式
　　D. A/B环、B/C环、C/D环均为反式，而D/E环为顺式　　E. A/B环、B/C环为顺式，C/D环、D/E环为反式

10. 下列物质不能用生物碱沉淀试剂检出的是
　　A. 汉防己甲素　　B. 防己诺林碱　　C. 苦参碱　　D. 轮环藤酚碱　　E. 麻黄碱

【B 型题】

问题 1～2

　　A. MeOH　　B. CCl₄　　C. EtOAc　　D. Et₂O　　E. H₂O

1. 沸点最高的溶剂是
2. 相对密度最大的溶剂是

问题 3～4

　　A. O苷　　B. N苷　　C. S苷　　D. C苷　　E. 酚苷

3. 黑芥子苷是
4. 巴豆苷是

问题 5~6

A. coumarins   B. lignins   C. lignans   D. esculetin   E. chlorogenic acid

5. 木脂素的专业词汇是
6. 绿原酸的专业词汇是

问题 7~8

A. 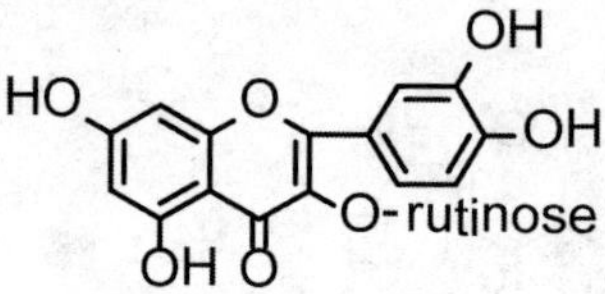 (结构式)   B. 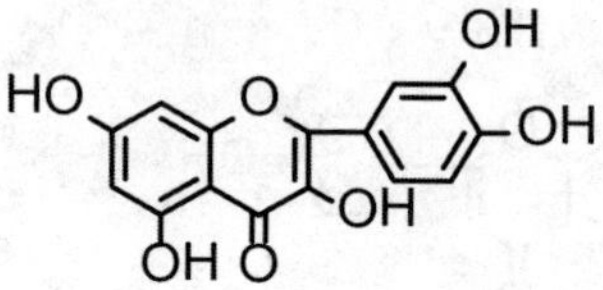 (结构式)   C. 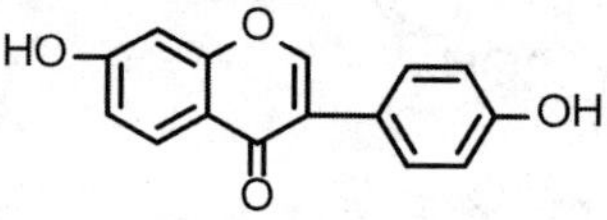 (结构式)   D. 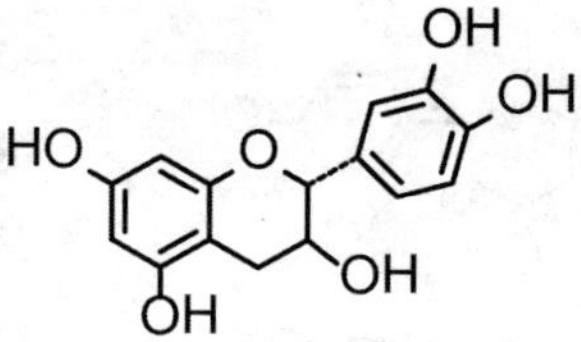 (结构式)   E. 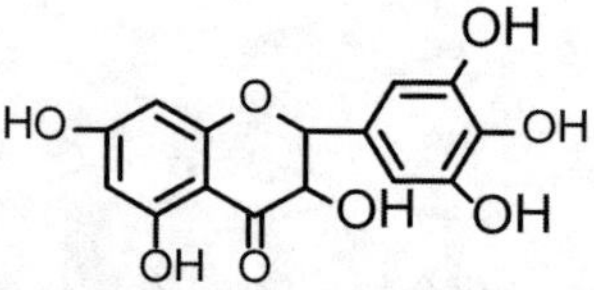 (结构式)

7. 二氢杨梅素的结构是
8. 大豆素的结构是

问题 9~10

A. 穿心莲内酯   B. 银杏内酯   C. 雷公藤内酯   D. 甜菊苷   E. 紫杉醇

9. 具有抗癌作用的二萜生物碱类化合物是
10. 广泛用于食品工业的是

【X 型题】

1. 提取分离中药有效成分不需加热的方法有
   A. 回流法   B. 纸色谱法   C. 升华法   D. 透析法   E. 盐析法
2. 液液萃取法可选用的溶剂系统有
   A. EtOH-CHCl₃   B. H₂O-CHCl₃   C. EtOAc-Me₂CO   D. Me₂CO-H₂O   E. H₂O-n-BuOH
3. 属于苯丙素类化合物的有
   A. 香豆素   B. 苯丙酸   C. 木脂素   D. 木质素   E. 苯丙醇
4. 化合物 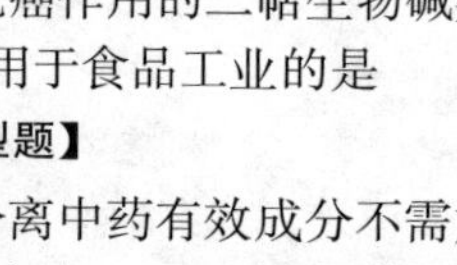　　　　　反应阳性的有

A. 氢氧化钠溶液反应　　B. 乙酸镁反应　　C. 酚醛缩合反应　　D. 对亚硝基二甲苯胺反应　　E. 三氯化铁反应

5. 影响黄酮与聚酰胺吸附力强弱的因素有
   A. 化合物类型　　B. 酚羟基位置　　C. 酚羟基数量　　D. 芳香化程度
   E. 洗脱剂种类

6. 下列化合物有颜色，且遇盐酸 镁粉，产生红色

A. 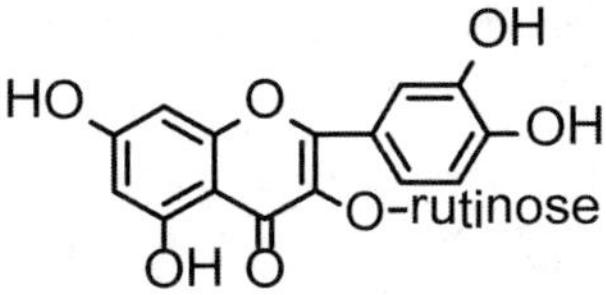 [结构式]　　B. 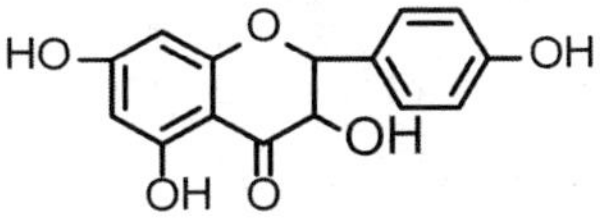 [结构式]

C. 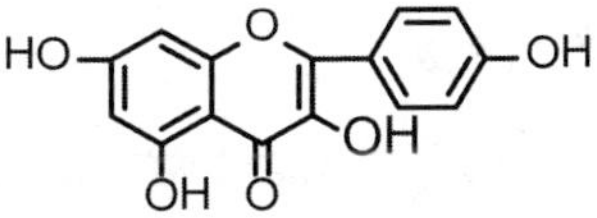 [结构式]　　D. 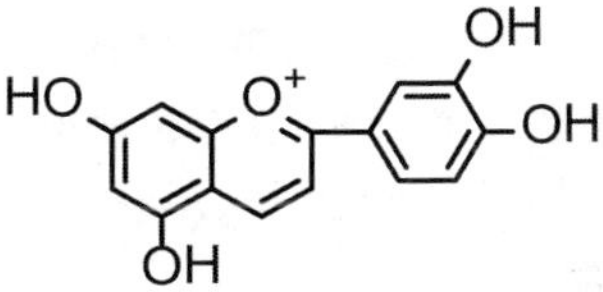 [结构式]

E. 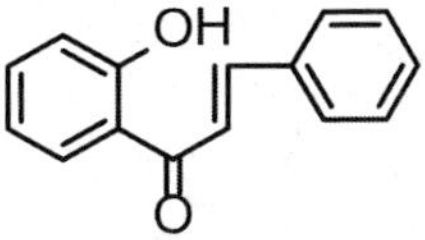 [结构式]

7. 有关环烯醚萜的描述正确的是
   A. 为蚁臭二醛的缩醛衍生物，是一种特殊的倍半萜　　B. 大多为白色结晶体或粉末，多具有旋光性，味苦　　C. 环烯醚萜苷类溶于水、甲醇、乙醇、正丁醇等，难溶于氯仿、乙醚等极性较低的亲脂性有机溶剂　　D. 环烯醚萜苷类易被水解，生成苷元性质活泼，容易进一步聚合　　E. 游离苷元遇氨基酸并加热，产生深红色至蓝色，最后生成蓝色沉淀

8. 五环三萜皂苷元的结构类型有
   A. α 香树脂烷型或乌苏烷型　　B. β 香树脂烷型或齐墩果烷型　　C. 羽扇豆烷型　　D. 达玛烷型　　E. 羊毛脂烷型

9. 氢氧化钡可使强心苷中下列哪些部位的酯键水解脱去酰基
   A. α 去氧糖上的酯键　　B. α 羟基糖上的酯键　　C. 苷元上的酯键　　D. 苷元内酯环开裂　　E. D 葡萄糖上的酯键

10. Vitali 反应呈阳性结果的是
    A. 东莨菪碱　　B. 莨菪碱　　C. 樟柳碱　　D. 山莨菪碱　　E. 麻黄碱

二、是非判断题

1. 硅胶或氧化铝为极性吸附剂，具有以下特点：对极性物质具有较强的吸附能力；溶剂极性越弱，则吸附剂对溶质将表现出越强的吸附能力；溶质即使被硅胶、氧化铝吸附，但一旦加入极性较强的溶剂时，又可被后者置换洗脱下来。　　（　　）

2. 凝胶过滤色谱原理主要是分子筛作用，根据凝胶的孔径和被分离化合物分子的大小而达到分离的目的，其中分子大，被迟滞，保留时间延长，后被洗脱。（　　）
3. 香豆素具有苯骈γ-吡喃酮的基本母核，而黄酮母体结构中含有苯骈α-吡喃酮的结构部分。（　　）
4. 木脂素大多具有光学活性，这是由于分子中具有手性碳原子的缘故，无手性碳则无旋光性。（　　）
5. 蒽酚、蒽酮、二蒽酮类化合物也能发生 Borntrager's 反应，直接加碱液显红色。（　　）
6. 龙脑俗称冰片，又称樟醇，是樟脑的氧化产物。（　　）
7. 某植物的水提取液经振摇，产生泡沫，即说明该植物中含有皂苷类化合物。（　　）
8. 一般而言，强心苷的亲水性弱于皂苷。（　　）
9. 生物碱分子的碱性随 s 轨道在杂化轨道中的比例升高而升高。（　　）
10. 阿托品为莨菪碱的内消旋体。（　　）

三、填空题

1. 中草药有效成分的提取方法有溶剂提取法、_____和_____，其中常用的是_____。
2. 溶剂提取法选择溶剂的原则是_____。常用的提取溶剂可分为水、_____和_____。
3. 苷具有旋光性，多数呈_____。苷水解，由于生成糖，因而使混合物呈_____。
4. 中药厚朴中具有防龋齿的有效成分厚朴酚属于_____类化合物；华中五味子中具有保肝作用的主要有效成分五味子酯甲属于_____类化合物。
5. 蒽醌在_____溶液中，可被锌粉还原，生成_____及其互变异构体_____；在酸性条件下被还原生成_____及其互变异构体_____；_____衍生物一般存在于新鲜植物中。
6. 黄酮类化合物的颜色与分子中是否存在_____体系及_____的数目和位置有关。
7. 裂环环烯醚萜苷主要存在于_____属和_____属植物中。

四、名词解释题

1. Like dissolves Like（相似相溶）　2. 皂化值　3. 生物碱沉淀反应

五、化学鉴别题

1. A.　B.

2. A.   B.

3. A. 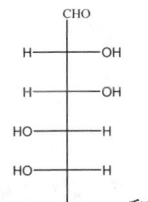   B.

六、问答题

1. 已知 L-rhamnose 和 D-glucose，请写出 L-rha（P）-1α→6-D-glc（P）的 Haworth 结构式？

2. 黄芩为什么不能用冷水炮制？

3. 某植物中含 A、B、C、D、E 5 种化合物，设计一流程将它们提取并分离出来。

A.   B.   C.

D.   E.

参考答案

一、选择题

【A 型题】

1. D   2. E   3. D   4. B   5. C   6. C   7. A   8. A   9. D   10. E

【B型题】
1. E   2. B   3. C   4. B   5. C   6. E   7. E   8. C   9. E   10. D

【X型题】
1. BDE   2. BE   3. ABCDE   4. ABE   5. ABCDE
6. ACD   7. BCDE   8. ABC   9. ABCE   10. CDE

二、是非判断题
1. √   2. ×   3. ×   4. ×   5. ×   6. ×   7. ×   8. √   9. ×   10. ×

三、填空题
1. 升华法　水蒸气蒸馏法　溶剂提取法
2. 相似相溶　亲水性有机溶剂　亲脂性有机溶剂
3. 左旋　右旋
4. 新木脂素　联苯环辛烯型木脂素
5. 碱性　氧化蒽酚　蒽二酚　蒽酚　蒽酮　蒽酮
6. 交叉共轭体系　助色团
7. 龙胆　獐芽菜

四、名词解释题
1. Like dissolves Like（相似相溶）是指当化学成分与溶剂的亲水或亲脂性程度相当时，它们之间有较大的溶解度。
2. 皂化值代表挥发油中游离羧基、酚类成分和结合态酯总量的指标。皂化值等于酸值加酯值。
3. 生物碱在酸性水或稀醇中与某些试剂生成难溶于水的复盐或络合物的反应称为生物碱沉淀反应。

五、化学鉴别题
1. 采用 Molish 反应鉴别：其中 A 阴性，B 阳性。
2. 采用异羟肟酸铁反应：A 阳性，B 阴性。
3. 采用溴水反应，其中 A 阳性溴水褪色，B 阴性。

六、问答题
1.

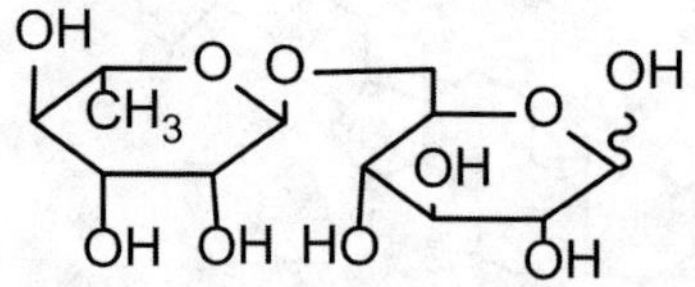

2. 黄芩中主要有效成分是黄芩苷，冷水炮制会发生酶解反应，使黄芩苷成为含有邻三酚羟基的黄芩素，黄芩素不稳定而易被氧化转为醌类衍生物而显绿色，因而使得有效成分受到破坏，质量随之降低。
3. 提取分离流程图：

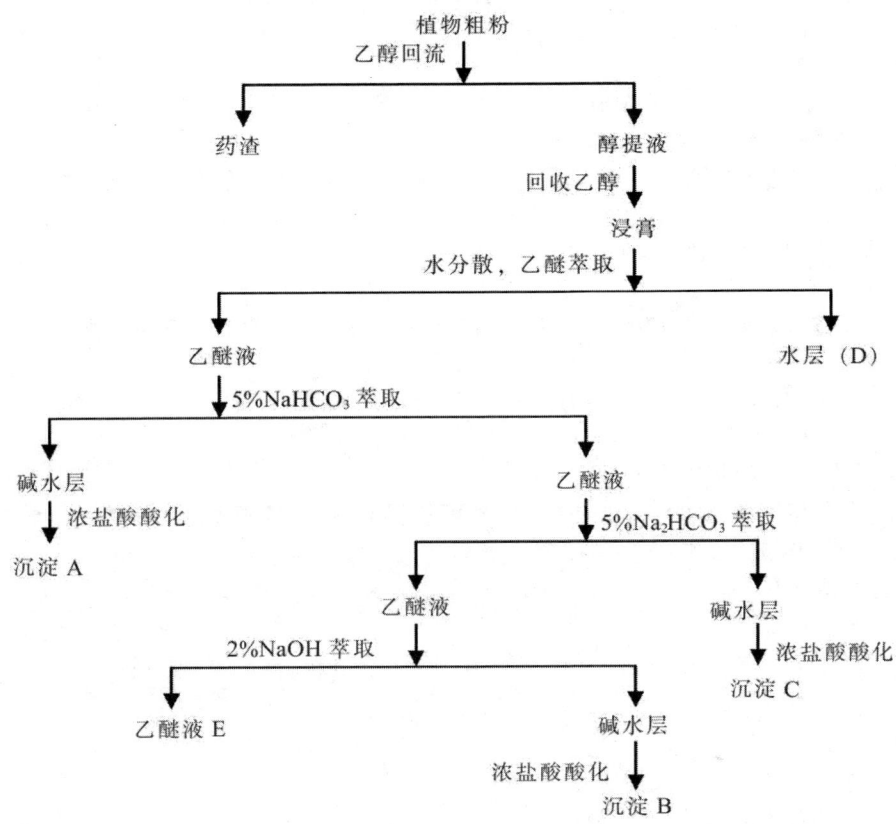

自测试题四 （附参考答案）

一、选择题

【A 型题】

1. SephadexLH－20 适合在什么溶剂中应用
   A. 甲醇　B. 环己烷　C. 正己烷　D. 石油醚　E. 氯仿
2. "相似相溶"中，相似指的是什么相似
   A. 极性　B. 酸性　C. 碱性　D. 亲水性　E. 亲脂性
3. 自然界中，何种类型的苷数量最多
   A. O 苷　B. N 苷　C. S 苷　D. C 苷　E. 酚苷
4. 下列属于酮糖的是
   A. D－葡萄糖　B. L－鼠李糖　C. D－果糖　D. D－葡萄糖醛酸　E. D－山梨醇
5. 苯丙素类化合物的生物合成途径是

A. 醋酸 丙二酸途径   B. 丙二酸途径   C. 莽草酸途径   D. 氨基酸途径
E. 甲戊二羟酸途径

6. 芦荟苷属于
    A. 菲醌苷   B. 蒽醌氧苷   C. 蒽醌碳苷   D. 萘醌苷   E. 二蒽酮苷

7. 黄酮类化合物结构现在通常是指
    A. 2-苯基色原酮   B. 3-苯基色原酮   C. 具有黄色的酮类化合物
    D. C_6—C_3—C_6 E. C_6—C_3

8. 青蒿素构效关系研究表明，抗疟有效基团是
    A. 过氧基   B. 羰基   C. 内酯环   D. 醚基   E. 酯基

9. 已知齐墩果酸为齐墩果烯型五环三萜苷元，其母核上有一个羟基和一个羧基取代，则其分子式为
    A. $C_{30}H_{46}O_2$ B. $C_{30}H_{46}O_3$ C. $C_{30}H_{48}O_2$ D. $C_{30}H_{48}O_3$
    E. $C_{30}H_{50}O_3$

10. 中药蟾蜍强心作用的有效成分是
    A. 吲哚碱类   B. 有机酸类   C. 甾醇类   D. 肾上腺素   E. 强心甾烯蟾毒类和蟾蜍甾二烯类

【B 型题】

问题 1～2
    A. 硅胶   B. 氧化铝   C. 活性炭   D. 大孔树脂   E. 聚酰胺

1. 非极性吸附剂是
2. 利用氢键吸附差异分离混合物的是

问题 3～4

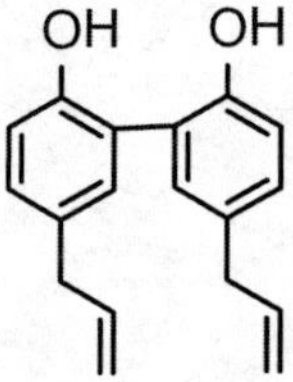

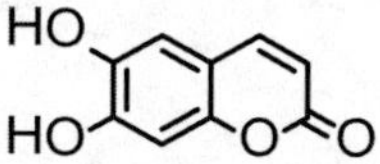

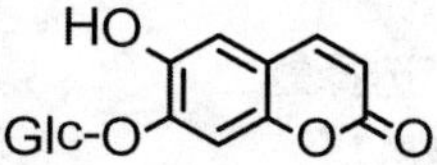

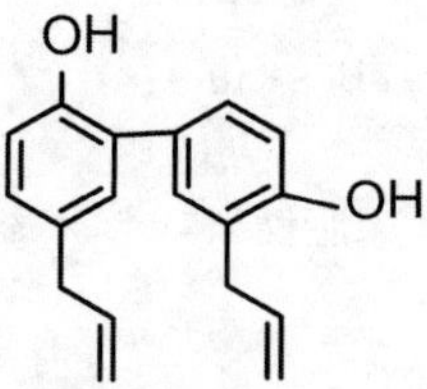

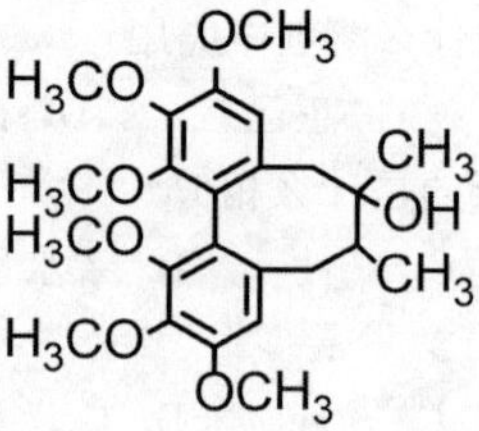

3. 五味子素的结构是
4. 七叶苷的结构是

问题 5～6
    A. quinonoids   B. benzoquinones   C. naphthoquinones   D. phenanthra-

quinones　　E. anthraquinones
5. 蒽醌的专业英语词汇是
6. 菲醌的专业英语词汇是

问题 7～8
　　A. 香豆素类成分　　B. 木脂素类成分　　C. 三萜皂苷类成分　　D. 挥发油
　　E. 生物碱类成分
7. 人参主要含的是
8. 薄荷主要含的是

问题 9～10
　　A. 氯仿中加 10 倍量乙醚　　B. 冷苯处理　　C. 氢氧化钠溶解　　D. 氯化钠盐析　　E. 草酸处理
9. 分离汉防己甲素和汉防己乙素的简单方法是
10. 分离麻黄碱和伪麻黄碱的简单方法是

【X 型题】
1. 下列溶剂与水不能混溶的是
　　A. n-BuOH　　B. EtOH　　C. EtOAc　　D. $CHCl_3$　　E. Me_2CO
2. 具有致泻作用的成分是
　　A. 紫草素　　B. 茜草素　　C. 番泻苷 A　　D. 异紫草素　　E. 番泻苷 B
3. 能将芦丁和槲皮素混合物分离开来的方法是
　　A. 加碱水溶解处理，芦丁溶于碱水，而槲皮素不溶　　B. 加热水溶解处理，芦丁溶于热水，而槲皮素不溶　　C. 混合物经 Sephadex LH 20 柱色谱用甲醇洗脱分离，先被洗脱的是芦丁，后被洗脱的是槲皮素　　D. 混合物经聚酰胺柱色谱用甲醇 水洗脱分离，先被洗脱的是芦丁，后被洗脱的是槲皮素　　E. 硅胶柱层析，氯仿 甲醇梯度洗脱，先被洗脱的是芦丁，后被洗脱的是槲皮素
4. 属于游离萜类性质的是
　　A. 多具有手性碳　　B. 易溶于水，可溶于醇　　C. 对光、热、酸、碱较敏感　　D. 易溶于亲脂性有机溶剂　　E. 均具挥发性，可随水蒸气蒸馏
5. 作用于三萜类化合物的颜色反应有
　　A. 醋酐 浓硫酸反应　　B. 三氯乙酸反应　　C. 五氯化锑反应　　D. 氯仿 浓硫酸反应　　E. 冰乙酸 乙酰氯反应
6. 强心苷温和水解时，哪部分苷键断裂
　　A. D 葡萄糖部分苷键断裂　　B. 苷元与去氧糖之间的苷键断裂　　C. 去氧糖与去氧糖之间的苷键断裂　　D. 羟基糖与羟基糖之间的苷键断裂　　E. 所有苷键断裂
7. 强心苷分离困难的原因是
　　A. 在植物中的含量较低，一般 1% 以下　　B. 同一植物中常含几个甚至几十个结构相似、性质相近的强心苷　　C. 常与糖类、皂苷、色素、鞣质等成分共存

D. 多数强心苷是多糖苷,受植物中酶的影响可生成次生苷,与原生苷共存
　　E. 强心苷含有去氧糖,亲水性低于一般苷类化合物
8. 游离生物碱可溶于
　　A. 水　　B. 乙醇　　C. 酸水　　D. 氯仿　　E. 碱水

9. 化合物 具有的性质是
　　A. 黄色,有旋光,为左旋　　B. 与没食子酸 浓硫酸产生绿色　　C. 与三氯化铁产生红色　　D. 加入盐酸调 pH 值至 2 产生沉淀　　E. 不能和一般沉淀试剂产生沉淀,但其酸性水溶液遇漂白粉,可由黄色变成樱红色
10. 如何将交换到阳离子交换树脂上的生物碱洗脱下来
　　A. 乙醚回流提取　　B. 酸化后,乙醚回流提取　　C. 碱化后,乙醚回流提取
　　D. 含氨水的乙醇洗脱　　E. 酸水洗脱

二、是非判断题

1. 在用色谱法进行化合物纯度鉴定时,一般样品用一种溶剂系统或色谱条件进行检测,均显示单一斑点或谱峰,即认为是较纯的单体化合物。　　　　　　　　（　　）
2. 天然产物中含有苷类化合物,主要是氧苷,碳苷也比较多见。　　　　　　（　　）
3. N 苷的酸水解速度总是快于氧苷。　　　　　　　　　　　　　　　　　　（　　）
4. 中药茵陈、前胡、秦皮中主要的有效成分为香豆素类。　　　　　　　　　（　　）
5. 大黄经储存一段时间后,其中的蒽醌类成分含量增高,蒽酮类成分含量降低。
　　　　　　　　　　　　　　　　　　　　　　　　　　　　　　　　　　（　　）
6. 草酚酮类分子中的酚羟基,其酸性比一般酚羟基弱,它是挥发油中的酸性部分。
　　　　　　　　　　　　　　　　　　　　　　　　　　　　　　　　　　（　　）
7. 预示挥发油中是否有薁类成分,多用 Sabaty 反应。　　　　　　　　　　　（　　）
8. 皂苷类化合物均具有良好晶型,且多为针状结晶。　　　　　　　　　　　（　　）
9. 甾类成分和三萜类成分在无水条件下均和强酸发生各种颜色反应,且反应的难易程度是甾类成分难于三萜类成分。　　　　　　　　　　　　　　　　　（　　）
10. 生物碱因分子中的氮原子显碱性,故质子化时,质子均是加到氮原子上。（　　）

三、填空题

1. 结晶法对溶剂的要求是热时对有效成分溶解度＿＿＿＿,冷时溶解度要＿＿＿＿,而对杂质冷热＿＿＿＿或冷热＿＿＿＿。
2. 常见基团极性大小次序中,极性最小的基团是＿＿＿＿,而最大的是＿＿＿＿。
3. 多糖是一类由＿＿＿＿个以上的单糖通过＿＿＿＿聚合而成的化合物。
4. 联苯环辛烯型木脂素的主要来源是＿＿＿＿属植物。
5. 蒽醌及其苷类多为＿＿＿＿或＿＿＿＿色的结晶,有一定的熔点,游离蒽醌类具

有_____性。

6. 葡聚糖凝胶 Sephadex LH－20 用于分离黄酮苷类主要起到_____作用，分离游离黄酮起到_____作用。

7. 花色素及其苷元的颜色随 pH 值不同而改变，一般 pH 值＜7 显_____、pH 值＝8.5 显紫色、pH 值＞8.5 显_____。

8. 分离混合强心苷的方法可归纳为：①溶剂萃取法。②逆流分配法。③色谱法。方法①、②的原理是_____，吸附色谱法多用于_____强心苷的分离，逆流色谱和分配色谱法常用于_____强心苷的分离，方法②常用的溶剂系统有_____等。

四、名词解释题

1. 苷、苷元　2. Borntrager's 反应　3. 溶血指数

五、化学鉴别题

1. A. （结构式）　B. （结构式）　C. （结构式）

2. A. （结构式）　B. （结构式）

3. A. （结构式）　B. （结构式）

六、问答题

1. 将 CCD，DCCC，HSCCC，GC，GLC，LC，PC，HPTLC，RP-HPLC，Sephadex LH－20 翻译为中文。

2. 某药材粉末 0.5g 置试管中，加入稀硫酸 10mL，置水浴中加热煮沸 10 分钟，放冷后，加乙醚 2mL 振摇，则醚层显黄色。取醚层加 0.5％氢氧化钠溶液振摇，此时水层呈红色，而醚层褪至无色。

(1) 该药材可能含有哪类成分？

(2) 为何加酸煮沸？

(3) 碱水层为何呈红色？

3. 将下面五个化合物填入分离流程图中的相应位置。

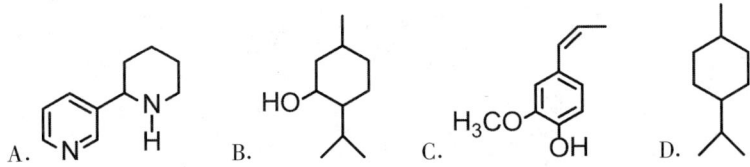

E.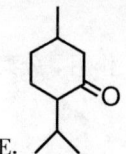

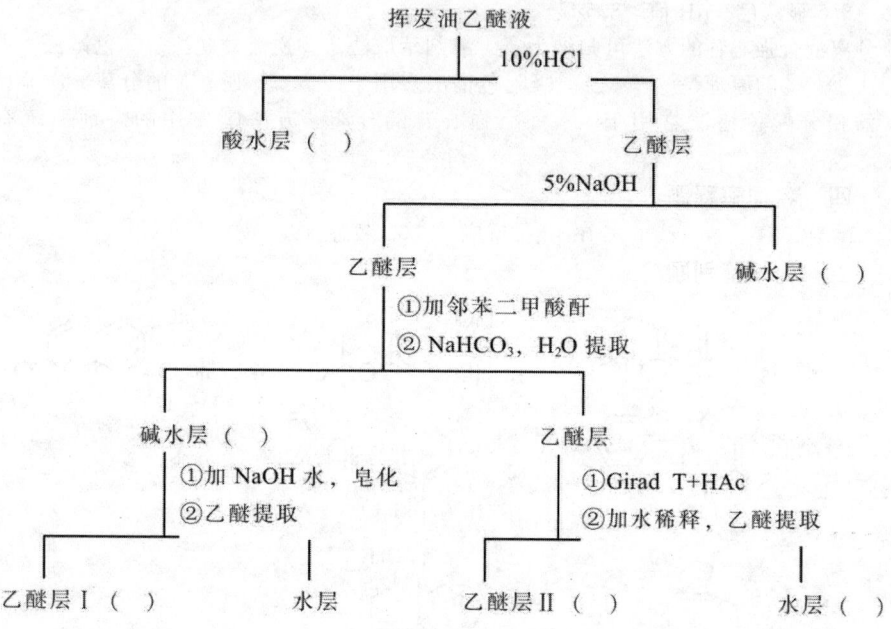

参考答案

一、选择题

【A 型题】
1. A 2. A 3. A 4. C 5. C 6. C 7. D 8. A 9. D 10. E

【B 型题】
1. C 2. E 3. E 4. C 5. E 6. D 7. C 8. D 9. B 10. E

【X 型题】
1. ACD 2. CE 3. BCD 4. ACD 5. ABCDE
6. BC 7. ABCD 8. BCD 9. BD 10. CDE

二、是非判断题
1. × 2. × 3. × 4. √ 5. √ 6. × 7. √ 8. × 9. × 10. ×

三、填空题
1. 大 小 均易溶 均难溶
2. 烷基 羧基

3. 10　糖苷键

4. 五味子

5. 黄色　橙黄色　升华性

6. 分子筛　吸附

7. 红色　蓝色

8. 利用化合物在两相的分配系数差异不同进行分离　亲脂性　弱亲脂性　氯仿　甲醇　水

四、名词解释题

1. 苷又称配糖体，是由糖或糖的衍生物通过糖的端基碳连接而成的一类化合物，其中非糖部分又称苷元。

2. Borntrager's 反应又称碱液显色反应，是指羟基蒽醌及其苷遇碱液显红或紫红色。

3. 溶血指数：是指在一定的条件下能使同一动物来源的血液中红细胞完全溶血的最低浓度。

五、化学鉴别题

1. 先采用 Molish 反应，其中 A、B 阴性，只有 C 阳性；再采用 Gibbs 反应鉴别 A 和 B：A 阳性，B 阴性。

2. 采用四氢硼钠反应，其中 A 阳性，B 阴性。

3. 采用 Sabaty 反应，其中 A 阳性，B 阴性。

六、问答题

1. CCD 逆流分溶法；DCCC 液滴逆流色谱法；HSCCC 高速逆流色谱法；GC 气相色谱法；GLC 气液色谱法；LC 液相色谱法；PC 纸色谱法；HPTLC 高效薄层色谱法；RP-HPLC 反相高效液相色谱法；SephadexLH—20 羟丙基葡聚糖凝胶。

2. （1）该药材可能含有蒽醌类成分。

(2) 加酸煮沸的目的是使蒽醌苷类化合物水解。

(3) 羟基蒽醌类化合物遇碱显红色。

3. 酸水层含 A；碱水层含 C；乙醚层Ⅰ含 B；乙醚层Ⅱ含 D；水层 E。

§2 药理学基本知识问答及自测试题

药理学是研究药物与生物体之间相互作用的规律及其原理的一门科学。其理论来源于基础研究和临床试验，其内容有深度、有广度，具有丰富的内涵，对指导临床实践有很高的实用性。该学科广泛运用生物学和基础医学学科，如生理学、生物化学、病理学、病理生理学、微生物学和免疫学等的理论知识，阐明药物作用的原理，为临床合理用药奠定理论基础。作为一门桥梁学科，药理学既联系各基础医学和生物学科又服务于临床学科。总之，药理学与人民的生命健康息息相关，与经济建设和社会进步紧密相连。

由于药理学涉及的药物纷繁复杂，故本书以点代面，向临床工作者重点介绍各章节的代表药。考查知识点掌握情况时注重生理、生化等前继课程的复习和临床疾病的联系，提高学习者接受药理知识的兴趣和知识的连续性。期望读者通过学习不断提高辩证思维能力和医学科学思维能力。

基本知识问答

1. 药物、食物和毒物三者之间的关系是什么？

药物、食物、毒物三者互相联系、相互转化。药物可食用，如钙、维生素 D 可加入奶制品中；食物可药用，如盐制成生理盐水；毒物也能药用，如砷制剂治疗白血病；食物中允许含限量铅、砷；食物和药物用量过多都会引起毒性反应；药物与毒物之间仅存在用量差异。

2. 如何理解治疗指数的意义？

治疗指数（TI）为药物安全性的指标，$TI = LD_{50}/ED_{50}$ 或 TD_{50}/ED_{50}，该数值越大，表明有效剂量与中毒剂量（或致死剂量）间距离愈大，愈安全。TI 只适用于治疗效应和致死效应的量效曲线相互平行的药物，对于两种量效曲线不平行（斜率不同）的药物，还应参考安全指数 SI（$SI = LD_1/ED_{99}$）和安全范围（即 ED_{50} 与 LD_{50} 之间的距离）来评价药物的安全性。

3. 为什么化学结构类似的药物作用于同一受体，呈现出激动药、拮抗药或部分激动药等不同性质的表现？

可采用二态学说解释。受体蛋白有两种可以互变的并保持动态平衡的构象状态：静息状态（R）与活化状态（R^*）。静息时平衡趋向R，激动药只与R^*有较大亲和力，结合后产生效应。拮抗药对R和R^*亲和力相等。且结合牢固，保持静息时的两种受体平衡状态，不能激活受体，但能减弱或阻滞激动药的作用；部分激动药对两者都有不同程度的亲和力，但对R^*的亲和力大于R，故可引起弱的作用，也可阻滞激动药的部分作用。

4. 试论述药效学的个体差异及其原因。

个体差异是指基本情况相同时，大多数患者对同一药物的反应是相近的，但也有少数人会出现与多数人在性质和数量上有显著差异的反应，如高敏性反应、低敏性反应、特异质反应。个体差异可因个体的先天（遗传）或后天（获得性）性因素对药物的药效发生质或量的改变。产生个体差异的原因是广泛而复杂的，主要是药物在体内的过程存在差异，相同剂量的药物在不同个体内的血药浓度不同，以致作用强度和持续时间有很大差异。故临床上对作用强、安全范围小的药物，根据患者情况及时调整剂量，实施给药方案个体化。

5. 药物在体内的相互作用体现在药动学方面的有哪些？

①影响胃肠道吸收：溶解度、解离度、胃肠蠕动、肠壁功能。②竞争血浆蛋白结合：药物作用增强或减弱。③影响生物转化：影响肝药酶或非微粒体酶。④影响药物排泄：改变尿液 pH 值或竞争转运载体。

6. 药酶诱导剂有何临床意义？

①药酶诱导剂可使与其同用的药物代谢加速，药效降低，常需增加剂量才能维持疗效。一旦停用药酶诱导剂，又可使同服的药物浓度过高，药效增强，甚至中毒。这也是停药敏化现象的原因之一。②药酶诱导剂还可加速自身代谢，是药物产生耐受性的原因之一。③利用药酶诱导剂（如苯巴比妥）的酶促作用，可诱导新生儿肝药酶的活性，促进血中游离胆红素与葡萄糖醛酸结合，经胆汁排出，用于预防新生儿"脑核性黄疸"。

7. 药物所在体液环境的 pH 值对药物解离度、脂溶度和扩散力有何影响？

环境 pH 值	性 质	酸性药物	碱性药物
酸性	解离度	↓	↑
	脂溶度	↑	↓
	扩散力	↑	↓

续表

环境 pH 值	性 质	酸性药物	碱性药物
碱性	解离度	↑	↓
	脂溶度	↓	↑
	扩散力	↓	↑

8. 试述药物半衰期的定义及意义。

药物半衰期（$t_{1/2}$）分为生物半衰期和血浆半衰期，前者指生物效应下降一半所需的时间，后者指血浆药物浓度下降一半所需的时间。一般所说半衰期是指血浆半衰期。血浆半衰期是药物在体内消除速度快慢的指标。绝大多数药物的消除是一级消除动力学，所以药物的半衰期是固定不变的。

半衰期的意义：①确定给药间隔时间。②估计停药后药物在体内基本消除所需要的时间，一般需要 5 个半衰期。③估计达到稳态血药浓度（C_{ss}）所需时间，一般需要 5 个半衰期。④反映患者机体消除药物能力，如半衰期延长改变说明患者可能存在肝肾损害。⑤药物分类，超短效 $t_{1/2} \leq 1$ 小时、短效为 1～4 小时、中效为 4～8 小时、长效为 8～24 小时、超长效 ≥24 小时。

9. 比较药物一级和零级动力学消除的特点。

一级动力学消除：药物的消除按恒比方式进行，即单位时间内药物消除的比例相等（等比消除）；$t_{1/2}$ 固定不变，与给药的途径，剂量等因素无关；单位时间内药物消除量与血药浓度有关，血药浓度越高药物消除量越大；药物剂量小于机体最大消除能力情况下发生。

零级动力学消除：药物的消除按恒量方式进行，即单位时间内消除的药量相等（等差或等量消除）；$t_{1/2}$ 不恒定，与给药剂量有关，剂量越大半衰期越长；单位时间内药物消除量与血药浓度无关；一般是给药剂量超过机体最大消除能力时发生；当体内药量下降到机体最大消除能力以下时，可转为一级动力学消除。

10. 举例说明给药时间及其周期性变化对药物作用的影响。

给药时间不同，也可使药物的作用和不良反应发生变化。如饭前空腹给药，因吸收快且充分，药效发生既快又好；而解热镇痛抗炎药阿司匹林等刺激性较强的药物，为了避免对胃肠黏膜的直接损害，则需采用饭后服药。给药时间的周期变化，也会影响药物的作用。例如：①氨茶碱早上给药，其血药浓度可高于其他给药时段。②地高辛上午 10 时给药，其血药浓度上升速度较慢，但时量曲线下面积（AUC）最大；而下午 3 时给药，其吸收速度加快，且峰浓度也高，提示地高辛宜上午给药，这样既可减少因峰浓度过高引起的毒性反应，也可保证其药效的持久性。③若下午给大鼠腹腔注射190mg/kg镇静催眠药苯巴比妥，动物全部死亡；而午夜11时至凌晨1时给药，则动物全部存活，提示苯巴比妥对大鼠的毒性作用，会因给药时间不同而产生很大的差异。

11. 肾上腺素、去甲肾上腺素和异丙肾上腺素对心血管系统的作用有何异同？

肾上腺素兴奋心脏，心排血量增加，收缩血管，以升高血压为主。异丙肾上腺素兴奋心脏，心排血量增加，扩张血管脉压差增大，血压下降。去甲肾上腺素兴奋心脏，心排血量不变或减少，强烈收缩血管，升高血压。

12. 根据作用性质的不同及对不同受体的选择性，试述传出神经系统药物的分类，并举例说明。

拟似药：①胆碱受体激动药，如 M、N 受体激动药（卡巴胆碱），M 受体激动药（毛果芸香碱），N 受体激动药（烟碱）。②抗胆碱酯酶药（新斯的明）。③肾上腺素受体激动药，如 α_1、α_2 受体激动药（去甲肾上腺素），α_1 受体激动药（去氧肾上腺素），α_2 受体激动药（可乐定），α、β 受体激动药（肾上腺素），β_1、β_2 受体激动药（异丙肾上腺素），β_1 受体激动药（多巴酚丁胺），β_2 受体激动药（沙丁胺醇）。

拮抗药：①胆碱受体阻断药，如非选择性 M 受体阻断药（阿托品），M_1 受体阻断药（哌仑西平），N_1 受体阻断药（美卡拉明），N_2 受体阻断药（琥珀胆碱）。②胆碱酯酶复活药（碘解磷定）。③肾上腺素受体阻断药，如 α_1、α_2 受体阻断药（酚妥拉明），α_1 受体阻断药（哌唑嗪），α_2 受体阻断药（育亨宾），β_1、β_2 受体阻断药（普萘洛尔），β_1 受体阻断药（阿替洛尔），α、β 受体阻断药（拉贝洛尔）。

13. 简述有机磷农药中毒的机制、中毒表现和主要抢救药物。

中毒机制：有机磷酸酯类与 AChE 牢固结合，形成难以水解的磷酰化 AChE，使 AChE 失去水解 ACh 的能力，造成体内 ACh 大量积聚而引起一系列中毒症状。

中毒症状表现多样化，主要为：①毒蕈碱样症状，表现为瞳孔缩小，视力模糊，泪腺、汗腺等腺体分泌增加，恶心，呕吐，腹痛，腹泻，严重者出现呼吸困难、大、小便失禁，心率减慢，血压下降等综合效应，症状出现的先后与组织接触有机磷酸酯类的先后有关。②烟碱样症状，表现为肌无力，不自主肌束抽搐、震颤，严重者引起呼吸肌麻痹。③中枢神经系统症状，表现为先兴奋、不安，继而出现惊厥，后转为抑制，出现反射消失、昏迷、血压下降、中枢性呼吸麻痹等。

中毒的解救药物有阿托品和 AChE 复活药，一般须两药合用。①阿托品：能阻断 M 胆碱受体，迅速对抗体内 ACh 的毒蕈碱样作用和部分中枢神经系统症状，用药应早期、足量、反复。②AChE 复活药：能使被有机磷酸酯类抑制的 AChE 恢复活性，常用药物有碘解磷定、氯解磷定，可迅速控制肌束颤动，对中枢神经系统的中毒症状也有一定改善作用。

14. 去除神经支配的眼滴入毛果芸香碱和毒扁豆碱分别会出现什么结果？为什么？

毛果芸香碱能直接作用于副交感神经节后纤维支配的效应器官的 M 胆碱受体，因此在去除神经支配的眼中滴入毛果芸香碱时，毛果芸香碱依然能引起缩瞳、降低眼内压和调节痉挛等作用。而毒扁豆碱不能直接作用于 M 胆碱受体，它是通过抑制 ACh 活性而起作用，因此在去除神经支配的眼中滴入毒扁豆碱，毒扁豆碱对眼睛不能产生与毛果芸香碱一样的作用。

15. 阿托品中毒有哪些临床表现？如何救治？

阿托品的中毒表现：口干、视物不清、心悸、皮肤潮红、体温升高、排尿困难等，并出现语言不清、烦躁不安、呼吸加快、谵妄、幻觉、惊厥等，最终由兴奋转入抑制，出现昏迷、呼吸麻痹而死亡。

解救措施：如口服中毒，首先要洗胃，排出未吸收的药物；外周的症状可迅速给予拟胆碱药，如毛果芸香碱；中枢兴奋者可适量给予地西泮等镇静催眠药，呼吸抑制者可给予人工呼吸及吸氧等。

16. 简述肾上腺素治疗过敏性休克的机制。

过敏性休克主要表现为小血管扩张和毛细血管通透性增强，引起循环血量降低、血压下降，同时伴有支气管痉挛，出现呼吸困难等症状。肾上腺素可迅速有效地缓解过敏性休克的临床症状，为治疗过敏性休克的首选药。其抗休克的机制是：①肾上腺素能激动 α 受体，收缩小动脉和毛细血管前括约肌，降低毛细血管的通透性，从而升高血压，维持有效循环血量。②激动 β 受体，改善心功能。③缓解支气管痉挛及减少过敏介质的释放。

17. 麻黄碱与肾上腺素比较有哪些特点？有何临床用途及不良反应？

与肾上腺素比较，麻黄碱具有以下特点：①性质稳定，口服有效。②拟肾上腺素作用弱而有效。③中枢兴奋作用较显著。④易产生快速耐受性。

临床应用：①支气管哮喘，用于预防发作和轻症的治疗。②鼻黏膜充血引起的鼻塞；防治某些低血压状态，如硬膜外和蛛网膜下腔麻醉所引起的低血压。③缓解荨麻疹和血管神经性水肿所致的皮肤黏膜症状。

不良反应：中枢兴奋所致的不安、失眠等。

18. 可用于治疗支气管哮喘的肾上腺素受体激动药有哪些？试述其作用机制，并评价其优缺点。

用于平喘的肾上腺素受体激动药主要有 3 个：肾上腺素、麻黄碱、异丙肾上腺素。作用机制：激动支气管平滑肌上 β₂ 受体，使支气管舒张；激动肥大细胞膜上的β受体，抑制过敏介质的释放；肾上腺素，麻黄碱尚可激动α受体，使支气管黏膜血管收缩，减少渗出，减轻黏膜水肿。优缺点评价：①肾上腺素、异丙肾上腺素起效快，可用于控制哮喘的急性发作，但口服无效，选择性低，易引起心悸、心律失常等不良反应。②麻黄碱的优点是口服有效，作用维持时间较长；缺点是起效缓慢和易引起中枢兴奋的不良反应，所以多用于预防哮喘发作及与其他平喘药配伍用。

19. 用普萘洛尔后突然停药，可产生何种后果？为什么？

长期使用普萘洛尔后突然停药，可出现心率加快、血压升高、心绞痛症状加重（反跳）现象，因长期使用此药，由于受体的向上调节机制，使受体数量增加，当突然停药，可增加机体对肾上腺素、去甲肾上腺素和多巴胺等内源性β受体激动剂的敏感性，故可出现上述反跳现象。

20. 普萘洛尔与硝酸酯类联合用药的意义与原理是什么？

硝酸甘油可扩张静脉和动脉而降低心脏的前后负荷，降低心肌耗氧量及增加心肌氧的供应，但反射性使心率加快和心肌收缩力加强从而增加心肌耗氧量；普萘洛尔阻滞β受体，可抑制心肌收缩力，减慢心率而降低心肌耗氧量，但可扩大心室容积，延长射血时间。两药合用可协同降低心肌耗氧量的作用，又可相互抵消不利作用，从而增强抗心绞痛的疗效。但两药均可使血压降低，合用时应注意剂量不宜过大。

21. 作用于传出神经系统的哪些药物可治疗青光眼？其机制是什么？

①毛果芸香碱：激动瞳孔括约肌M受体，使括约肌收缩，前房角扩大，房水回流通畅而降眼压。②毒扁豆碱：抑制AChE，使ACh不能水解，而激动瞳孔括约肌M受体。③噻吗洛尔：减少房水生成而降眼压。

22. 试述局部麻醉药的药理作用及不良反应。

药理作用：局部麻醉药在低浓度时能阻滞感觉神经冲动的产生和传导，较高浓度时，对任何神经都有阻滞作用。其施用于局部，首先阻止感觉神经冲动的发生和传导，痛觉、温觉、触觉和压觉等逐渐消失。其局部麻醉顺序主要与神经纤维的种类、粗细有关，即药物容易透入无髓鞘的和细的神经纤维。局部麻醉药对神经组织无损伤，故局部麻醉作用可以完全恢复。

不良反应：局部麻醉药吸收入血能选择性阻滞中枢抑制性神经元而使中枢兴奋，药量更大则造成中枢神经系统普遍抑制而昏迷。对心血管系统具有直接抑制作用，能降低心肌兴奋性，减慢传导，抑制心肌收缩力，不应期延长，扩张血管，传导阻滞，直至心搏停止。但心肌对局部麻醉药耐受性较高。

23. 抗癫痫药物合理应用应注意哪些事项？

①根据癫痫类型选用抗癫痫药物。②单纯型癫痫最好选用单一药物，自小剂量开始逐渐增加剂量，直至获得理想效果后进行维持治疗。若一种药物难以

奏效或混合型癫痫患者需合并用药。目的在于提高疗效减少不良反应发生，并注意药物间发生的不良反应。③治疗中不可随意停药，停药须在症状消失2年后逐渐进行，整个停药时间需在半年以上。治疗过程中也不可随便更换药物。④长期使用应注意毒副作用。⑤孕妇服用抗癫痫药物可增加畸胎以及死胎发生率，孕妇应注意使用。

24. 氯丙嗪过量或中毒所致血压下降，为什么不能用肾上腺素急救？

这是因为氯丙嗪可以阻滞α受体，若用肾上腺素，则无α受体激动血压升高效应，此时$β_2$受体激动效应得以充分表现，出现血压翻转作用，故不宜选用；而应选用主要激动α受体之去甲肾上腺素。

25. 哌替啶、阿司匹林、阿托品各用于什么性质的疼痛，各药的主要不良反应是什么？

①哌替啶中枢镇痛作用强大，用于各种急性锐痛与癌性疼痛，主要不良反应为依赖性及呼吸抑制。②阿司匹林具外周性镇痛作用，作用较弱。主要用于慢性钝痛，如感冒头痛、关节痛、肌肉痛、月经痛等，主要不良反应为胃肠道反应（诱发溃疡）、凝血障碍、水杨酸反应等。③阿托品是M受体阻滞药，对痉挛性平滑肌有解痉作用，主要用于胃肠绞痛，对胆、肾绞痛等剧烈疼痛，须与哌替啶合用，主要不良反应为口干、视力模糊、心悸、皮肤潮红等。

26. 吗啡为什么可以用于治疗心源性哮喘而禁用于支气管哮喘？

吗啡可以用于治疗心源性哮喘是因为：①降低呼吸中枢对CO_2的敏感性，使急促浅弱的呼吸得以缓解。②扩张外周血管，减少回心血量，减轻心脏负担，有利于肺水肿的好转。③镇静作用，可减轻患者的焦虑情绪，间接减轻心脏的耗氧量。吗啡禁用于支气管哮喘的原因是：吗啡抑制呼吸中枢，并兴奋支气管平滑肌，使呼吸更加困难。

27. 简述解热镇痛抗炎药的分类及其代表药。

常用解热镇痛抗炎药按化学结构可分为：①水杨酸类，如阿司匹林。②苯胺类，如对乙酰氨基酚。③吡唑酮类，如保泰松。④丙酸类，如布洛芬。⑤乙酸类，如吲哚美辛。⑥灭酸类，如甲灭酸；⑦昔康类，如吡罗昔康。

28. 简述保泰松与别嘌醇联合应用治疗痛风的优缺点。

保泰松属于非甾体类抗炎药，具有较好的镇痛抗炎作用，可迅速缓解痛风的症状，同时还有促进尿酸排泄的作用；别嘌醇抑制黄嘌呤氧化酶，减少尿酸生成；两者联合应用可通过作用于不同环节发挥良好的治疗作用；但是两者合用需要注意他们对血液系统、消化系统的不良反应。

29. 比较阿司匹林和氯丙嗪对体温的影响。

	阿司匹林	氯丙嗪
降温机制	抑制 PG 的合成，使体温调定点降至正常	直接抑制体温调节中枢，使体温调定点失灵
降温程度	只能降低发热患者的体温，不能使体温降至正常以下	使体温随环境温度改变而改变，人的体温能使体温降至正常以下
降温方式	增加散热	抑制产热，增加散热
临床应用	一般性发热患者的降温	人工冬眠和低温麻醉

30. 中枢兴奋剂按作用部位可以分哪几类？各类列举一个代表药。

可分为四类：①主要兴奋大脑皮质的药物，如咖啡因。②主要兴奋延髓呼吸中枢的药物，如尼可刹米。③主要兴奋脊髓的药物，如士的宁。④促进大脑功能恢复药，如甲氯芬酯。

31. 为什么合用 H_1 受体阻滞剂和 H_2 受体阻滞剂才能完全对抗组胺引起的心血管效应？

心脏和血管平滑肌上同时有 H_1、H_2 受体的分布，组胺激动 H_1 和 H_2 受体，使小动脉、小静脉扩张，外周阻力降低，血压下降。激动 H_1 受体扩张毛细血管，导致局部水肿。注射大剂量组胺，可发生强而持久的血压下降，甚至休克。组胺引起的心率加快是由于血压降低后反射性反应和组胺对心脏受体 H_2 直接激动作用引起的。因此，组胺引起的心血管效应合用 H_1 受体阻滞剂和 H_2 受体阻滞剂才能完全对抗。

32. 抗组胺药分几类？分类依据是什么？它们的临床用途及不良反应是什么？

分类依据：根据对组胺受体的选择性阻断作用分为 H_1 受体阻断药和 H_2 受体阻断药。

（1）H_1 受体阻断药：用于变态反应性疾病，尤以皮肤黏膜变态反应为好；晕动病、眩晕症、妊娠及放射性呕吐等。不良反应：嗜睡等中枢抑制症状、口干、厌食。

（2）H_2 受体阻断药：抑制胃酸分泌，用于胃、十二指肠溃疡，此外也用于其他的病理性胃酸分泌过多症。不良反应：常见有恶心、便秘、乏力、头晕、皮疹等。偶见血小板减少及肝肾毒性。老年人或肝肾功能不良者可致精神错乱。

33. 人工合成的前列腺素类似物有何用？

①用于心血管病的 PGs 类药物，如前列地尔、依前列醇、伊洛前列素、

用于高血压、血栓病、缺血性心脏病等。②抗消化性溃疡的 PGs 类药物品种较多，能抑制胃酸分泌，对胃黏膜有良好的保护作用，但口服无效，作用时间短，选择性差，不良反应多。③用于生殖系统的 PGs 类药物，如 PGE$_2$ 和 PGF$_{2\alpha}$ 及其衍生物能收缩子宫平滑肌，用于催产、引产和人工流产。

34. 收缩血管和舒张血管的自体活性物质分别有哪些？

①收缩血管的自体活性物质有：血管紧张素Ⅱ、血管升压素、内皮素、神经酰 Y、NA、Adr 等。②舒张血管的自体活性物质有：组胺、缓激肽及相关激肽类、利尿钠肽、血管活性肽、P 物质、神经紧张素、降钙基因相关肽、一氧化氮、FGI$_2$、FGE$_2$ 和腺苷。③5-羟色胺对不同部位的血管呈收缩和扩张作用。

35. 强效或中效利尿药+螺内酯（或氨苯蝶啶）用于严重水肿，配伍是否合理？为什么？

强效类、中效类利尿药物均属排钾利尿药，久用致低钾血症。螺内酯、氨苯蝶啶属弱效保钾利尿药，久用致高血钾。合用既可协同利尿，消除水肿，又抵消各自对血钾产生的不良影响。

36. 脱水药的共同特点是什么？常用的脱水药有哪些？

脱水药的共同特点是：①静脉注射后不易透过毛细血管，迅速提高血浆渗透压，对机体无毒性作用和过敏反应。②易经肾小球滤过，但不易被肾小管重吸收。③在体内不易被代谢。④不易从血管透入组织液中。常用的脱水药包括甘露醇、山梨醇、高渗葡萄糖等。

37. 抗高血压药分哪几类？各举例代表药。

抗高血压药根据作用部位和机制主要分为 6 大类：

（1）影响交感神经系统的药物：①改变中枢交感活性的药，如可乐定。②神经节阻断药，如美加明。③抗去甲肾上腺素能神经末梢药，如利血平。④肾上腺素受体阻断药，如普萘洛尔、哌唑嗪。

（2）血管紧张素转换酶抑制药（ACEI）：依那普利，血管紧张素受体阻断药、氯沙坦。

（3）利尿药：氢氯噻嗪。

（4）钙通道阻断药：硝苯地平。

（5）钾通道开放剂：米诺地尔。

（6）直接扩张血管药：硝普钠。

38. ACEI 和 AngⅡ 受体拮抗药在治疗高血压方面有何异同点？

相同点是：两类药物均是通过抑制 RAAS 而发挥抗高血压作用。

不同点是：①作用环节不同：ACEI 通过抑制 ACE 而使 AngⅡ 生成减少，但不能抑制 AngⅡ 生成的非 ACE 途径，对 AngU 的拮抗作用不完全；AngⅡ

受体拮抗药则直接阻滞 AT_1 受体,对 Ang Ⅱ 的拮抗作用完全。②对缓激肽的影响不同:ACEI 可减少缓激肽的降解,而 Ang Ⅱ 受体拮抗药对缓激肽降解无影响。③ACEI 常引起咳嗽,而 Ang Ⅱ 受体拮抗药则无此不良反应。

39. 试述肼屈嗪+氢氯噻嗪+普萘洛尔治疗高血压的机制。

三种抗高血压药配伍,即对血压形成的三要素:心排血量,外周阻力,血容量均有影响,可协同降压。肼屈嗪属于直接扩张血管药,降压时可反射性兴奋交感神经,增高血浆肾素活性及产生水钠潴留,单用易出现耐受性;普萘洛尔为 β 受体阻滞药,可阻滞肾小球旁器 β 受体从而抑制肾素分泌;氢氯噻嗪为利尿降压药,降压同时能增高血浆肾素活性;三药合用,普萘洛尔能对抗肼屈嗪和氢氯噻嗪引起的血浆肾素活性增高,而氢氯噻嗪可防止肼屈嗪引起的水钠潴留,故两药合用可增强疗效,相互纠正不良反应,产生协同作用。

40. 维拉帕米与 β 受体阻滞药均具有抗心律失常及抗高血压、抗心绞痛作用,能否合用?为什么?

维拉帕米与 β 受体阻滞药虽均具有抗心律失常及抗高血压、抗心绞痛作用,但不能合用。因为维拉帕米与 β 受体阻滞药均可引起心动过缓,低血压、心力衰竭甚至心脏停搏,两药应用应间隔 2 周以上。

41. 比较强心苷类药物对正常心脏和衰竭心脏在心肌收缩力、心排血量、心率、心肌耗氧量方面作用的异同点。

①强心苷类药物对正常的心脏使心肌收缩力增强,心排血量不增加(因收缩外周血管,射血阻力加大),心率减慢,心肌耗氧量增加。②强心苷类药物对衰竭的心脏使心肌收缩力增强,心排血量增加,加快的心率减慢,心肌耗氧量减少(因心率减慢,心室壁肌张力降低)。

42. 比较地高辛与肾上腺素对心脏作用的异同。

	地高辛	肾上腺素
原理	抑制 Na^+-K^+-ATP 酶	激动 β 受体
时间	起效慢、持时久	起效快、持时短
心肌收缩力	加强	加强
耗氧量	不变或降低	增多
窦性心率	减慢	加快
房室传导	减慢	加快
浦肯野纤维自律性	增强	增强
主要临床应用	慢性充血性心力衰竭(CHF)	心脏骤停

43. 简述硝酸甘油的药理作用及对血流动力学的影响。

主要通过扩张小静脉，减少回心血量，降低心室壁肌张力而降低心肌耗氧；扩张小动脉，降低外周阻力而降低耗氧；扩张输送血管和侧支血管，而对小的阻力血管作用弱从而增加缺血区心肌的供血和供氧，同时，由于心室壁肌张力的降低，对垂直穿过心肌的冠状动脉机械压力减少，增加心内膜缺血区心肌的供血。

44. 比较肝素和香豆素类的抗凝作用特点。

①肝素体内、体外均有抗凝作用，而香豆素类仅体内有效。②肝素激活 AT Ⅲ，加速凝血因子的灭活，抗凝作用与其带负电荷有关，而香豆素类仅能对抗维生素 K 参与的 4 种凝血因子的合成，使凝血因子合成减少。③肝素口服不吸收，需注射给药，显效迅速，但持续时间短，而香豆素类口服有效，显效慢，持续时间长，停药后尚能维持作用 3～4 天，更适于预防血栓形成。

45. 简述贫血的主要类型及治疗的药物。

贫血根据红细胞的形态特点和病因及发病机制可分为：①缺铁性贫血，选用铁剂治疗。②巨幼细胞贫血，由于叶酸、维生素 B_{12} 或其他原因引起 DNA 合成障碍所致，选用叶酸和维生素 B_{12} 治疗。③再生障碍性贫血，由骨髓造血功能衰竭所致。④溶血性贫血，由红细胞破坏加速而导致造血功能代偿不足时发生。对贫血的治疗主要是消除病因，用抗贫血药治疗只是补充疗法。

46. 简述常用抗消化性溃疡药的分类及其代表药物。

①抗酸药：如氢氧化镁、三硅酸镁、氧化镁、氢氧化铝、碳酸钙、碳酸氢钠等。②抑制胃酸分泌药：有 M_1 受体阻滞药如哌仑西平；H_2 受体阻滞药如西咪替丁、雷尼替丁、法莫替丁、尼扎替丁和罗沙替丁；促胃液素受体阻滞药如丙谷胺；质子泵抑制药如奥美拉唑、兰索拉唑、泮托拉唑和雷贝拉唑；前列腺素类如米索前列醇、恩前列醇等。③黏膜保护药：如前列腺素衍生物、硫糖铝和铋制剂等。④抗幽门螺杆菌药：临床常以克拉霉素、阿莫西林、甲硝唑/替硝唑、四环素、呋喃唑酮、庆大霉素等 2～3 药联合与 1 种质子泵抑制药或铋剂同时应用，组成三联或四联疗法。

47. 为什么杀灭幽门螺杆菌（Hp）是根治 Hp 阳性溃疡病的主要手段？如何抗 Hp？

Hp 为革兰阴性厌氧菌，与消化性溃疡发病的关系有待阐明，但已证明消除幽门螺杆菌可明显降低消化性溃疡的复发率，所以，杀灭 Hp 是根治 Hp 阳性溃疡病的主要手段。Hp 在体外对多种抗菌药敏感，但体内单用一种药物几乎无效。临床常以克拉霉素、阿莫西林、甲硝唑/替硝唑、四环素、呋喃唑酮、庆大霉素等 2～3 药联合与 1 种质子泵抑制药或铋剂同时应用，组成三联或四联疗法，如质子泵抑制药加克拉霉素、阿莫西林、甲硝唑或替硝唑中任何 2

种，效果较好。

48. 止吐药有哪些？为什么甲氧氯普胺具有止吐作用？

止吐药有：①抗胆碱药如东莨菪碱。②H_1受体阻滞药如苯海拉明、异丙嗪、美克洛嗪等。③吩噻嗪类药物如氯丙嗪、丙氯拉嗪、硫乙拉嗪等。④胃肠促动力药，如甲氧氯普胺、多潘立酮、西沙必利等。⑤5—HT_3受体阻滞药昂丹司琼、格雷司琼、托烷司琼等。甲氧氯普胺能阻滞CTZ的D_2受体而止吐；阻滞胃肠多巴胺受体，促胃肠蠕动。

49. 常用平喘药分哪几类？每类的代表药及主要作用机制是什么？

(1) 呼吸道扩张药：①β受体激动药，代表药为沙丁胺醇，主要作用机制为激动支气管平滑肌上的β受体，β受体激动药可激活腺苷酸环化酶，使cAMP生成增多，细胞内cAMP/cGMP的比值升高使气管平滑肌松弛，同时激动肥大细胞膜上的β受体，抑制过敏介质的释放。②茶碱类，代表药为氨茶碱，主要作用机制是抑制磷酸二酯酶，使cAMP分解减少，细胞内cAMP/cGMP的比值升高使气管平滑肌松弛，此外，尚可增加呼吸肌的收缩力。③M胆碱受体阻滞药：代表药为异丙托溴铵，通过阻滞M受体而松弛支气管平滑肌，此外可抑制鸟苷酸环化酶，使cGMP生成减少，结果cAMP/cGMP的比值升高，支气管平滑肌扩张，哮喘缓解。④钙拮抗药：代表药为硝苯地平，该类药通过阻滞Ca^{2+}进入细胞内，降低细胞内Ca^{2+}浓度，使支气管平滑肌松弛。

(2) 抗炎抗过敏平喘药：①糖皮质激素类，代表药为倍氯米松，该类药物平喘机制也较复杂，能从多个环节抑制过敏反应，减少过敏介质释放，降低血管通透性，加强儿茶酚胺对腺苷酸环化酶的激活作用，并有较强的抗炎作用。②抗过敏平喘药：代表药物为色甘酸钠，主要作用是通过稳定肥大细胞膜，抑制过敏介质释放而对速发型过敏反应具有明显保护作用。③炎症介质拮抗剂：5—羟色胺拮抗药如芬司匹利。

50. 前列腺素对子宫有哪些作用？有何用途？

前列腺素对子宫的影响与前列腺素的种类、用量及子宫的状况有关。对非妊娠子宫，$PGF_{2\alpha}$使其收缩，而PGE_2使之松弛。$PGF_{2\alpha}$和PGE_2对妊娠各期子宫均有兴奋作用，妊娠末期子宫对其尤为敏感。这类药引起子宫收缩与正常生理分娩相似，能增强子宫平滑肌的节律性收缩，同时还能松弛子宫颈部肌肉，主要用于足月引产。也可用于妊娠早期和中期需终止妊娠时的引产。

51. 简述糖皮质激素的药理作用、临床用途和不良反应。

药理作用：①抗炎：对各类炎症反应都有抑制作用，但抗炎不抗菌，在炎症早期可缓解红、肿、热、痛等症状，在炎症后期可抑制肉芽组织增生，减轻瘢痕和粘连，但同时也影响伤口愈合。②免疫抑制与抗过敏：对免疫过程的许多环节都有抑制作用。③抗毒：提高机体对细菌内毒素的耐受力，缓和机体对内毒素的反应，减轻细胞损伤，缓解毒血症状。④抗休克：是抗炎、抗毒、抗免疫的结果，此外还能提高心脏、血管对儿茶酚胺的敏感性，扩张痉挛的血管，减少心肌抑制因子的形成等。⑤影响血液与造血系统：增强骨髓造血功能，减少淋巴细胞、单核细胞，使红细胞、白细胞、血小板增加。⑥其他作用有退热、中枢兴奋、促进消化等。

临床应用：①肾上腺皮质功能不全（替代疗法）：适用于脑垂体前叶功能减退症、肾上腺皮质功能减退症（艾迪生病）、肾上腺危象和肾上腺次全切除术后。②严重感染：主要用于中毒性感染或同时伴有休克者，应与足量有效的抗菌药物合用。③休克：大剂量糖皮质激素，须同时采用综合性治疗措施；④治疗炎症及防止某些炎症的后遗症，眼科炎症。⑤自身免疫性疾病、过敏性疾病和器官移植排斥反应。⑥血液病。⑦皮肤病。

不良反应：①类肾上腺皮质功能亢进症，是长期大量应用激素的结果。②诱发或加重感染，是抑制免疫的结果。③消化系统并发症，与刺激胃酸、胃蛋白酶分泌，抑制胃黏液分泌等有关。④骨质疏松、延缓伤口愈合。⑤延缓生长，影响儿童生长发育，偶可引起畸胎。⑥肾上腺皮质萎缩和功能不全，是长期用药通过负反馈抑制下丘脑-垂体-肾上腺系统的结果。⑦反跳现象。⑧神经精神异常：个别患者可诱发精神病或癫痫，儿童大量应用可致惊厥。⑨白内障、青光眼。

52. 甲状腺功能亢进症治疗药物有哪几类？举例说明。

（1）硫脲类：如丙硫氧嘧啶，通过抑制过氧化酶活性，使甲状腺素合成减少，同时抑制外周血 T_4 转为 T_3。作用较强、快，可用于甲状腺功能亢进症（以下简称甲亢）内科治疗，甲亢术前准备和甲亢危象辅助用药等。

（2）碘和碘化物：如碘化钾或卢戈液，大剂量碘可抑制甲状腺激素蛋白水解酶，使甲状腺激素释放减少并抑制 TSH 分泌。用于甲亢危象和甲亢术前准备。

（3）β受体阻断药：如普萘洛尔，主要通过阻断β受体而改善甲亢症状，尤其是甲亢所致的心率加快等交感神经活动增强的表现。并可减少甲状腺素分泌和 T_3 生成。用于甲亢治疗、甲状腺危象辅助治疗及术前准备，单用作用有限，与硫脲类合用作用更显著。

（4）放射性碘：如 ^{131}I，利用产生β射线破坏甲状腺组织来治疗甲亢。此外γ射线可用于甲状腺功能测定。

53. 列表比较胰岛素和常用口服降糖药的降糖作用及其优缺点。

	胰岛素	磺酰脲类	双胍类
对正常人	作用较强	有作用	无明显作用

续表

	胰岛素	磺酰脲类	双胍类
对糖尿病患者	作用强、快	作用明显	作用明显
对胰岛功能完全丧失者	有效	无效	有效
作用方式	直接补充	促进胰岛素释放	促进糖利用，抑制糖异生
用法	注射	口服	口服
优点	作用强快 控制症状好	可口服，使用方便	可口服，使用方便
缺点	(1) 使用不方便 (2) 可有过敏反应	作用较弱 仅对轻、中型有效	作用较弱 仅对轻、中型有效

54. 用于治疗功能性子宫出血的性激素有哪几类？各自的作用机制是什么？

①雌激素：可促进子宫内膜增生，有助于子宫内膜修复止血。②孕激素：可使增生期子宫内膜均匀一致地转为分泌期，有助于子宫内膜在行经时全部脱落。③雄激素：主要利用其对抗雌激素作用使子宫平滑肌及血管收缩，内膜萎缩而止血。

55. 简述抗菌药物抑制和杀灭细菌的作用机制。

①干扰细菌细胞壁合成：β内酰胺类抗生素能抑制转肽酶作用，阻碍黏肽合成中的交叉联结，致使细胞壁缺损，细菌最终破裂溶解而死亡。②增加细菌胞浆膜的通透性：制霉菌素和两性霉素B能与真菌胞浆膜中固醇类结合，使胞浆膜受损，膜通透性增加，细菌体内物质外流造成细菌死亡。③抑制细菌蛋白质合成：氨基糖苷类作用于核糖体的亚单位，在蛋白质合成过程中的起始阶段、肽链延长阶段和终止阶段以多种方式干扰敏感细菌蛋白质的合成。④抗叶酸代谢：磺胺类和甲氧苄啶（TMP）可阻滞敏感细菌叶酸合成，使细菌不能形成活化的四氢叶酸，从而影响核酸的合成。⑤抑制核酸代谢：利福平特异性地抑制细菌DNA依赖的RNA多聚酶，阻碍mRNA的合成，杀灭细菌。

56. 试举例说明细菌通过哪些机制产生耐药性。

①产生灭活酶：如细菌产生的β内酰胺酶可以水解破坏青霉素类和头孢菌素类的抗菌活性结构β内酰胺环，使其失去杀菌活性。②靶位的修饰和变化：如耐喹诺酮类细菌由于基因突变引起自身DNA回旋酶A亚基变异，降低了喹诺酮类与DNA回旋酶的亲和力，使其失去杀菌作用。③降低外膜的通透

性：如革兰阴性菌外膜孔蛋白的量减少或孔径减小，将减少经这些通道进入的物质的量。耐药菌的这种改变使药物不易进入靶部位。④加强主动流出系统：细菌由于加强主动流出系统外排而致耐药的抗菌药物有四环素类、氯霉素、喹诺酮类、大环内酯类和β内酰胺类。

57. 流行性脑脊髓膜炎可用哪些药物作抗菌治疗？为什么？

磺胺嘧啶（SD）与血浆蛋白结合率低，游离度高、脂溶性较高易透过血脑屏障，在脑脊液中迅速达到有效抗菌浓度，脑膜炎奈瑟菌对磺胺药敏感，价廉、使用方便，故常常作为首选药物。青霉素G对脑膜炎奈瑟菌高度敏感，一般情况下不易通过血脑屏障，但脑膜炎时通透性增加，青霉素毒性低，可大剂量使用达到有效脑脊液浓度。氯霉素对脑膜炎奈瑟菌有效，在脑脊液中浓度比其他任何抗生素高。

58. 青霉素G和半合成青霉素有何异同点？

（1）相同点：均含β内酰胺环，抗菌作用机制同，都可发生过敏反应。

（2）不同点：青霉素G对其敏感菌作用强、毒性低、价廉、不耐酸、不耐酶、抗菌谱窄；半合成青霉素耐酸，耐酶，广谱。但作用较青霉素弱，价格较贵。

59. 试述青霉素过敏反应的防治措施。

①详细询问过敏史和家族过敏史：凡对青霉素过敏者禁用，对有变态反应性疾病、皮肤真菌病及其他药物过敏史者禁用或慎用。②皮肤过敏试验：凡初次注射或停用3天后再用者，或用药过程中青霉素批号更换时均应重做皮试。反应阳性者，应禁用。③注射青霉素后应观察30分钟。④在青霉素注射或皮试时，应做好急救准备，一旦出现过敏性休克，立即皮下或肌内注射0.1%肾上腺素0.5～1.0mg，并每隔15～30分钟反复用药，直至病情缓解。必要时可稀释后缓慢静脉注射。吸氧，人工呼吸，同时输液，给予升压药、糖皮质激素等。⑤严格掌握适应证，避免局部用药。⑥避免空腹给药。⑦青霉素应临用前配制。

60. 青霉素类与四环素类能否合用？为什么？

不能合用。因为四环素类为速效抑菌剂，使蛋白质合成迅速被抑制，细菌处于静止状态，致使繁殖期杀菌剂青霉素类抑制细菌细胞壁合成的作用不能充分发挥，导致抗菌活性下降。

61. 简述头孢菌素类抗生素的优点。

抗菌谱广，杀菌力强，对胃酸稳定，可口服，对β内酰胺酶稳定，对产生此酶的金黄色葡萄球菌有效，过敏反应少（与青霉素仅有部分交叉过敏反应），品种多（已有四代产品）。

62. 列表比较第四代头孢菌素的特点。

分代	特点
第一代	对革兰阳性（G^+）菌作用较第二、第三代强，对革兰阴性（G^-）菌弱于第二、第三代，对厌氧菌无效；对青霉素酶稳定，对 G^- 菌产生的 b 内酰胺酶的稳定性较第二、第三代差；对肾脏有一定毒性
第二代	对多数 G^- 菌作用强于第一代，对 G^+ 菌作用较第一代相当或稍弱，但对铜绿假单胞菌无效，对厌氧菌有效；对青霉素酶稳定，对 G^- 菌产生的 b 内酰胺酶较稳定；不易透过血脑屏障；对肾脏毒性较第一代小
第三代	对 G^- 性菌（含铜绿假单胞菌、肠杆菌属）及厌氧菌有强大作用，强于第二代，对 G^+ 菌作用虽有一定活性但更弱；能透过血脑屏障，达有效浓度；对青霉素酶和 G^- 性菌产生的 b 内酰胺酶稳定；对肾脏基本无毒性
第四代	抗菌谱更广，对 G^+ 菌作用增强，对 G^- 菌（含铜绿假单胞菌）的细胞壁和外膜的穿透力更强，对厌氧菌也有强大作用；对青霉素酶和 G^- 菌产生的 b 内酰胺酶更稳定；易透过血脑屏障；对肾脏基本无毒性

63. 试述红霉素的抗菌机制及临床应用范围。

抗菌机制：红霉素与细菌核蛋白体 50s 亚基 P 位结合，抑制多肽链由 A 位转移到 P 位的位移作用，则肽链不能延伸，而抑制细菌蛋白质合成。

临床应用：①耐青霉素的金黄色葡萄球菌感染及对青霉素过敏的患者；由溶血性链球菌、肺炎链球菌等革兰阳性菌引起的咽炎、扁桃体炎、猩红热及丹毒等。②首选治疗军团菌病、空肠弯曲菌肠炎、白喉带菌者、支原体肺炎及肺炎衣原体所致婴儿肺炎等。③梅毒、放线菌病、气性坏疽、破伤风等，但疗效不如青霉素。④沙眼衣原体结膜炎。⑤厌氧菌所致口腔感染。⑥长期用小剂量红霉素可降低哮喘患者的呼吸道高反应性，用于治疗轻、中度激素依赖性哮喘。

64. 氨基苷类抗生素主要有哪些不良反应？为防止或减少发生应注意哪些？

不良反应有：①对第八对颅神经的损害：引起前庭功能障碍和耳蜗神经损害。②肾脏损害：损害肾小管上皮细胞，出现蛋白尿。③变态反应：可见药热、皮疹等过敏反应，偶见过敏性休克。④神经肌肉阻滞：可出现四肢无力甚至呼吸抑制。⑤面部、口唇发麻，周围神经炎。

应用注意：用药期间注意观察不良反应的早期症状，避免与具有耳毒、肾毒和致肌肉松弛的药物合用，孕妇及婴幼儿避免较长时间连续应用，以免造成听力损害及永久性耳聋而致残。用药剂量不宜过大，肾功能减退时应调整用药量或禁用。

65. 哪些疾病可首选四环素类药物治疗？服药时注意事项有哪些？

首选治疗疾病：立克次体感染（斑疹伤寒、恙虫病、鹦鹉热）、衣原体、支原体感染。

注意事项：每次用量不能超过 0.5g；不能与乳类制品及含有镁、钙、铁、铝等金属离子的药物或食物同服，若需合用时服药时间应相隔 3 小时；与食物同用可减轻胃肠反应；在酸性环境中抗菌作用增强。

66. 简述抗真菌药的来源和分类。

分两类。①抗真菌抗生素，包括两性霉素 B、制霉菌素、灰黄霉素等。②合成抗真菌药，包括唑类、丙烯胺类、氟胞嘧啶等。其中唑类药物按结构不同又分为咪唑类和三唑类。

67. 简述抗病毒药物的作用环节。

抗病毒药作用环节包括：①阻止病毒吸附于宿主细胞。②阻止病毒进入宿主细胞。③抑制病毒核酸复制。④增强宿主抗病能力。

68. 肝功能不良应避免使用的抗菌药物有哪些？

有氯霉素、红霉素酯化物、四环素类、利福平、异烟肼、磺胺类、两性霉素 B、呋喃妥因、酮康唑、咪康唑等。

69. 肾功能不良必须减量或避免使用的抗菌药物有哪些？

有四环素类（除多西环素）、呋喃妥因、两性霉素 B、万古霉素、多黏菌素类、氨基苷类、磺胺类、氟胞嘧啶等。

70. 内科哪些情况下可预防用抗菌药物？

抗菌药物的预防性用药只适用于有一定指征者，如风湿热的复发（风湿性心脏病或有风湿热病史的患者）、流行性脑脊髓膜炎（接触密切者）、百日咳（接触密切者）、结核病（接触密切者、结核菌素试验阳性者）、泌尿道感染（复发性）、霍乱（接触密切者）、疟疾（进入疟区前）、新生儿眼炎（刚出生的新生儿）等。

71. 外科哪些手术可预防性使用抗菌药物？

感染性心内膜炎（风湿性、先天性心脏病及人工心脏瓣膜等患者需进行口腔、尿路等手术时）、头颈部手术（口咽部）、胃、十二指肠手术、胆道手术、结肠或直肠手术、心血管手术、复杂战伤、外伤（预防气性坏疽）、严重烧伤、阑尾切除术（阑尾穿孔或坏疽性阑尾炎）、经阴道子宫切除术、腹部穿刺伤等。

72. 试述抗菌药物联合用药的目的及指征。

目的：①提高疗效，降低毒性，扩大抗菌谱。②延缓或减少耐药性的产生。

指征：①致病菌未明的严重感染。②单一抗菌药不能控制的严重感染或混合感染。③单一或长期用药细菌有可能产生耐药性者。④减少药物剂量，减轻与剂量相关之毒副反应。⑤感染部位一般抗菌药物不易透入者。

73. 第一、第二线的抗结核药有哪些？请比较异烟肼、利福平、链霉素和对氨基水杨酸的特点（抗菌力、抗菌谱、穿透力和耐药性）。

第一线抗结核药有异烟肼、利福平、链霉素、乙胺丁醇；第二线抗结核药有对氨基水杨酸、吡嗪酰胺、卡那霉素、卷曲霉素。

药　物	抗菌力	抗菌谱	穿透力	耐药性
异烟肼	最强	仅杀灭结核分枝杆菌	强	易
利福平	次于异烟肼	广	较强	易
链霉素	次于异烟肼、利福平	广	弱	易
对氨基水杨酸（PAS）	弱	仅抑制结核分枝杆菌	弱	慢

74. 结核病治疗为什么要早期用药？

①早期病灶内结核分枝杆菌生长旺盛，对药物敏感。②同时病灶血液供应丰富，药物易于渗入病灶内，故早期用药疗效较好。

75. 试述抗疟药的分类及其代表药物。它们的药理作用特点是什么？

分为三类：①主要用于控制症状的抗疟药，如氯喹。疗效高，起效快，对间日疟和三日疟原虫以及敏感的恶性疟原虫的红细胞内期有杀灭作用，能迅速治愈恶性疟，有效控制良性疟的症状发作。②主要用于防止复发和传播的抗疟药，如伯氨喹，是根治间日疟和控制疟疾传播最有效的药物。对间日疟红细胞外期和各种疟原虫的配子体有较强的杀灭作用，由于对红细胞内期无效，故不能控制症状发作。③主要用于预防的抗疟药，如乙胺嘧啶。对恶性疟和间日疟的原发性红细胞外期有效，能阻止疟原虫在蚊体内增殖，是典型病因性预防药。

76. 抗肿瘤药根据抗肿瘤作用的生化机制分类。

①干扰核酸生物合成的药物。②直接影响 DNA 结构与功能的药物。③干扰转录过程和阻止 RNA 合成的药物。④干扰蛋白质合成与功能的药物。⑤影响激素平衡的药物。

77. 简述抗肿瘤药物的近期、远期毒性反应。

抗肿瘤药物的近期毒性反应：骨髓抑制，消化道反应，脱发，心、肺、肝、肾及神经系统损害，过敏反应。远期毒性反应：第二原发恶性肿瘤、不育、致畸。

自测试题（附参考答案）

一、选择题

【A 型题】

1. 患者在多次应用了治疗量的药物后，其疗效逐渐下降，这是由于产生了
   A. 耐受性　B. 抗药性　C. 过敏性　D. 快速耐受性　E. 快速抗药性
2. 下面对受体的认识，哪点不正确
   A. 受体是首先与药物直接反应的化学物质　　B. 药物必须与全部受体结合后才能发挥药物的最大效应　　C. 受体兴奋后产生的效应可能是效应器官的兴奋，也可能是抑制　　D. 受体与激动药及拮抗药都能结合　　E. 各种受体都有其固定的分布与功能
3. 按 $t_{1/2}$ 恒量重复给药量时，为缩短达到稳态血药浓度的时间，可
   A. 首剂量加倍　B. 首剂量增加 3 倍　C. 连续恒速静脉滴注　D. 增加每次给药量　E. 增加给药量次数
4. 某药物在口服和静注相同剂量后的时量曲线下面积相等，表明
   A. 口服吸收完全　B. 口服药物未经肝门脉吸收　C. 口服吸收迅速　D. 属于一室分布模型　E. 口服的生物利用度低
5. 毛果芸香碱对眼睛的作用是
   A. 瞳孔缩小，眼内压升高，调节痉挛　B. 瞳孔缩小，眼内压降低，调节痉挛　C. 瞳孔扩大，眼内压升高，调节麻痹　D. 瞳孔扩大，眼内压降低，调节麻痹　E. 瞳孔缩小，眼内压升高，调节麻痹
6. 作用维持时间最短的巴比妥类药物是
   A. 苯巴比妥　B. 戊巴比妥　C. 司可巴比妥　D. 硫喷妥钠　E. 异戊巴比妥
7. 无镇静作用的 H_1 受体阻断药是
   A. 苯海拉明　B. 马来酸氯苯那敏（扑尔敏）　C. 异丙嗪　D. 阿司咪唑　E. 赛庚啶
8. 利多卡因对下列心律失常无效的是
   A. 心室纤颤　B. 室性期前收缩　C. 心房纤颤　D. 心肌梗死所致的室性期前收缩　E. 强心苷中毒所致室性心律失常
9. 奎尼丁对浦肯野纤维的电生理作用是
   A. 抑制 0 相除极，APD 缩短，4 相自发除极变慢　B. 抑制 0 相除极，APD 不变，4 相自发除极变慢　C. 抑制 0 相除极，APD 延长，4 相自发除极变慢　D. 明显抑制 0 相除极，APD 不变，4 相自发除极变慢　E. 以上均不是
10. 肝素过量时特效的解毒剂是
    A. 维生素 K　B. 氨甲苯酸　C. 硫酸鱼精蛋白　D. 硫酸亚铁　E. 凝血酸

11. 奥美拉唑属于
    A. H^+-K^+-ATP 酶抑制剂   B. H_2 受体阻断药   C. M 受体阻断药
    D. 胃泌素受体阻断药   E. 抗幽门螺杆菌药
12. 糖皮质激素抗毒作用机制是
    A. 对抗细菌外毒素   B. 中和细菌内毒素   C. 提高机体对细菌内毒素的耐受力   D. 加速细菌内毒素的排泄   E. 加速机体对细菌外毒素的代谢
13. 作用机制为抑制 DNA 合成的药物是
    A. 磺胺类   B. 万古霉素   C. 异烟肼   D. 红霉素   E. 喹诺酮类
14. 磺胺类药物的主要不良反应是
    A. 过敏性休克   B. 听力损害   C. 二重感染   D. 泌尿系统损伤   E. 灰婴综合征
15. 磺胺类药物抗菌作用机制是
    A. 阻碍叶酸的合成   B. 阻碍细胞壁的合成   C. 干扰胞浆膜的功能
    D. 阻碍蛋白质的合成   E. 抑制核酸代谢
16. 用于治疗伤寒的 β 内酰胺类药物
    A. 青霉素   B. 羧苄西林   C. 双氯西林   D. 普鲁卡因青霉素 G   E. 氨苄西林
17. 下列有关红霉素体内过程的论述错误的是
    A. 有肝肠循环   B. 体内分布广   C. 胆汁及前列腺中浓度高   D. 耐酸,口服吸收好   E. 可透过胎盘及进入乳汁
18. 抗结核作用最弱的药物是
    A. 利福平   B. 对氨基水杨酸   C. 吡嗪酰胺   D. 链霉素   E. 乙胺丁醇
19. 链霉素过敏性休克时,其抢救药为
    A. 毛果芸香碱   B. 肾上腺素   C. 葡萄糖酸钙   D. 纳洛酮   E. 苯海拉明
20. 关于万古霉素叙述不正确的是
    A. 肌内注射可引起剧痛和组织坏死   B. 与其他抗生素之间易产生交叉耐药性
    C. 不易通过血脑屏障   D. 严重的毒性反应是听力损害   E. 抑制细菌细胞壁的合成

【B 型题】

问题 1~5
    A. 不良反应   B. 毒性反应   C. 停药反应   D. 后遗效应   E. 变态反应
1. 停药后原有的疾病加剧属于
2. 药物的"三致"作用属于
3. 用阿托品治疗胃肠绞痛时出现口干属于
4. 使用链霉素治疗结核时患者发生了休克属于

5. 临睡前使用巴比妥类药物催眠后次晨出现乏力属于

问题 6～10

　　A. 阿托品　　B. 山莨菪碱　　C. 东莨菪碱　　D. 新斯的明　　E. 胃复康

6. 兼有焦虑症的溃疡病宜选用何药治疗
7. 可治疗重症肌无力的是
8. 用于麻醉前给药的最好药物为
9. 具有抗震颤麻痹作用的药物为
10. 具有镇静作用的药物为

【X 型题】

1. 苯二氮䓬类药催眠作用优于巴比妥类，表现在

　　A. 对快动眼睡眠时相（REM）影响小　　B. 停药后反跳较轻　　C. 安全范围大
　　D. 不引起麻醉　　E. 无毒副反应

2. 麻黄碱的特点为

　　A. 拟肾上腺素作用弱　　B. 作用短暂　　C. 中枢兴奋作用强　　D. 易产生快速耐受性　　E. 性质稳定、口服有效

3. 冬眠合剂由哪几种药物组成

　　A. 哌替啶　　B. 异丙嗪　　C. 氯丙嗪　　D. 奋乃静　　E. 三氟拉嗪

4. 对晕动病呕吐有良好疗效的药物

　　A. 氯丙嗪　　B. 异丙嗪　　C. 山莨菪碱　　D. 东莨菪碱　　E. 苯海拉明

5. ACEI 降压作用与以下哪些作用有关

　　A. 抑制 ACE　　B. AngⅡ生成减少　　C. NA 释放减少　　D. 阻断 α 受体
　　E. BK 破坏减少

6. 吗啡对心血管的作用有

　　A. 引起直立性低血压　　B. 引起颅内压升高　　C. 引起颅内压降低　　D. 引起脑血管扩张　　E. 引起脑血管收缩

7. 当胰岛素功能完全丧失时，下列哪一种药仍有降血糖作用

　　A. 胰岛素　　B. 格列本脲（优降糖）　　C. 苯乙双胍　　D. 二甲双胍
　　E. 氯磺丙脲

8. 氟喹诺酮类药适用于

　　A. 呼吸道感染　　B. 淋病　　C. 尿路感染　　D. 骨、关节感染　　E. 皮肤疖、痈等

9. 下列关于阿司匹林叙述正确的是

　　A. 属于有机酸类　　B. 大剂量时按零级动力学清除　　C. 主要以原形经尿排出
　　D. 能缓解风湿病的症状　　E. 可用于头痛、牙痛等

10. 多西环素常用于

　　A. 立克次体病　　B. 支原体肺炎　　C. 衣原体病　　D. 鼠疫　　E. 兔热病

二、判断题

1. 敌百虫口服中毒时，应该用碱性水洗胃，以加快排泄，减轻中毒。（　）
2. 异丙肾上腺素和肾上腺素均能解除支气管平滑肌痉挛，但异丙肾上腺素还能消除黏膜水肿。（　）
3. 哌替啶可用于术后镇痛、人工冬眠、心源性哮喘、麻醉前给药以及支气管哮喘。（　）
4. 甘露醇和呋塞米均可治疗和预防急性肾衰竭。（　）
5. 强心苷中毒可引起心脏出现各种类型的心律失常。（　）
6. 糖皮质激素长期给药时以隔日早晚两次给药为最佳方案。（　）
7. 链霉素可降低琥珀胆碱的肌肉松弛作用。（　）
8. 多黏菌素为临床治疗全身革兰阴性菌感染的药物。（　）
9. 所有四环素类药物都能透过胎盘屏障并集中在骨骼和牙齿。（　）
10. 用氧氟沙星治疗的患者，当换成左氧氟沙星时可降低剂量。（　）

三、填空题

1. 可用_____来防治肾上腺嗜铬细胞瘤手术过程中突然发生的高血压危象。
2. 氯丙嗪的抗精神病作用机制，与其阻断_____和_____通路的 D_2 受体有关。
3. 呋塞米的主要作用部位是_____。
4. 强心苷减慢房室结传导是由于加强_____神经兴奋性，从而减慢_____内流的结果。
5. 硫氧嘧啶类药物可以抑制_____酶，从而抑制甲状腺素的_____。
6. 流行性脑脊髓膜炎首选_____和_____。

四、名词解释题

1. 甲状腺危象　2. 药物滥用　3. 肝肠循环　4. 竞争性拮抗剂

五、简答题

1. 简述肾上腺素、去甲肾上腺素、异丙肾上腺素和多巴胺各适合于治疗何类休克或低血压。
2. 简述氯丙嗪长期使用引起锥体外系反应的机制及表现。
3. 试述 ACEI 治疗高血压与慢性心功能不全的作用机制。
4. 为什么硝酸甘油和普萘洛尔合用于心绞痛可增强疗效？
5. 试述有机磷酸酯类中毒的机制及临床表现。
6. 试述头孢菌素分几代及各代特点，并各举一代表药物。

参考答案

一、选择题

【A 型题】

| 1. A | 2. B | 3. A | 4. A | 5. B | 6. D | 7. D | 8. C | 9. C | 10. C |
| 11. A | 12. C | 13. E | 14. D | 15. A | 16. E | 17. D | 18. B | 19. B | 20. B |

【B型题】
1. C 2. B 3. A 4. E 5. D 6. E 7. D 8. C 9. C 10. C
【X型题】
1. ABCD 2. ABCDE 3. ABC 4. BDE 5. ABCE
6. ABD 7. ACD 8 ACDE 9. BCDE 10. ABCDE

二、是非判断题
1. × 2. × 3. × 4. × 5. √ 6. × 7. √ 8. × 9. √ 10. √

三、填空题
1. 酚妥拉明
2. 中脑 皮质 中脑 边缘叶
3. 髓襻升支粗段
4. 迷走 钾
5. 甲状腺过氧化物酶 合成
6. 青霉素G 磺胺嘧啶（SD）

四、名词解释题
1. 因精神刺激、感染、手术、外伤等诱因，使甲状腺激素突然大量释放入血，导致病情恶化，患者出现高热、心力衰竭、肺水肿、水和电解质紊乱而危及生命，称甲状腺危象。

2. 药物滥用或称物质滥用，是国际通用术语，我国将滥用麻醉药品等称"吸毒"，是指大量反复使用与医疗目的无关的依赖性药物或物质，包括成瘾性及习惯性药物，引起生理依赖性和精神依赖性。

3. 有些药物在肝细胞与葡萄糖醛酸等结合后排入胆道，随胆汁到达小肠后被水解，游离药物被重吸收。肝肠循环后果使药物作用时间延长。

4. 与受体不可逆或难逆性牢固结合，与激动剂合用时，不与激动剂竞争同一受体，可使激动剂效能和强度均降低，量效曲线下移。

五、简答题
1. 肾上腺素：过敏性休克；异丙肾上腺素：中心静脉压高，心排血量低性休克；去甲肾上腺素：药物中毒性低血压，神经源性休克的早期；多巴胺：心收缩力弱，尿少、尿闭的休克。

2. 其机制是阻滞黑质－纹状体通路的D_2受体，使纹状体中的D_2功能减弱ACh的功能增强而引起的，表现为帕金森综合征，急性肌张力障碍，静坐不能，迟发性运动障碍；恶性综合征与阻滞外周神经系统、体温调节中枢及锥体外系的D_2受体有关。

3. ACEI常用于高血压与慢性心功能不全的治疗，其作用机制：①ACEⅠ通过抑制ACE，抑制循环RAAS的AngⅡ形成，直接影响血管，间接影响交感活性和醛固酮的作用。使血管舒张，外周阻力下降；血容量下降。从而降低血压，减轻心脏前后负荷。②抑制局部组织RAAS的AngⅡ形成，减少NA释放，减少交感神经对心血管系统的作用,有助于降压和改善心功能。③减少 BK 降解,血管舒张。

4. 硝酸甘油可扩张静脉和动脉而降低心脏的前后负荷,降低心肌耗氧量及增加心肌氧的供应,但可反射性使心率加快和心肌收缩力加强从而增加心肌耗氧量;普萘洛尔阻滞 β 受体,可抑制心肌收缩力,减慢心率而降低心肌耗氧量,但可扩大心室容积,延长射血时间。两药合用可协同降低心肌耗氧量的作用,又可相互抵消不利作用,从而增强抗心绞痛的疗效。

5. 中毒机制:有机磷酸酯类可与胆碱酯酶牢固结合,从而抑制了胆碱酯酶的活性,使其丧失水解乙酰胆碱的能力,造成乙酰胆碱在体内大量堆积,引起一系列中毒症状。临床表现:①M 样中毒症状:如缩瞳、视力模糊、流涎、口吐白沫、出汗、皮肤湿冷、恶心呕吐、腹痛腹泻、大小便失禁、支气管痉挛、心动过缓和血压下降等。②N 样中毒症状:如肌震颤、抽搐、肌无力甚至麻痹、心动过速、血压先升高后下降等。③中枢症状:如先兴奋后抑制,出现头痛、头晕、不安、失眠、谵妄、昏迷、呼吸和循环衰竭等。

6.

分 代	特 点
第一代	对 G^+ 菌作用较第二、第三代强,对 G^- 菌弱于第二、第三代,对厌氧菌无效;对青霉素酶稳定,对 G^- 菌产生的 b 内酰胺酶的稳定性较第二、第三代差;对肾脏有一定毒性
第二代	对多数 G^- 性菌作用强于第一代,对 G^+ 性菌作用较第一代相当或稍弱,但对铜绿假单胞菌无效,对厌氧菌有效;对青霉素酶稳定,对 G^- 性菌产生的 b 内酰胺酶较稳定;不易透过血脑屏障;对肾脏毒性较第一代小
第三代	对 G^- 性菌(含铜绿假单胞菌、肠杆菌属)及厌氧菌有强大作用,强于第二代,对 G^+ 性菌作用虽有一定活性但更弱;能透过血脑屏障,达有效浓度;对青霉素酶和 G^- 性菌产生的 b 内酰胺酶稳定;对肾脏基本无毒性
第四代	抗菌谱更广,对 G^+ 菌作用增强,对 G^- 性菌(含铜绿假单胞菌)的细胞壁和外膜的穿透力更强,对厌氧菌也有强大作用;对青霉素酶和 G^- 性菌产生的 b 内酰胺酶更稳定;易透过血脑屏障;对肾脏基本无毒性

§3 药剂学基本知识问答及自测试题

药剂学（pharmaceutics）是研究药物制剂的基本理论、处方设计、制备工艺、质量控制和合理使用等内容的综合性应用技术科学。其基本任务是研究将药物制成适宜的剂型，保证以质量优良的制剂满足医疗卫生工作的需要。

药剂学是药学各专业的主要专业课之一，也是各类晋升及资格考试的必要科目，凡涉及药品研发、生产、使用、质量控制、市场流通、监督和管理的科技人员都必须具备一定的药剂学知识。但药剂学具有学习内容多而散，记忆性强，易懂但难以系统掌握其内容等特点。因此，编写"药剂学基本知识问答及自测试题"以药学从业人员必需掌握的专业基础知识为原则，强化药学从业人员专业技术应用能力为宗旨，突出针对性和实用性，以便于药学从业人员对药剂学知识的理解、掌握和应用。

基本知识问答

1. 药物剂型、药物制剂有何不同？请举例说明。

为适应治疗或预防的需要而制备的药物应用形式称为药物剂型，如片剂、颗粒剂、注射剂、栓剂、软膏剂、气雾剂等。根据药典等标准，为适应治疗或预防需要而制备的药物应用形式的具体品种称为药物制剂，如土霉素片、胰岛素注射剂、沙丁胺醇气雾剂等。同一药物可制成多种剂型，同一种剂型包括多种制剂。

2. 药物剂型按物质形态可分为哪几类？请举例说明。

（1）液体剂型：如芳香水剂、溶液剂、注射剂、合剂、洗剂、搽剂等。

（2）气体剂型：如气雾剂、喷雾剂等。

（3）固体剂型：如散剂、丸剂、颗粒剂、片剂、膜剂等。

（4）半固体剂型：如软膏剂、栓剂、糊剂等。

3. 药典的定义是什么？哪年版《中国药典》开始将药典分为第一、第二、第三部？

药典是一个国家记载药品标准、规格的法典，一般由国家药典委员会组织编纂，并由政府颁布、执行，具有法律约束力。《中国药典》2005年版开始将药典分为第一、第二、第三部。

4. 药剂学有哪些分支学科？它们的研究内容是什么？

（1）工业药剂学：是利用溶液的形成理论、粉体学、流变学、界面化学等的研究手段研究剂型以及制剂单元操作的基本理论、工艺技术、生产设备和质量管理的一门学科。

（2）物理药剂学：是运用物理化学原理、方法和手段，研究药剂学中有关剂型、制剂的处方设计、制备工艺、质量控制等内容的边缘学科。

（3）药用高分子材料学：主要介绍药剂学的剂型设计和制剂处方中常用的合成和天然高分子材料的结构、制备、物理化学特征以及其功能与应用。

（4）生物药剂学：是研究药物在体内的吸收、分布、代谢与排泄的机制及过程，阐明药物因素、剂型因素和生理因素与药效之间关系的边缘学科。

（5）药物动力学：是采用数学的方法，研究药物在体内的吸收、分布、代谢与排泄的经时过程与药效之间关系的学科，对指导制剂设计、剂型改革、安全合理用药等提供量化指标。

（6）临床药剂学：是以患者为对象，研究合理、有效、安全用药等，与临床治疗学紧密联系的新学科，亦称临床药学。

5. 试述药剂学的具体任务。

（1）药剂学基本理论的研究。

（2）新剂型的研究与开发。

（3）新技术的研究与开发。

（4）新辅料的研究与开发。

（5）中药新剂型的研究与开发。

（6）生物技术药物制剂的研究与开发。

（7）制剂新机械和新设备的研究与开发。

6. 表示粉体流动性的参数有哪些？怎样改善粉体的流动性？

表示粉体流动性的参数主要有休止角、流出速度和压缩度。

可采取以下措施改善粉体的流动性：增大粒子大小；改善粒子的形态及表面粗糙度；适当干燥，控制粉体的含湿量；加入助流剂等。

7. 常用的粒子径的测定方法有哪些？

常用的粒子径的测定方法有显微镜法、库尔特计数法、沉降法、比表面积法、筛分法等。

8. 试述等量递增混合法的含义。

该法又称"配研法"。混合的各组分比例相差悬殊时,难以混合均匀,此时应采用等量递增混合法进行混合。即取量小的组分与等量的量大组分同时混匀,再加入混合物等量的量大组分稀释均匀,如此等倍量增加至全部混匀,再过筛混合即成。

9. 散剂的特点是什么?

散剂的特点为:易分散、起效快;外用覆盖面大,具有保护、收敛等作用;制备工艺简单;储存、运输、携带方便。

10. 什么是颗粒剂?简述颗粒剂的制备工艺流程。

颗粒剂是药物与适宜的辅料混合而制成的颗粒状制剂,一般可分为可溶性颗粒剂、混悬性颗粒剂和泡腾性颗粒剂。

颗粒剂的制备工艺流程为:药物+辅料→粉碎→过筛→混合→制粒→干燥→整粒→质量检查→分剂量→包装。

11. 简述片剂辅料的分类,并写出每类辅料常用的品种。

片剂的辅料一般分为以下几类:

(1) 稀释剂:如淀粉、糊精、乳糖等。

(2) 润湿剂与黏合剂:润湿剂常用的有水、乙醇溶液。黏合剂常用的有淀粉浆、糖浆、纤维素衍生物等。

(3) 崩解剂:如干淀粉、L-HPC、CMS-Na 等。

(4) 润滑剂:如微粉硅胶、滑石粉、硬脂酸镁等。

12. 什么是湿法制粒?请写出片剂湿法制粒压片法的工艺流程。

湿法制粒是将药物和辅料的粉末混合均匀后加入液体黏合剂制备颗粒的方法。

片剂湿法制粒压片法的工艺流程:主药+辅料→粉碎→过筛→混合 $\xrightarrow{\text{黏合剂}}$ 制粒→干燥→整粒 $\xrightarrow{\text{润滑剂}}_{\text{崩解剂}}$ 混合→压片。

13. 片剂包衣的目的是什么?根据包衣材料的不同,包衣片可分为哪几类?

包衣的目的有以下几方面:①避光、防潮,增加药物的稳定性。②掩盖药物的不良气味,增加患者的顺应性。③隔离配伍禁忌成分。④控制药物释放的部位及速度。⑤改善片剂的外观,便于识别。

根据包衣材料的不同,包衣片可分为糖衣片、薄膜衣片和肠溶衣片。

14. 试述片剂的制备中可能发生的问题及解决的办法。

(1) 裂片:压力分布不均及物料的压缩成型性差是裂片的主要原因。解决的主要办法是选用弹性小、塑性大的辅料;选用适宜的压片机和操作参数。

(2) 松片:主要原因是黏性力不够,压缩力不足。解决的措施是增加黏合

（3）黏冲：主要原因是颗粒不够干燥、物料易吸湿、润滑剂选用不当或用量不足、冲头表面锈蚀或粗糙不光等。通常应根据实际情况，找出原因加以解决。

（4）片重差异超限：产生的原因主要有颗粒流动性不好、颗粒内细粉太多或颗粒的大小相差悬殊、加料斗内的颗粒时多时少、冲头与模孔吻合不好。通常应根据实际情况，找出原因加以解决。

（5）崩解迟缓：片剂超过了《药典》规定的崩解时限。解决措施是适当地调节压力；加适当的崩解剂、黏合剂等。

（6）溶出超限：主要原因是片剂不崩解、颗粒过硬或药物的溶解度差等，应根据实际情况予以解决。

（7）片剂中药物含量不均匀：片重差异过大，小剂量药物混合不均匀，可溶性成分在颗粒之间迁移。解决方法是制备合适大小的颗粒，混合均匀。

15. 请写出以下维生素 B_2 片剂处方中各成分的作用并简述其制备工艺。

维生素 B_2 片剂的处方（1 万片的用量）：

维生素 B_2	50g	淀粉	360g
糊精	250g	羧甲基淀粉钠	10g
10% 淀粉浆	600g	硬脂酸镁	8g

处方中各成分的作用：维生素 B_2 为主药；淀粉、糊精为稀释剂；羧甲基淀粉钠为崩解剂；10% 淀粉浆为黏合剂；硬脂酸镁为润滑剂。

制备工艺：将维生素 B_2、淀粉、糊精混合均匀，加入 10% 淀粉浆制软材，过筛制备湿颗粒，干燥，整粒，加羧甲基淀粉钠、硬脂酸镁混合均匀，压片。

16. 简述胶囊剂的定义及分类。

胶囊剂系指药物填装于空心硬质胶囊中或密封于弹性软质胶囊中而制成的固体制剂。通常将胶囊剂分为硬胶囊剂、软胶囊剂和肠溶胶囊剂。

17. 哪些药物不宜制成胶囊剂？

（1）药物的水溶液或稀的乙醇溶液，因可使胶囊壁溶化。

（2）易风干的药物，因可使胶囊壁软化。

（3）易潮解的药物，因可使胶囊壁脆裂。

（4）易溶性的刺激性药物，因用药后可增强局部刺激性。

18. 什么是滴丸剂？常用的基质分为哪几类？请举例说明。

滴丸剂系指固体或液体药物与适当物质（基质）加热熔化混匀后，滴入不相混溶的冷凝液中、收缩冷凝而制成的小丸状制剂，主要供口服使用。

滴丸剂常用的基质分为两大类：

（1）水溶性基质：常用的有 PEG 类、肥皂类、硬脂酸钠及甘油明胶等。

(2) 脂溶性基质：常用的有硬脂酸、单硬脂酸甘油酯、氢化植物油及虫蜡等。

19. 简述滴丸剂的制备工艺流程。

药物与基质加热熔融混匀→滴入冷却剂→冷却→洗丸→干燥→选丸→（包衣）→质检→分装。

20. 什么是小丸？简述小丸的特点。

小丸是药物与辅料构成的直径小于2.5mm的实心球状制剂。

相比于其他丸剂，小丸具有以下特点：①可以直接吞服，较普通丸剂服用方便，药效迅速。②可以装入硬胶囊中制成胶囊剂使用。③便于药物的配伍，减少药物的配伍变化。④小丸可包衣，达到缓释和控释的目的。

21. 简述栓剂的定义及分类。

栓剂是药物与适宜基质制成一定形状的供人体腔道给药的固体制剂。

按给药途径，栓剂可分为肛门栓、阴道栓和尿道栓。

22. 与口服制剂比较，说明栓剂发挥全身作用的特点。

与口服制剂比较，全身作用栓剂具有以下特点：①药物不受胃肠pH值或酶的影响。②避免药物对胃肠道的刺激。③用药方法得当，可避免肝脏首过效应，提高药物的生物利用度。④适于不能口服和不愿口服的患者。

23. 简述栓剂的质量要求。

栓剂的质量要求是药物与基质混合均匀，外形圆整光滑，无刺激性；硬度适宜；塞入腔道后应能融化、软化或溶化，并与分泌液混合，逐渐释放药物。

24. 简述栓剂基质的分类，并举例说明。

常用的栓剂基质可分为两大类：

(1) 油脂性基质：可可豆脂、半合成脂肪酸甘油酯（如椰油酯、山苍子油酯、棕榈油酯）、合成脂肪酸酯。

(2) 水溶性基质：甘油明胶、聚乙二醇类（PEG）、非离子型表面活性剂类。

25. 简述制备栓剂时可选用的润滑剂。

(1) 用于油脂性基质的润滑剂：常用软肥皂、甘油各1份与90%乙醇5份混合制成的醇溶液。

(2) 用于水溶性基质的润滑剂：液状石蜡或植物油等油类物质。

26. 简述软膏剂基质的分类，并举例说明。

软膏剂基质可分为以下三种类型：

(1) 油脂性基质：烃类（凡士林、固体石蜡、液状石蜡等）、油脂类（植物油、氢化植物油等）、类脂类（羊毛脂、蜂蜡等）、硅酮。

(2) 乳剂型基质：O/W型（十二烷基硫酸钠、聚山梨酯类、有机铵皂等）

和W/O型（硬脂酸甘油酯、脂肪酸山梨坦等）乳剂型基质。

(3) 水溶性基质：甘油明胶、聚乙二醇类（PEG）。

27. 软膏剂的制备方法有哪些？乳膏剂是采用何种方法制备？

软膏剂的制备方法有研和法、熔和法和乳化法。乳膏剂是采用乳化法进行制备。

28. 请写出以下水杨酸乳膏处方中各成分的作用。

水杨酸乳膏的处方：

水杨酸	1.0g	硬脂酸	1.0g
硬脂酸甘油酯	1.5g	白凡士林	0.5g
液状石蜡	2.5g	羊毛脂	2.0g
三乙醇胺	0.2g	十二烷基硫酸钠	1.0g
甘油	1.2g	蒸馏水	加至40g

处方中各成分的作用：水杨酸为主药，液状石蜡、白凡士林和羊毛脂作为油相，部分的硬脂酸与三乙醇胺反应生成新生铵皂，作为O/W型乳化剂，剩余的硬脂酸作为油相，硬脂酸甘油酯为油相并作为辅助乳化剂，十二烷基硫酸钠为O/W型乳化剂，甘油为保湿剂，蒸馏水为水相。

29. 简述眼膏剂的定义及质量要求。

眼膏剂系指药物与适宜的基质制成的专供眼用的灭菌软膏剂。

眼膏剂的质量要求是：应均匀、细腻、易于涂布；无刺激性；无微生物污染，不得检出金黄色葡萄球菌和铜绿假单胞菌；用于眼部手术或创伤的眼膏剂不得加入抑菌剂和抗氧剂。

30. 目前临床上较常用的凝胶剂是哪种类型？有何特点？

在临床上应用较多的凝胶剂是水性凝胶剂。水性凝胶剂具有易涂展，易洗除，无油腻感，能吸收组织分泌液，利于药物释放。但其润滑作用差，易失水和霉变，故常需添加保湿剂和防腐剂。

31. 简述气雾剂的特点。

气雾剂的优点：具有速效和定位作用；能增加药物的稳定性；使用方便，药物可避免胃肠道的破坏和肝脏首过作用；可以用定量阀门准确控制剂量；可减少对创面的刺激性。

气雾剂的缺点：由于气雾剂需要特制的耐压容器、阀门系统和生产设备，因此生产成本高；易发生炸瓶；抛射剂有高度挥发性，多次使用于受伤皮肤上可引起不适与刺激；氟氯烷烃类抛射剂在动物或人体内达一定浓度可造成心律失常。

32. 气雾剂按分散系统可分为哪几类？

按分散系统，气雾剂可分为溶液型气雾剂、混悬型气雾剂和乳剂型气雾剂。

33. 简述气雾剂的组成。常用的抛射剂有哪些?

气雾剂是由抛射剂、药物与附加剂、耐压容器和特制的阀门系统组成。常用的抛射剂有氟氯烷烃类（如二氯二氟甲烷、三氯一氟甲烷管）、氢氟烷烃、碳氢化合物（如丙烷、正丁烷等）及压缩气体等。

34. 简述气雾剂中药物经肺吸收的机制。

（1）肺泡管为很薄的结缔组织，肺泡由单层细胞构成，因此药物极易透过肺泡。

（2）肺泡总数达3亿～4亿个，总表面积为70～100 m^2，而肺泡的毛细血管总面积达100 m^2，吸收面积很大。

35. 药剂学中灭菌法可分为哪几类? 请简述常用的物理灭菌方法。

药剂学中灭菌法可分为物理灭菌法、化学灭菌法和无菌操作法。物理灭菌技术包括热压灭菌法（干热灭菌法、湿热灭菌法）、射线灭菌法（辐射灭菌法、微波灭菌法、紫外线灭菌法）、过滤除菌法。

36. 简述热原的定义、组成及性质。

注射后能引起人体致热反应的物质，称为热原。热原是微生物的一种内毒素，由磷脂、脂多糖和蛋白质组成，其中主要成分是脂多糖。热原具有耐热性、过滤性、水溶性、不挥发性以及其他性质（能被强酸强碱破坏，强氧化剂、超声波及某些表面活性剂也能使之失活）。

37. 简述除去热原的方法。

热原的除去方法包括高温法、酸碱法、吸附法、离子交换法、凝胶过滤法、反渗透法、超滤法、其他方法（采用二次以上湿热灭菌法或适当提高灭菌温度和时间、微波灭菌）。

38. 简述注射剂的一般生产工艺流程。

制备注射剂的工艺流程：

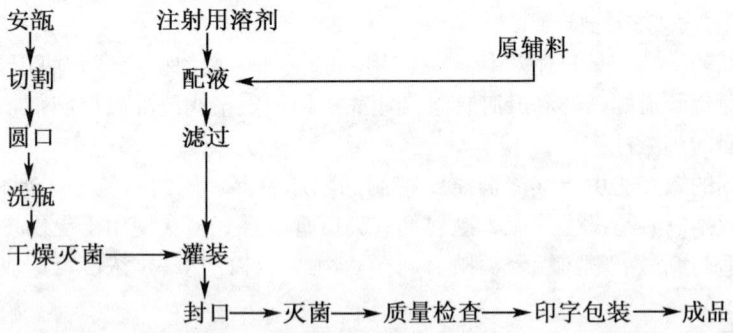

**39. 配制0.5%的盐酸普鲁卡因溶液400mL，需加氯化钠多少克，才能

使其成为等渗溶液（1% 盐酸普鲁卡因溶液的冰点下降度为 0.12℃，1% 氯化钠溶液的冰点下降度为 0.58℃）？

$W = [(0.52 - 0.12/2)/0.58] \times [400/100] = 3.17(g)$

40. 简述输液的分类并举例。

(1) 电解质输液：如氯化钠注射液、乳酸钠注射液等。

(2) 营养输液：如葡萄糖注射液、复方氨基酸注射液等。

(3) 胶体输液：右旋糖酐注射液等。

(4) 含药输液：替硝唑注射液等。

41. 简述增加药物溶解度的方法。

增加药物溶解度的方法有：制成可溶解性盐；引入亲水基团；使用混合溶剂；加入助溶剂；加入增溶剂等。

42. 简述滴眼剂的含义及其质量要求。

滴眼剂系直接用于眼部的外用液体制剂。以水溶液为主，包括少数水性混悬液。

滴眼剂的质量要求类似注射剂（除无热原检查外），只是严格程度有所不同，具体如下：

(1) pH 值：pH 值在 6～8 范围内眼睛无不适感，控制在 5～9 范围内，一般可以耐受。

(2) 渗透压：滴眼剂的渗透压应与泪液渗透压近似，眼球可适应的渗透压范围相当于 0.6%～1.5% 氯化钠注射液的渗透压。

(3) 无菌：用于眼外伤（包括手术后）的滴眼剂，要求绝对无菌。一般滴眼剂要求没有致病菌，不得检出铜绿假单胞菌和金黄色葡萄球菌。

(4) 澄明度：滴眼剂的澄明度要求比注射剂要低些。

(5) 黏度：应有适当的黏度，可增加药物在眼内的停留时间，增强疗效，又可减小刺激性。

(6) 稳定性。

43. 什么是液体制剂？按分散系统对液体制剂如何分类？

液体制剂系指药物分散在适宜的分散介质中制成的可供内服或外用的液体形态的制剂。按分散系统分类，液体制剂可分为均相液体制剂和非均相液体制剂。均相液体制剂分为低分子溶液剂和高分子溶液剂。非均相液体制剂包括溶胶剂、乳剂和混悬剂。

44. 液体制剂的质量要求有哪些？

均相液体制剂应是澄明溶液；非均相液体制剂的药物粒子应均匀分散，浓度准确；口服的液体制剂应外观良好，口感适宜；外用的液体制剂应无刺激性；液体制剂应有一定的防腐能力，保存和使用过程不应发生霉变；包装容器适宜,方便患者携带和使用。

45. 根据 Stoke's 定律,应如何增加混悬剂的动力稳定性?

混悬剂中的微粒受重力作用产生沉降时,其沉降速度服从 Stoke's 定律:

$$V = \frac{2r^2(\rho - \rho_1)g}{9\eta}$$

由上式可知,微粒沉降速度与微粒半径平方、微粒与分散介质的密度差成正比,与分散介质的黏度成反比。混悬剂微粒沉降速度愈大,动力稳定性愈小。

增加混悬剂的动力稳定性的主要方法有:①尽量减小微粒半径,以减小沉降速度。②增加分散介质的黏度,往往向混悬剂中加入高分子助悬剂,在增加介质黏度的同时,也减小了微粒与分散介质之间的密度差。

46. 混悬剂常用的稳定剂分为哪几类?请举例说明。

混悬剂的稳定剂包括助悬剂、润湿剂、絮凝剂和反絮凝剂。

常用的助悬剂有甘油、糖浆、阿拉伯胶、纤维素衍生物类、硅皂土等。常用的润湿剂有聚山梨酯、泊洛沙姆等。常用的絮凝剂和反絮凝剂有枸橼酸盐、酒石酸盐、磷酸盐等。同一种电解质既可作絮凝剂也可作反絮凝剂。

47. 乳剂常发生的稳定性问题有哪些?

乳剂常发生以下变化:分层、絮凝、转相、合并与破裂、酸败。

48. 简述乳剂常用的制备方法。

乳剂常用的制备方法有干胶法、湿胶法、新生皂法、两相交替加入法、机械法。

49. 简述表面活性剂的分类,并举例说明。

表面活性剂可分为离子型表面活性剂和非离子型表面活性剂。离子型表面活性剂又可分为阳离子型表面活性剂、阴离子型表面活性剂和两性离子型表面活性剂。

阴离子型表面活性剂主要有高级脂肪酸盐、硫酸化物、磺酸化物等。阳离子表面活性剂常用的品种有苯扎氯铵和苯扎溴铵等。两性离子型表面活性剂常用的品种有卵磷脂、氨基酸型和甜菜碱型。非离子型表面活性剂的主要品种脂肪酸甘油酯、脂肪酸山梨坦(司盘)、聚山梨酯(吐温)、聚氧乙烯型等。

50. 新药研究中制剂稳定性试验有哪些?

新药研究中制剂的稳定性试验有影响因素实验(高温实验、高湿实验、强光实验)、加速实验和长期实验。

51. 延缓药物水解的方法有哪些?

(1) 控制温度。

(2) 调节 pH 值。

(3) 改变溶剂。
(4) 制成难溶性的盐。
(5) 制成固体制剂。

52. 简述影响药物制剂稳定性的因素。
(1) 处方因素：pH 值的影响、广义酸碱催化的影响、溶剂的影响、离子强度的影响、表面活性剂的影响、处方中基质或赋形剂的影响。
(2) 外界因素：温度的影响、光线的影响、空气（氧）的影响、金属离子的影响、湿度和水分的影响、包装材料的影响等。

53. 增加易于氧化的药物稳定性的方法有哪些？
(1) 控制氧含量：蒸馏水新煮沸、通入 CO_2 或 N_2。
(2) 加入抗氧剂。
(3) 调节 pH 值。
(4) 加入螯合剂：常用的螯合剂有乙二胺四乙酸及其盐、二羟乙基甘氨酸、酒石酸等。
(5) 低温、避光保存。

54. 什么是反应速度常数、半衰期、有效期？与稳定性有何关系？
反应常数（K）：表示在反应中，反应物的浓度等于 1mol 浓度时的反应速度。半衰期表示药物降解到原来浓度一半时所用的时间。有效期一般是指药物浓度降解 10% 时所用的时间。K 值越大，半衰期与有效期就越小，稳定性就越差。

55. 什么是固体分散体？有何应用特点？固体分散体中药物以什么状态存在？
固体分散体是指药物与载体混合制成的高度分散的固体分散物。固体分散体可利用不同性质的载体达到速效、缓释、控释的目的。固体分散物中药物一般以分子状态、胶体状态、亚稳定态、微晶态以及无定形态存在于载体材料中。

56. 固体分散体常用的载体材料有哪些？
(1) 水溶性载体材料：能增加难溶性药物的溶解度和溶出速率，主要材料有聚乙二醇类（PEG）、聚维酮类（PVP）、表面活性剂类、有机酸类、糖类与醇类、纤维素衍生物类等。
(2) 难溶性载体材料：可延缓药物释放，主要材料有乙基纤维素（EC）、聚丙烯酸树脂类（含季铵基的聚丙烯酸树脂 Eudragit），其他如胆固醇、β 谷甾醇等。
(3) 肠溶性载体材料：控制药物在小肠释放，主要材料有纤维素类 [纤维醋法酯（CAP）、邻苯二甲酸羟丙甲纤维素（HPMCP）、羧甲乙纤维素

(CMEC) 等]、聚丙烯酸树脂类（常用 Eudragit L100 和 Eudragit S100）。

57. 固体分散体常用的制备方法有哪些？并简述其适用范围。

固体分散体常用的制备方法有：熔融法、溶剂法、溶剂-熔融法、溶剂 喷雾（冷冻）干燥法、研磨法、双螺旋挤压法等。

熔融法：适合于对热稳定的药物和载体。

溶剂法：适合于对热不稳定或易挥发的药物。

溶剂-熔融法：适合于液态药物或剂量小于 50mg 的固体药物。

溶剂 喷雾（冷冻）干燥法：适合于易分解或氧化、对热不稳定的药物。

58. 固体分散体为什么能提高药物的溶出速率？

（1）药物的高度分散状态有利于药物的快速释放：药物在固体分散物中所处的状态是影响药物溶出速率的重要因素。药物一般以分子状态、胶体状态、亚稳定态、微晶态以及无定形存在于载体材料中，载体材料可以阻止已分散的药物再聚集粗化。

（2）载体材料对药物溶出的促进作用：①水溶性载体可提高药物的可润湿性。②载体保证了药物的高度分散性。③载体材料对药物有抑晶性。

59. 什么情况下药物制成固体分散体具有缓释作用？其缓释原理是什么？

药物采用疏水的或脂质类载体材料制成的固体分散体均具有缓释作用。其缓释原理是载体材料形成网状骨架结构，药物以分子或微晶状态分散于骨架内，药物的溶出必须首先通过载体材料的网状骨架扩散，故释放缓慢。

60. 什么是包合物？常用包合材料是什么？有何应用特点？

包合物是指一种药物分子被全部或部分包入另一种物质的分子腔道中而形成的独特形式的络合物。常用的包合材料有环糊精及其衍生物、胆酸、淀粉、纤维素、蛋白质、核酸等。药物被包合后可增加药物的稳定性，增加药物的溶解度，液体药物可粉末化，可掩盖不良气味，减少刺激性及毒副作用，调节释药速度，提高药物的生物利用度。

61. 什么是环糊精？常用的是哪几种类型？

环糊精（CYD）系指淀粉用嗜碱性芽胞杆菌经培养得到的环糊精葡萄糖转位酶作用后形成的由 6～12 个 D-葡萄糖分子以 1,4-糖苷键连接而成的环状低聚糖化合物。常用的环糊精类型主要是 α、β、γ 3 种，其结构中分别含 6、7、8 个 D-葡萄糖分子。

62. 包合物常用的制备方法有哪些？

包合物常用的制备方法有：饱和水溶液法、研磨法、冷冻干燥法、喷雾干燥法、超声法等。

63. 什么是微囊？药物微囊化有何特点？微囊制备方法有哪些？

微囊是指以天然的或合成的高分子材料为囊材，将固体或液体药物作囊心物包裹而成的微小胶囊。药物微囊化后可以提高药物的稳定性,掩盖不良气味及口感,防止药物对胃的刺激性,减少复方的配伍变化,制成微囊使药物达控释或靶向作用,可改善某些药物的物理特性,可使液态药物固体化,还可将活性细胞或生物活性物质包囊,使在体内发挥生物活性作用,且具有良好的生物相容性和稳定性。

微囊的制备方法有:①物理化学法,包括单凝聚法、复凝聚法、溶剂-非溶剂法、改变温度法和液中干燥法。②物理机械法,包括喷雾干燥法、喷雾凝结法、流化床包衣法、多孔离心法、超临界流体法。③化学法,包括界面缩聚法、辐射交联法。

64. 微囊与微球有何区别?

利用天然的或合成的高分子材料作为囊膜,将固态或液态药物包裹而成的直径在 $1\sim5000\mu m$ 的微小药库型胶囊,称为微囊。药物溶解或分散在高分子材料中,形成骨架型微小球状实体,称为微球,通常微球的粒径范围为 $1\sim250\mu m$。微囊和微球粒径同属微米级,有时微囊和微球没有严格区分,可统称为微粒。

65. 药物微囊化在药剂学中有何应用?

药物微囊化可以提高药物的稳定性,掩盖不良气味及口感,防止药物对胃的刺激性,减少复方的配伍变化,制成微囊使药物达控释或靶向作用,可改善某些药物的物理特性,可使液态药物固体化,还可将活性细胞或生物活性物质包囊,使在体内发挥生物活性作用,且具有良好的生物相容性和稳定性。

66. 简述单凝聚法和复凝聚法制备微囊的原理。

单凝聚法是指将药物分散与囊材的水溶液中,以电解质或强亲水性非电解质为凝聚剂,使囊材凝聚包封于药物表面形成微囊。复凝聚法是指利用两种具有相反电荷的高分子材料做囊材,将囊心物分散在囊材的水溶液中,在一定条件下,相反电荷的高分子材料相互交联后,溶解度降低,自溶液中凝聚析出成囊。

67. 简述控制微囊(微球)粒径大小的必要性并说明影响微囊、微球粒径大小的因素。

粒径是微囊、微球的重要质量指标。口服粒径小于 $200\mu m$ 的微囊或微球时,在口腔内无异物感。粒径还直接影响药物的释放、生物利用度、载药量、有机溶剂残留量以及体内分布与靶向性等。影响微囊微球粒径大小的因素有:①药物的粒径。②载体材料的用量。③制备方法。④制备温度。⑤制备的搅拌速度。⑥附加剂的浓度。⑦材料相的黏度。

68. 简述微囊中药物的释放机制及影响释放因素。

微囊中药物释放的机制通常有以下3种:①扩散:微囊进入体内后,体液向其中渗透而逐渐使其中药物溶解并扩散出来,囊壁不溶解。②囊膜的溶解或破裂。③囊壁的消化与降解。

影响微囊药物释放的因素有:①微囊的粒径。②囊壁的厚度。③囊壁的物理化学性质。④药物的性质。⑤附加剂的影响。⑥微囊的制备工艺条件。⑦pH值的影响。⑧溶出介质离子强度的影响。

69. 什么是缓释制剂和控释制剂?两者有何区别?

缓释制剂系指用药后能在较长时间内持续释放药物以达到延长药效目的的制剂。控释制剂系指药物能在设定的时间内自动地以设定速度释放的制剂。两者区别是:缓释制剂是在规定介质中,要求缓慢地非恒速释放药物,药物释放主要是一级速度过程。控释制剂是在规定介质中,要求缓慢恒速或接近恒速释放药物,药物释放主要是按零级或接近零级速率规律释放,可得更平稳的血药浓度。

70. 缓释制剂和控释制剂的特点分别是什么?

缓释制剂的特点是减少服药次数,减少用药总剂量;保持平稳的血药浓度,避免峰谷现象。控释制剂的特点是恒速释药,减少了服药次数;保持稳态血药浓度,避免峰谷现象;可避免某些药物引起中毒。

71. 哪些药物不适宜制成缓释或控释制剂?

以下药物不宜制成缓释、控释制剂:①半衰期很短(小于1小时)或很长(大于24小时)的药物。②单服剂量很大(大于1g)的药物。③药效剧烈、溶解度小、吸收无规律或吸收差或吸收易受影响的药物。④在体内有特定吸收部位的药物,如胃肠系统上端吸收的维生素 B_2、在十二指肠吸收的铁,都不宜制成口服缓释制剂。口服缓释制剂要求在整个消化道都有吸收。

72. 缓释、控释制剂的设计有什么要求?

(1) 药物选择:$t_{1/2}=2\sim8h$ 适宜;$12h<t_{1/2}<1h$,不适宜制成缓释、控释制剂;剂量很大、药效很激烈、溶解吸收很差、剂量需精密调节的药物不宜制成缓释、控释制剂。

(2) 设计要求:①生物利用度:缓控制剂的相对生物利用度应为普通制剂的80%~120%。②峰谷浓度比:稳定时,峰、谷浓度应小于或等于普通制剂。③缓释、控释制剂的剂量计算:一般可根据经验,参考该药物普通制剂的剂量换算。如某普通制剂每日3次,每次100mg,若制成每日1次的缓控释制剂,一次剂量可为300mg。也可采用药物动力学的方法计算。

73. 根据溶出原理,药物释放受溶出限制,那么可通过什么方法使药物缓慢释药,达到长效目的?

根据溶出原理,可通过减少药物的溶解度,降低药物的溶出速率使药物缓慢释药,达到长效目的,其方法有:①将药物制成溶解度小的盐或酯。②与高分子化合物生成难溶性盐。③控制粒子大小，药物微粒粒径大，溶出慢，反之则快。④药物包藏于溶蚀性骨架中，如以脂肪、虫蜡类等为基质的缓释片。

74. 控释制剂通常由哪几部分组成？你认为哪部分最为关键？

控释制剂通常由以下四个部分组成：①药物储库部分。②控释部分。③能源部分。④传递孔道。其中控释部分最为关键。

75. 渗透泵型控释片剂由哪几部分组成？并简述每部分作用及常用的材料。

渗透泵片由药物、半透膜材料、渗透压活性物质和推动剂等组成。常用半透膜材料为醋酸纤维素、乙基纤维素等。渗透压活性物质起调节药室内渗透压的作用，其用量的多少关系到零级释放时间的长短，常用氯化钠、乳糖、果糖、葡萄糖、甘露醇的不同混合物。推动剂能吸水膨胀，产生推动力将药物层的药物推出释药小孔，常用的有分子量为3万~500万的聚羟甲基丙烯酸烷基酯、分子量为1万~36万的PVP等。除上述组成外，还可加入致孔剂、助悬剂、黏合剂等。

76. 简述渗透泵型控释片剂控释原理及制备关键。

渗透泵片原理与构造为：①片芯为水溶性药物和水溶性聚合物或含有其他辅料。②外包有不溶性半渗透膜壳，水可渗透进入，药物不能渗透。③片剂的一侧壳顶用适当方法（如激光）开一小孔，当水通过半透膜进入片芯后，药物溶解成饱和溶液，由于渗透压的差别，药物由小孔释放药物，直至膜内外渗透压平衡。

半透膜的厚度、孔径和孔率，片芯处方及释药小孔的直径是制备渗透泵型片剂的关键，释药小孔直径小，释药慢，反之则快。

77. 何谓靶向制剂？有哪些类型？

靶向制剂又称靶向给药系统（targeting drug system，TDS），是指借助载体、配体或抗体将药物通过局部给药或全身血液循环而选择性的浓集定位于靶组织、靶器官、靶细胞或细胞内结构的给药系统。靶向制剂可分为：被动靶向制剂、主动靶向制剂、物理化学靶向制剂。

78. 何谓被动靶向制剂和主动靶向制剂？请举例说明。

被动靶向制剂是依据机体不同生理学特性的器官（组织、细胞）对不同大小的微粒不同的阻留性，采用各种载体材料制成的各种类型的胶体或混悬微粒制剂。乳剂、脂质体、微球和纳米球等都可以作为被动靶向制剂的载体。主动靶向制剂是用修饰的药物载体作为"导弹"，将药物定向地运送到靶区浓集发挥药效。如修饰的脂质体、修饰的纳米乳、修饰的微球、修饰的纳米粒等。

79. 何谓前体药物制剂？有何特点？常见的前体药物类型有哪些？

前体药物（prodrug）是活性药物经化学修饰而成的药理惰性物质，能在体内经化学反应或酶反应，使活性的母体药物再生而发挥其治疗作用。欲使前体药物在特定的靶部位再生为母体药物，基本条件是：①使前体药物转化的反应物或酶均应仅在靶部位才存在或表现出活性。②前体药物能同药物的受体充分接近。③酶须有足够的量以产生足够量的活性药物。④产生的活性药物应能在靶部位滞留，而少进入循环系统产生毒副作用。常用的前体药物类型：抗癌的前体药物、脑部靶向前体药物、结肠靶向前体药物。

80. 什么是脂质体？有何特点？何谓相变温度？它对脂质体的质量有何影响？

脂质体（liposome）是指将药物包封于类脂质双分子层内而形成的微型小囊。药物被包封后其主要特点为：靶向性和淋巴定向性；细胞亲和性与组织相容性；长效作用；降低药物毒性；提高药物稳定性。相变温度是当温度升高时脂质体双分子层中疏水链可从有序排列变为无序排列，从而引起一系列变化，如膜的厚度变小、流动性增加，转变时的温度为相变温度。该温度取决于磷脂的种类。在相变温度时，脂质体膜的流动性增加，被包裹的药物具有最大的释放速度。因此，膜的流动性直接影响脂质体的药物释放和稳定性。

81. 常用脂质体包封材料有哪些？常见的脂质体制备方法有哪些？

脂质体常用的包封材料主要有：①磷脂类，卵磷脂、脑磷脂、大豆磷脂、合成磷脂。②胆固醇，调节（增加、减少）膜流动性。

常用的脂质体制备方法有：薄膜分散法，注入法，超声波分散法，冷冻干燥法。

82. 影响脂质体中药物包封率的因素有哪些？

影响脂质体包封率的因素有：脂质体粒径的大小，类脂质膜材的投料比，脂质体的电荷，药物溶解度。

83. 何谓经皮给药制剂？有什么特点？

经皮给药制剂是经皮肤敷贴方式用药，药物由皮肤吸收进入全身血液循环并达到有效血药浓度、实现疾病治疗或预防的一类制剂。其特点：避免首过效应、胃肠灭活，提高疗效；可维持恒定血药浓度、减少胃肠给药的不良反应；延长作用时间、减少用药次数、改善用药顺应性；可自主用药、减少个体间、减少个体内差异。缺点：起效慢；剂量不宜过大；对皮肤有刺激性和过敏性的药物不宜制成透皮吸收制剂；生产工艺和条件复杂。

84. 简述经皮吸收制剂的组成、分类和影响药物经皮吸收的因素。

经皮制剂的基本组成可分为5层：背衬层、药物储库、控释膜、黏附层、保护膜。经皮吸收制剂基本可分为膜控释型和骨架型两类。影响药物经皮吸收的因素主要是：①药物的性质：药物的溶解性与油水分配系数、药物分子量大小、熔点、药物在基质中的状态。②基质的性质。基质的特性与亲和力、基质的pH值。③经皮促进剂的影响。④皮肤因素的影响。

85. 什么是生物药剂学？何谓剂型因素与生物因素？

生物药剂学是研究药物及其剂型在体内的吸收、分布、代谢、排泄的过程，阐明药物的剂型因素、生物因素与药效之间相互关系的一门科学。

剂型因素：①药物的理化性质。②制剂处方组成。③药物的剂型和给药途径。④制剂工艺过程等。生物因素：①种族差异。②性别差异。③生理及病理条件的差异。④年龄差异等。

86. 药物有哪几种吸收方式？特点怎样？

(1) 被动转运：又称被动扩散，药物由高浓度向低浓度顺浓度差转运，不耗能，不需载体；适用于大部分药物。

(2) 主动转运：需借助载体或酶促系统，从低浓度向高浓度转运，需要消耗能量。

(3) 促进扩散：需载体，不耗能，从高浓度向低浓度转运。一些物质在细胞膜载体的帮助下，转运速度可大大超过被动扩散。

(4) 膜动转运：通过细胞膜的主动变形将药物摄入细胞内或从细胞内释放到细胞外的转运过程，有部位特异性，不需载体。主要有：胞饮作用（摄取的药物为溶解物或液体）和吞噬作用（摄取的药物为大分子或微粒）。

87. 药物的脂溶性与解离度对药物通过生物膜有何影响？

药物的脂溶性与解离度对药物通过生物膜影响很大，解离度小的药物脂溶性高，容易透过生物膜；同一药物，分子型比离子型脂溶性大，分子型（非解离型）易于被吸收。药物在胃肠道中是以分子型存在还是以离子型存在，取决于环境 pH 值与药物本身的 pK_a。如在膜两侧 pH 值不等时，弱酸性药物易由较酸一侧向较碱一侧扩散。

88. 药物的多晶型与药物吸收有什么关系？

药物多晶型中有稳定型、亚稳定型和不稳定型三种。稳定型：化学性质稳定性最好、熔点最高、溶解度最小、溶出速率慢，药物在体内吸收差。不稳定型：与稳定型相反，但易于转化为稳定型，实际应用不多。亚稳定型：具有较低的熔点、溶解度较大、溶出速率也较快、吸收较好，为有效晶型。

89. 药物的排泄有哪些途径？其中主要途径是什么？

肾是药物排泄的主要器官，其次是胆汁排泄。还可经乳汁、唾液、呼气、汗腺等排泄，但排泄量很少。

90. 什么是药物动力学？什么是隔室模型、表观分布容积、生物半衰期及清除率？

药物动力学是应用动力学原理与数学处理方法，定量描述药物在体内动态变化规律的科学，即研究药物在体内的量变规律。

隔室模型：由于药物的体内过程十分复杂，要定量地研究其体内过程十分困难。故为方便起见，常把机体划分为由一个、两个或两个以上的小单元构成的体系，然后研究一个单元内、两个或三个单元之间的药物转运过程。在药物动力学中把这些小单元称为隔室。

表观分布容积：假设在药物充分分布的前提下，体内全部药物按血中同样浓度溶解时所需的体液总容积。

生物半衰期：药物在体内的量或血药浓度，通过各种途径消除一半所需要的时间，常以 $t_{1/2}$ 表示。

清除率指单位时间内，从体内消除的含药血浆体积或药物表观分布容积，常用"CL"表示，又称为体内总清除率（TBCL）。

91. 什么是生物利用度？哪些药物必须测定生物利用度？

生物利用度系指药物吸收进入血液循环的程度与速度。吸收程度：即药物进入血液循环的多少，可通过 AUC 表示。吸收速度：即药物进入体循环的快慢，常用 t_{max} 来比较制剂中药物吸收的快慢。

通常以下药物应进行生物利用度研究：①用于预防、治疗严重疾病的药物，特别是治疗剂量与中毒剂量很接近的药物。②剂量 反应曲线陡峭或具不良反应的药物。③溶解速度缓慢的药物；某些药物相对为不溶解，或在胃肠道中成为不溶性的药物。④溶解速度受粒子大小、多晶型等影响的药物制剂。⑤制剂中的辅料能改变主药特性的药物制剂。

92. 生物利用度与固体制剂溶出度有何关系？

药物在体内吸收速度常常由溶解的快慢而决定，固体制剂中的药物在被吸收前，必须经过崩解和溶解然后转为溶液的过程，如果药物不易从制剂中释放出来或药物的溶解速度极为缓慢，则该制剂中药物的吸收速度或程度就有可能存在问题，因此，用溶出度评价药物内在质量在一定程度上可反映药物制剂在体内的生物利用度和临床效果。值得指出的是，有效成分的溶出与药物的生物利用度之间并无绝对相关关系，只有药物的溶出速率等于或者低于药物在体内的吸收速率时，溶出速率成为限速因素，两者之间才可能有一定的相关性。

93. 什么是药物的配伍变化？注射剂配伍变化的主要原因是什么？

药物的配伍变化指药物配伍应用后在理化性质或生理效应等方面产生变化。注射剂产生配伍变化的因素有：溶剂组成的改变；pH 值的改变；缓冲容量（缓冲剂抵抗 pH 变化能力的大小）；原辅料的纯度和盐析作用；直接反应；混合量、顺序及其稳定性的影响；附加剂的影响；氧与二氧化碳；光敏感性。

94. 什么是生物技术药物制剂？有何特点？

生物技术药物是指采用现代生物技术，借助某些微生物、植物或动物生产所得的药品。采用 DNA 重组技术或其他生物新技术研制的蛋白质或核酸类药物，也称为生物技术药物。特点：生物技术药物多为蛋白质类和多肽类；临床使用剂量小,药理活性高,不良反应少,很少有过敏反应;但其结构相当复杂,性质很不稳定,极易变质;这类药物对酶敏感又不易穿透胃肠黏膜,一般只能注射给药,使用起来不太方便。

自测试题一 (附参考答案)

一、选择题

【A 型题】

1. 下列关于粉体润湿性的描述正确的是
   A. 粉体的润湿性常用接触角表示   B. 粉体的润湿性常用休止角表示   C. 接触角小,粉体的润湿性差   D. 休止角小,粉体的润湿性差   E. 粉体的润湿性与颗粒剂的崩解无关

2. 《中国药典》2005 年版规定,制药工业用筛的"目"数是表示
   A. 每厘米长度上筛孔数目   B. 每分米上筛孔数目   C. 每英寸长度上筛孔数目   D. 每英尺长度上筛孔数目   E. 每寸长度上筛孔数目

3. 一般应制成倍散的是
   A. 含毒性药物的散剂   B. 外用散剂   C. 含低共熔成分的散剂   D. 含液体成分的散剂   E. 眼用散剂

4. CRH 为评价散剂下列哪项性质的指标
   A. 流动性   B. 吸湿性   C. 聚集性   D. 润湿性   E. 黏附性

5. 用包括粉体本身孔隙及粒子间孔隙在内的体积计算的密度为
   A. 真密度   B. 堆密度   C. 粒密度   D. 高压密度   E. 振实密度

6. 制备不透光的空胶囊,需加入的遮光剂是
   A. 甘油   B. 二氧化钛   C. 琼脂   D. 食用染料   E. 二氧化硅

7. 下列各种规格的空胶囊中,容积最大的是
   A. 0 号   B. 1 号   C. 2 号   D. 3 号   E. 4 号

8. 以下不属于胶囊剂质量检查项目的是
   A. 外观   B. 装量差异限度   C. 含量均匀度   D. 融变时限   E. 崩解时限

9. 以下宜制成胶囊剂的是
   A. O/W 乳剂   B. 药物的稀乙醇溶液   C. 维生素 E   D. 硫酸锌   E. 甲醛

10. 以 PEG6000 为基质制备滴丸时,应选用哪一种冷凝液
    A. 甘油   B. 水与乙醇的混合物   C. 液状石蜡   D. 液状石蜡与甘油的混合物   E. 水与甘油的混合物

11. 凡士林仅能吸收约 5% 的水,为改善其吸水性常与之合用的基质是
    A. 石蜡   B. 羊毛脂   C. 蜂蜡   D. 十六醇   E. 二甲硅油

12. 下列关于软膏剂基质的叙述,错误的是

A. 油脂性基质对皮肤有软化保护作用,且易清洗　　B. 水溶性基质释放药物较快　　C. 水溶性基质可用于有多量渗出液的创面　　D. O/W 型乳剂型基质需加入保湿剂　　E. O/W 型乳剂型基质不可用于有多量渗出液的创面

13. 制备乳剂型基质的软膏剂时,油相与水相的温度一般控制在
　　A. 50℃　　B. 60℃　　C. 70℃　　D. 80℃　　E. 90℃
14. 下列不属于油脂性基质的是
　　A. 石蜡　　B. 凡士林　　C. 鲸蜡　　D. 二甲硅油　　E. 十二烷基硫酸钠
15. 下列不属于软膏剂附加剂的是
　　A. 抗氧剂　　B. 润滑剂　　C. 保湿剂　　D. 透皮促进剂　　E. 防腐剂
16. 以下可用作注射剂增溶剂的是
　　A. 吐温-80　　B. 亚硫酸钠　　C. 司盘-80　　D. 硬脂酸钾　　E. 三氯叔丁醇
17. 输液剂应采用的灭菌方法是
　　A. 流通蒸汽灭菌　　B. 低温间歇灭菌　　C. 煮沸灭菌　　D. 紫外线灭菌　　E. 热压灭菌
18. 下列有关热原的描述,错误的是
　　A. 热原具有滤过性　　B. 热原可溶于水且耐热　　C. 热原可以被活性炭吸附　　D. 热原具有挥发性　　E. 热原可被超声波破坏
19. 可用于静脉注射用乳剂的乳化剂的是
　　A. 吐温-80　　B. 司盘-80　　C. 月桂硫酸钠　　D. 卖泽　　E. 普流罗尼克 F-68
20. 静脉注射用脂肪乳剂输液中含有注射用甘油,其作用是
　　A. 助悬剂　　B. 等渗调节剂　　C. 乳化剂　　D. 保湿剂　　E. 增塑剂
21. 下列有关化学动力学的描述,错误的是
　　A. 化学动力学可作为药品稳定性的预测理论　　B. 化学动力学是研究化学反应的速度以及影响因素的学科　　C. 多数药物及其制剂的降解可按零级、一级或伪一级反应处理　　D. 对于零级降解反应来讲,其反应速度与时间 t 的公式为 $\lg C = \dfrac{-k}{2.303}t + \lg C_0$　　E. 一级反应速度与反应药物的浓度成正比
22. 酯类药物易产生
　　A. 聚合反应　　B. 水解反应　　C. 氧化反应　　D. 光学异构化反应　　E. 脱羧反应
23. 下列有关长期试验的叙述,错误的是
　　A. 接近药品的实际储存条件　　B. 可为制定药物的有效期提供依据　　C. 供试品五批,必须采用市售包装　　D. 一般在室温下进行　　E. 放置 12 个月,分别于 0、3、6、9、12 个月取样,12 个月后,仍需继续考察分别于 18、24、36 个月取样进行检测

§3 药剂学基本知识问答及自测试题 / 97

24. 某药物按一级反应分解,反应速度常数 $k=0.0095$(天$^{-1}$),问该药物的 $t_{1/2}$ 约为
    A. 73 天   B. 37 天   C. 40 天   D. 55 天   E. 80 天
25. 以下不能延缓药物水解的方法是
    A. 降低温度   B. 调节 pH 值   C. 改变溶剂   D. 制成干燥粉末   E. 控制微量金属离子
26. 影响渗透泵式控释制剂的释药速度的因素不包括
    A. 膜的厚度   B. 释药小孔的直径   C. pH 值   D. 片芯的处方   E. 膜的孔率
27. 关于控释制剂特点中,错误的论述是
    A. 释药速度接近一级速度   B. 可使药物释药速度平稳   C. 可减少给药次数   D. 可减少药物的副作用   E. 可使血药浓度长时间恒定维持在有效浓度范围
28. 影响口服缓控、释制剂的设计的生物因素是
    A. 稳定性   B. 代谢   C. 油水分配系数   D. 剂量大小   E. pK_a、解离度和水溶性
29. 影响口服缓控释制剂的设计的理化因素不包括
    A. 稳定性   B. 水溶性   C. 油水分配系数   D. 生物半衰期   E. pK_a、解离度
30. 制备渗透泵片剂常用的水不溶性聚合物是
    A. 聚乙烯   B. 醋酸纤维素   C. 聚乙二醇   D. 卡波姆   E. 硅橡胶
31. 不属于物理化学靶向制剂的是
    A. 磁性制剂   B. pH 值敏感的靶向制剂   C. 靶向给药乳剂   D. 栓塞靶向制剂   E. 热敏靶向制剂
32. 脂质体属于哪一类靶向制剂
    A. 主动靶向制剂   B. 被动靶向制剂   C. 物理化学靶向制剂   D. 热敏感靶向制剂   E. pH 值敏感的靶向制剂
33. 微球属于哪一类靶向制剂
    A. 主动靶向制剂   B. 被动靶向制剂   C. 物理化学靶向制剂   D. 热敏感靶向制剂   E. 磁性靶向制剂
34. 下列属于主动靶向制剂的是
    A. 脂质体   B. 纳米球   C. 磁性微球   D. 靶向乳剂   E. 免疫脂质体
35. 下列哪种靶向制剂属于被动靶向制剂
    A. 热敏脂质体   B. 长循环脂质体   C. 免疫脂质体   D. 脂质体   E. pH 值敏感脂质体
36. 下列关于药物制剂配伍的叙述错误的是
    A. 研究药物制剂配伍变化可避免医疗事故的发生   B. 药物制剂的配伍变化又称为配伍禁忌   C. 研究药物制剂配伍变化的目的是保证用药安全有效

D. 药物配伍后由于物理、化学和药理性质相互影响产生的变化均称为配伍变化

E. 能引起药物作用的减弱或消失,甚至引起毒副作用的增强的配伍称为配伍禁忌

37. 药物配伍后产生颜色变化的原因不包括
   A. 吸附   B. 还原   C. 分解   D. 氧化   E. 聚合

38. 下列属于物理配伍变化有
   A. 变色   B. 分解破坏   C. 疗效下降   D. 分散状态或粒径变化   E. 产气

39. 下列不属于化学配伍变化的是
   A. 变色   B. 分解破坏疗效下降   C. 发生爆炸   D. 乳滴变大   E. 产生降解物

40. 下列为物理稳定性变化的是
   A. 片剂吸潮   B. 片剂中有关物质增加   C. 维生素 C 片剂发生变色   D. 药物溶液容易遇金属离子后变色加快   E. 抗生素配制成输液后含量随时间延长而下降

【B 型题】

问题 1~2

A. 粉体流动性   B. 粉体润湿性   C. 水溶性粉体的吸湿性   D. 粉体粒子大小   E. 粉体的压缩性

1. 粒径
2. 接触角

问题 3~4

A. 过七号筛的细粉重量不应低于 95%   B. 过六号筛的细粉重量不应低于 95%   C. 不能通过一号筛和能通过四号筛的总和不得过供试量的 8%   D. 不能通过一号筛和能通过五号筛的总和不得过供试量的 15%   E. 不能通过一号筛和能通过六号筛的总和不得过供试量的 20%

3. 局部用散剂的粒度要求
4. 颗粒剂的粒度要求

问题 5~6

A. 15 分钟   B. 30 分钟   C. 45 分钟   D. 60 分钟   E. 75 分钟

5. 2010 年版《中国药典》规定,硬胶囊的崩解时限是
6. 2010 年版《中国药典》规定,软胶囊的崩解时限是

问题 7~8

A. 空胶囊的成形材料   B. 增塑剂   C. 遮光剂   D. 防腐剂   E. 增稠剂

7. 琼脂
8. 对羟基苯甲酸乙酯

问题 9～10

  A．CMC-Na B．PEG4000 C．甘油 D．羊毛脂 E．吐温类

9. 水性凝胶的基质
10. O/W 型乳剂基质的乳化剂

  问题 11～12

  A．混悬型软膏剂 B．乳膏剂 C．凝胶剂 D．糊剂 E．溶液型软膏剂

11. 药物溶解（或共熔）于基质或基质组分中制成的软膏剂
12. 系指药物细粉均匀分散于基质中制成的软膏剂

  问题 13～14

  A．纯化水 B．注射用水 C．灭菌注射用水 D．制药用水 E．原水

13. 包括原水、纯化水、注射用水与灭菌注射用水
14. 蒸馏水或离子交换水经蒸馏所得的水，为配制注射剂用的溶剂

  问题 15～16

  A．酸碱法 B．反渗透法 C．吸附法 D．离子交换法 E．超滤法

15. 常用活性炭、硅藻土处理，以除去热原的方法是
16. 采用阴离子、阳离子交换树脂除去热原的方法是

  问题 17～18

  A．防止药物水解 B．防止药物氧化 C．降低介电常数使注射液稳定
  D．防止药物聚合 E．防止药物脱羧

17. 巴比妥钠注射剂中加有 60% 丙二醇的目的是
18. 青霉素 G 钾制成粉针剂的目的是

  问题 19～20

  A．高温试验 B．高湿度试验 C．加速试验 D．长期试验 E．强光照射试验

19. 供试品开口时间置适宜的洁净容器中，在温度 60℃的条件下放置 10 天
20. 供试品开口置恒湿密闭容器中，在 25℃，相对湿度 90%±5% 的条件下放置 10 天

  问题 21～22

  A．速释制剂 B．缓释制剂 C．控释制剂 D．靶向制剂 E．前体药物制剂

21. 在人体中经生物转化，释放出母体药物的制剂属
22. 渗透泵型片剂属

  问题 23～24

  A．靶向制剂 B．缓释制剂 C．控释制剂 D．速释制剂 E．前体药物制剂

23. 胃内漂浮片剂属

24. 水溶性骨架片剂属

问题 25～26

　　A. 被动靶向制剂　　B. 主动靶向制剂　　C. 物理化学靶向制剂　　D. 热敏免疫脂质体　　E. 前体药物

25. 用某些物理或化学方法使药物在特点部位发挥药效的靶向制剂
26. 在体内使活性的母体药物再生而发挥其治疗作用的是

问题 27～28

　　A. 被动靶向制剂　　B. pH 值靶向制剂　　C. 栓塞靶向制剂　　D. 热敏免疫脂质体　　E. 前体药物

27. 同时具有物理化学靶向和主动靶向的双重作用
28. 进入体内的载药微粒被巨噬细胞作为外来异物吞噬而实现靶向的制剂

问题 29～30

　　A. 变色　　B. 析出沉淀　　C. 分散状态变化　　D. 潮解、液化和结块　　E. 粒径变化

29. 化学配伍变化的是
30. 中药颗粒剂最容易出现的现象是

【X型题】

1. 倍散的稀释倍数有

　　A. 10 倍　　B. 100 倍　　C. 1000 倍　　D. 10000 倍　　E. 1 倍

2. 颗粒剂的特点为

　　A. 飞散性和聚结性均较小　　B. 附着性较散剂大　　C. 流动性好，有利于分剂量　　D. 服用方便，可适当加入矫味剂、着色剂等　　E. 必要时可对颗粒进行包衣

3. 在散剂的制备过程中，目前常用的混合方法有

　　A. 过筛混合　　B. 搅拌混合　　C. 对流混合　　D. 研磨混合　　E. 扩散混合

4. 以下哪些因素可影响药物的过筛效率

　　A. 药粉的水分含量　　B. 药粉的运动方式和速度　　C. 过筛设备的类型和构造　　D. 筛孔的大小及形状　　E. 震动强度和频率

5. 以下药物不宜制成胶囊剂的是

　　A. 药物的稀乙醇溶液　　B. 易溶性的刺激性药物　　C. 易潮解的药物　　D. 易风化的药物　　E. 药物的水溶液

6. 下列关于胶囊剂的特点，叙述正确的是

　　A. 可掩盖药物的不良气味　　B. 液态药物的固体剂型化　　C. 可提高药物的稳定性　　D. 可延缓药物的释放和定位释药　　E. 生产自动化程度较片剂高，成本低

7. 下列关于小丸的叙述，正确的是

　　A. 小丸可根据需要制成速释、缓释或控释制剂　　B. 可对小丸进行包衣以提高

药物的稳定性　　C. 小丸在胃肠道的分布面积大，吸收较快　　D. 小丸主要供内服，也可外用　　E. 小丸可填充入硬质空心胶囊壳中

8. 肠溶胶囊的制备方法有

　A. 甲醛浸渍法　　B. 乙醛浸渍法　　C. 在普通硬胶囊外包上肠溶衣料 CAP
　D. 在普通硬胶囊外包上肠溶衣料 PEG　　E. 将溶解好的肠溶材料直接加到明胶液中，再加工制成肠溶空胶囊

9. 下列属于 O/W 型乳化剂的有

　A. 聚山梨酯类　　B. 脂肪酸山梨坦类　　C. 十六醇　　D. 三乙醇胺皂
　E. 十二烷基硫酸钠

10. 下列不能用于制备眼膏剂的基质是

　A. 液状石蜡　　B. 石蜡　　C. 羊毛脂　　D. 凡士林　　E. 二甲硅油

11. 需要加入保湿剂和防腐剂的基质是

　A. 水溶性基质　　B. 油脂性基质　　C. O/W 型乳剂型基质　　D. W/O 型乳剂型基质　　E. 水性凝胶基质

12. 以下关于软膏剂制备的叙述，正确的是

　A. 乳膏剂采用乳化法制备　　B. 应用熔融法时，不溶性药物可直接加到熔融基质中，搅拌至冷却后再研磨　　C. 含挥发性或易升华药物，一般应使基质温度降至 60℃左右，再与药物混合　　D. 油溶性药物可直接溶解在熔化的油脂性基质中　　E. 半固体药物必须用少量液体软化后再与基质混合

13. 注射剂的质量要求包括

　A. pH 值　　B. 无菌　　C. 降压物质　　D. 无热原　　E. 澄明度

14. 关于注射剂特点的描述，下列正确的是

　A. 药效迅速、作用可靠　　B. 可用于不宜口服的药物　　C. 适用于不能口服给药的患者　　D. 使用方便　　E. 不能产生局部定位作用

15. 关于注射用水的描述，下列正确的是

　A. 注射用水系指蒸馏水或去离子水再经蒸馏而制得的水　　B. 注射用水应于制备后 24 小时内使用　　C. 离子交换法是制备注射用水的最经典的方法
　D. 制备注射用水的设备有塔式、亭式蒸馏水器、多效蒸馏水器等　　E. 注射用水应在 80℃以上或灭菌后密封保存

16. 以下关于热原的叙述，正确的是

　A. 热原是一种微生物的代谢产物　　B. 热原致热活性中心是磷脂　　C. 一般滤器不能截留热原　　D. 热原注射后能引起人体致热反应　　E. 目前各国药典法定检查热原的方法是鲎试验法

17. 药物制剂的降解途径有

　A. 水解　　B. 氧化　　C. 异构化　　D. 脱羧　　E. 聚合

18. 影响药物制剂稳定性的处方因素有

　A. pH 值的影响　　B. 溶剂的极性　　C. 加入抗氧剂　　D. 通入惰性气体

E. 包装材料
19. 以下关于固体制剂稳定性的描述，正确的是
   A. 固体制剂的稳定性与晶型无关   B. 固体制剂较液体制剂稳定   C. 固体药物与辅料间的相互作用可影响制剂的稳定性   D. 温度可加速固体制剂中药物的降解   E. 环境的相对湿度可影响固体制剂的稳定性
20. 药物制剂稳定性试验包括
   A. 影响因素试验   B. 长期试验   C. 吸湿性试验   D. 加速试验   E. 常温试验
21. 下列关于缓释制剂的叙述，正确的是
   A. 需要频繁给药的药物宜制成缓释剂   B. 生物半衰期很长的药物宜制成缓释制剂   C. 能在较长时间内维持一定的血药浓度   D. 可克服血药浓度的峰谷现象   E. 一般由速释与缓释两部分药物组成
22. 缓释制剂可分为
   A. 骨架分散型缓释制剂   B. 缓释膜剂   C. 缓释微囊剂   D. 缓释乳剂   E. 注射用缓释制剂
23. 下列关于控释制剂的叙述，正确的是
   A. 释药速度接近零级速度过程   B. 可克服血药浓度的峰谷现象   C. 消除半衰期短的药物宜制成控释制剂   D. 一般由速释与缓释两部分组成   E. 对胃肠刺激性大的药物宜制成控释制剂
24. 控释制剂的类型有
   A. 骨架分散型控释制剂   B. 渗透泵式控释制剂   C. 膜控释制剂   D. 胃滞留控释制剂   E. 控释乳剂
25. 不具有靶向性的制剂是
   A. 静脉乳剂   B. 毫微粒注射液   C. 混悬型注射液   D. 脂质体注射液   E. 口服芳香水剂
26. 脂质体的特点是
   A. 具有靶向性   B. 具有缓释性   C. 具有细胞亲和性与组织相容性   D. 增加药物毒性   E. 降低药物稳定性
27. 制备脂质体的材料有
   A. 甘油脂肪酸酯   B. 磷脂   C. 纤维类素   D. 胆固醇   E. 硬脂醇
28. 属于靶向给药的制剂有
   A. 脂质体   B. 毫微囊   C. 微囊   D. 微丸   E. 磁性制剂
29. 药物产生化学配伍变化的表现是
   A. 变色   B. 出现混浊与沉淀   C. 产生结块   D. 有气体产生   E. 药物的效价降低
30. 化学配伍变化的是
   A. 粒径变化   B. 有关物质增多   C. pH 值改变导致的沉淀   D. 潮解、

液化　　E. 变色
31. 化学配伍变化的是
　　A. 产气　　B. 分解破坏、疗效下降　　C. 析出沉淀　　D. 发生爆炸　　E. 分散状态变化
32. 物理配伍变化的是
　　A. 化学反应导致的沉淀　　B. 产气　　C. 分散状态变化　　D. 潮解　　E. 粒子积聚

二、是非判断题

1. 《中国药典》2005年版规定，颗粒剂的粒度范围是大于一号筛的粗粒和小于五号筛的细粒的总和不能超过12%。　　　　　　　　　　　　　　　　　　（　）
2. 流化床制粒可在一台机器内完成混合、制粒、干燥，因此称之为"一步制粒"。
　　　　　　　　　　　　　　　　　　　　　　　　　　　　　　　　　（　）
3. 制备颗粒剂时，一般根据经验，以"手握成团，轻压即散"为原则掌握软材的质量。　　　　　　　　　　　　　　　　　　　　　　　　　　　　　　（　）
4. 软胶囊囊壁的可塑性和弹性与明胶、增塑剂、水的比例有关，三者的比例通常是1∶(0.4～0.6)∶1。　　　　　　　　　　　　　　　　　　　　　　　　（　）
5. 含油高的药物或液态药物不宜制成胶囊剂。　　　　　　　　　　　　　（　）
6. 采用固体分散技术制备的滴丸具有起效迅速、生物利用度高的特点。　　（　）
7. 以凡士林为基质的软膏适用于有多量渗出液的皮肤患部。　　　　　　　（　）
8. 羊毛脂吸水性好，有利于药物的渗透，常单独作软膏基质使用。　　　　（　）
9. 用于眼部手术或创伤的眼膏剂应灭菌或无菌操作，且应添加抑菌剂。　　（　）
10. 焦亚硫酸钠是一种常用的抗氧剂，其适用于偏酸性溶液。　　　　　　　（　）
11. 卵磷脂和Pluronic F-68均可用作静脉注射用乳剂的乳化剂。　　　　　（　）
12. 与红细胞膜渗透压相等的溶液称为等渗溶液。　　　　　　　　　　　　（　）
13. 药物的水解反应可受H^+或OH^-的催化。　　　　　　　　　　　　（　）
14. 对于一级反应，药物降解的半衰期与初始浓度有关。　　　　　　　　　（　）
15. 反应常数K值越大，制剂稳定性就越好。　　　　　　　　　　　　　（　）
16. 用不溶于水或水溶性很小的材料与药物混合制成的骨架片称为亲水凝胶骨架片。
　　　　　　　　　　　　　　　　　　　　　　　　　　　　　　　　　（　）
17. 单室渗透片为药物与渗透促进剂，辅料压制成一固体片芯，外包渗透膜的片剂。
　　　　　　　　　　　　　　　　　　　　　　　　　　　　　　　　　（　）
18. 为了提高胃内滞留片在胃里的滞留时间，可以添加疏水性、相对密度比较小的脂类脂肪、醇类、蜡类等。　　　　　　　　　　　　　　　　　　　　　（　）
19. 使用前体药物可以实现组织定位靶向。　　　　　　　　　　　　　　　（　）
20. 药物的靶向从到达的部位可分为三级。　　　　　　　　　　　　　　　（　）
21. 主动靶向制剂进入体内的靶向性由机体本身的性质决定。　　　　　　　（　）
22. 药物制剂的配伍可使某些药物产生协同作用。　　　　　　　　　　　　（　）

23. 吗啡镇痛时常配阿托品主要是提高疗效、减少副作用。　　　　　　（　　）
24. 混浊和沉淀属于药物的物理配伍变化。　　　　　　　　　　　　（　　）

三、填空题

1. 某些药物具有"轻质"和"重质"之分，主要是因为其_____不同。
2. 颗粒剂按其溶解性能和溶解状态可分为可溶性颗粒剂、混悬性颗粒剂和_____。
3. 颗粒剂质量检查的项目一般有_____、_____、溶化性、装量差异及微生物限度检查等。
4. 制备空胶囊的主要原料是_____。
5. 制备软胶囊的方法有_____和_____。
6. 硬胶囊的制备一般分为_____的制备和_____的制备、填充、封口等工艺过程。
7. 软膏剂基质分为_____、乳剂型基质和_____3种类型。
8. 眼膏剂的制备一般应在_____或_____中进行。
9. 水性凝胶剂常用的基质是_____。
10. 热原的基本性质包括_____、_____、_____、_____等。
11. 《中国药典》中热原的检查方法有_____、_____。
12. 注射剂的 pH 值一般应控制在_____范围内。
13. 药物制剂的稳定性一般包括_____、_____和_____3个方面。
14. 药物制剂稳定性试验包括_____和_____。
15. 药物降解的两个主要途径是_____和_____。
16. 缓释制剂药物在体内的释放速度为_____级；控释制剂是指在预定时间内以_____或接近_____速度释放药物。
17. 缓释制剂按原理可分为_____、_____、_____等类型。
18. 渗透泵型片剂可分为_____片，目前最常用的半透膜材料是_____。双室渗透泵片适于制备_____或_____药物的渗透泵片。
19. 靶向制剂可分为_____、_____、_____。
20. 物理化学靶向制剂有_____、_____和_____。
21. 被动靶向制剂是由于机体的_____而形成的_____自然分布的靶向作用。
22. 药物的配伍变化可分为_____、_____、_____配伍变化3个方面。
23. 物理的配伍变化常见的有_____、_____和_____等。

四、名词解释题

1. 真密度　　2. 硬胶囊　　3. 软膏剂　　4. 热原　　5. 有效期　　6. 缓释制剂　　7. 靶向制剂　　8. 药物的配伍变化

五、简答题

1. 简述颗粒剂湿法制粒的工艺流程。
2. 请描述以下处方所制备的药物性状，并分析其处方组成。

维生素 C 颗粒

处方：维生素 C ················· 1.0g
　　　糊精 ··················· 10.0g
　　　糖粉 ··················· 9.0g
　　　酒石酸 ················· 0.1g
　　　50% 乙醇 ··············· 适量
　　　共制 10 包

3. 胶囊剂有哪些特点？
4. 眼膏剂是灭菌制剂，在制备有何特殊要求？
5. 简述注射剂一般的制备工艺流程。
6. 简述热原的定义、性质及除去热原的方法。
7. 什么是反应速度常数、半衰期、有效期？与稳定性有何关系？
8. 什么是缓释制剂和控释制剂？两者有何区别？
9. 何谓靶向制剂？有哪些类型？
10. 什么是药物的配伍变化？注射剂配伍变化的主要原因是什么？

六、计算题

配制浓度为 $100 \mu g/mL$ 某药物溶液，已知该药物分解为一级反应，室温（25℃）时，$K=0.0095$ 天$^{-1}$。请问：①60 天后，该药物溶液的含量为多少？②该药物降解 10% 所需时间是多少？

参考答案

一、选择题

【A 型题】

1. A	2. C	3. A	4. B	5. B	6. B	7. A	8. D	9. C	10. C
11. B	12. A	13. D	14. E	15. B	16. A	17. E	18. D	19. E	20. B
21. D	22. B	23. C	24. A	25. E	26. C	27. A	28. B	29. D	30. B
31. C	32. B	33. B	34. E	35. D	36. B	37. A	38. D	39. D	40. A

【B 型题】

1. D	2. B	3. A	4. D	5. B	6. D	7. E	8. D	9. A	10. E
11. E	12. A	13. D	14. B	15. C	16. D	17. C	18. A	19. A	20. B
21. E	22. C	23. C	24. E	25. C	26. E	27. D	28. A	29. A	30. D

【X 型题】

1. ABCD	2. ACDE	3. ABD	4. ABCDE	5. ABCDE
6. ABCD	7. ABCE	8. ACE	9. ADE	10. BE
11. ACDE	12. ACD	13. ABCDE	14. ABC	15. ADE
16. AC	17. ABCDE	18. ABC	19. BCDE	20. ABD
21. ACDE	22. ABCDE	23. ABCE	24. BCD	25. CE
26. ABC	27. BD	28. ABE	29. ABDE	30. BCE

31. ABD   32. CDE

二、是非判断题

1. ×　2. √　3. √　4. √　5. ×　6. √　7. ×　8. ×　9. ×　10. √
11. √　12. ×　13. √　14. ×　15. ×　16. ×　17. ×　18. √　19. √　20. √
21. ×　22. √　23. ×　24. ×

三、填空题

1. 堆密度

2. 泡腾性颗粒

3. 粒度　水分

4. 明胶

5. 压制法　滴制法

6. 空胶囊　填充物料

7. 水溶性基质　油脂性基质

8. 净化操作室　净化操作台

9. 卡波姆

10. 水溶性　耐热性　滤过性　不挥发性

11. 家兔法　鲎试验法

12. 4~9

13. 物理学　化学　生物学

14. 影响因素试验　加速试验　长期试验

15. 水解　氧化

16. 一级　零级　零级

17. 骨架型　胃滞留型　渗透泵型　包衣缓释型

18. 单室渗透与双室渗透　醋酸纤维素（乙基纤维素）　水溶性大　难溶于水的药物

19. 被动靶向制剂　主动靶向制剂　物理化学靶向制剂

20. 磁性靶向制剂　栓塞靶向制剂　热敏靶向制剂

21. 不同生理学特性的器官（组织、细胞）　对大小不同微粒不同的阻留性

22. 物理的　化学的　药理的

23. 溶解度改变　潮解、液化和结块　分散状态或粒径变化

四、名词解释题

1. 真密度：粉体质量除以不包含颗粒内外空隙的体积求得的密度。
2. 硬胶囊：系采用适宜的制剂技术，将药物或加适宜辅料制成粉末、颗粒、小片或小丸等充填于空心胶囊中的胶囊剂。
3. 软膏剂：系指药物与适宜基质混合制成的均匀的半固体外用制剂。
4. 热原：指能引起恒温动物体温异常升高的致热物质。
5. 有效期：为药物降解 10% 所需的时间，用 $t_{0.9}$ 表示。
6. 缓释制剂：系指口服药物在规定溶剂中，按要求缓慢地非恒速释放，且每天

用药次数与相应的普通制剂比较至少减少一次或用药的间隔时间有所延长的制剂。

7. 靶向制剂：系指借助载体、配体或抗体将药物通过局部给药、胃肠道或全身血液循环而选择性地浓集定位于靶组织、靶器官、靶细胞或细胞内结构的给药系统。

8. 药物的配伍变化：指多种药物或其制剂配合在一起使用时，常引起药物的物理化学性质和生理效应等方面产生变化，这些变化统称为药物的配伍变化。

五、简答题

1. 颗粒剂的制备工艺流程为：药物＋辅料→粉碎→过筛→混合→制软材→制粒→干燥→整粒→质量检查→分剂量→包装。

2. 黄色可溶颗粒，味甜酸。维生素C为主药，糊精为稀释剂，糖粉为稀释剂和矫味剂，酒石酸为稳定剂，50%乙醇为润湿剂。

3. 可掩盖药物的不良气味、提高药物的稳定性，液态药物的固体剂型化，可延缓药物的释放和定位释药。

4. 眼膏剂是灭菌制剂，在制备上要求：①应在无菌条件下制备，一般在无菌操作室或无菌操作台中进行。②所用基质、药物、配置器械及包装容器等应严格灭菌，避免细菌污染。③基质加热熔合后用细布保温滤过，置于150℃干热灭菌1～2小时。④不溶性药物应粉碎成极细粉，减少刺激性。

5. 注射剂一般的制备工艺流程：

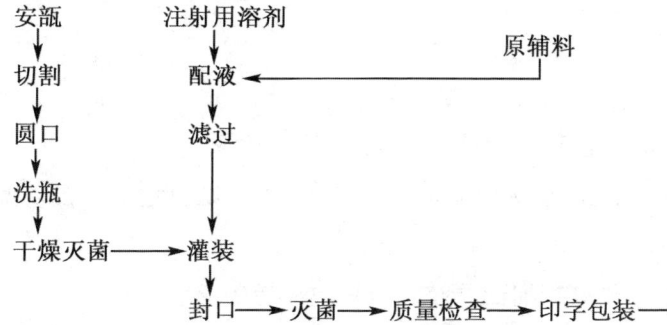

6. 注射后能引起人体致热反应的物质，称为热原。热原是微生物的一种内毒素，由磷脂、脂多糖和蛋白质组成，其中主要成分是脂多糖。热原具有耐热性、过滤性、水溶性、不挥发性以及其他性质（能被强酸、强碱破坏，强氧化剂、超声波及某些表面活性剂也能使之失活）。

热原的除去方法包括高温法、酸碱法、吸附法、离子交换法、凝胶过滤法、反渗透法、超滤法、其他方法（采用二次以上湿热灭菌法或适当提高灭菌温度和时间、微波灭菌）。

7. 反应速度常数 K 表示在反应中，反应物的浓度等于1mol浓度时的反应速度；半衰期表示药物降解到原来浓度一半时所用的时间；有效期一般是指药物浓度降解10%时所用的时间；K值越大，半衰期与有效期就越小，稳定性就越差。

8. 缓释制剂系指用药后能在较长时间内持续释放药物以达到延长药效目的的制

剂。控释制剂系指药物能在设定的时间内自动地以设定速度释放的制剂。两者区别是：缓释制剂是在规定介质中，要求缓慢地非恒速释放药物，药物释放主要是一级速度过程。控释制剂是在规定介质中，要求缓慢恒速或接近恒速释放药物，药物释放主要是按零级或接近零级速率规律释放，可得更平稳的血药浓度。

9. 靶向制剂又称靶向给药系统（targeting drug system，TDS），是指借助载体、配体或抗体将药物通过局部给药或全身血液循环而选择性的浓集定位于靶组织、靶器官、靶细胞或细胞内结构的给药系统。靶向制剂可分为：被动靶向制剂、主动靶向制剂、物理化学靶向制剂。

10. 药物的配伍变化指药物配伍应用后在理化性质或生理效应等方面产生变化。注射剂产生配伍变化的因素有：溶剂组成的改变；pH 值的改变；缓冲容量（缓冲剂抵抗 pH 值变化能力的大小）；原辅料的纯度和盐析作用；直接反应；混合量、顺序及其稳定性的影响；附加剂的影响；氧与二氧化碳；光敏感性。

六、计算题

解答：

$$\log C = -\frac{K}{2.303}t + \log C_0$$

$$= -(0.0095 \times 60)/2.303 + \log 100$$

$$= -0.2475 + 2$$

$$\approx 1.75$$

$$C = 56.23 \mu g/mL$$

$$t_{0.9} = \frac{0.1054}{K} = 0.1054/0.0095 = 11 \text{（天）}$$

答：60 天后，该药物溶液的含量为 $56.23\mu g/mL$，该药物降解 10% 所需时间是 11 天。

自测试题二 （附参考答案）

一、选择题

【A 型题】

1. 颗粒剂整粒时先用多少号筛除去粗大颗粒，再用五号筛筛去细粉
   A. 一号筛　　B. 二号筛　　C. 三号筛　　D. 四号筛　　E. 六号筛
2. 水溶性颗粒剂的制备工艺为
   A. 原辅料混合、制湿颗粒、干燥、制软材、整粒与分级、装袋　　B. 原辅料混合、制软材、制湿颗粒、干燥、整粒与分级、装袋　　C. 原辅料混合、制湿颗粒、制软材、干燥、整粒与分级、装袋　　D. 原辅料混合、制软材、整粒与分级、装袋　　E. 原辅料混合、制湿颗粒、制软材、整粒与分级、装袋
3. 在粉碎过程中，能将已达到粉碎要求的粉末及时排出且不影响粗粒继续粉碎的方

法是

　　A. 自由粉碎　　B. 闭塞粉碎　　C. 低温粉碎　　D. 混合粉碎　　E. 单独粉碎

4. 泡腾性颗粒剂遇水，颗粒剂中的有机酸与弱碱发生中和反应，产生大量气泡，此气体为

　　A. N_2　　B. H_2　　C. NO_2　　D. O_2　　E. CO_2

5. 散剂制备的一般工艺流程为

　　A. 物料前处理、筛分、粉碎、混合、分剂量、质量检查、包装储存　　B. 物料前处理、粉碎、筛分、分剂量、混合、质量检查、包装储存　　C. 物料前处理、粉碎、筛分、混合、分剂量、质量检查、包装储存　　D. 物料前处理、筛分、分剂量、粉碎、混合、质量检查、包装储存　　E. 粉碎、物料前处理、筛分、混合、分剂量、质量检查、包装储存

6. 滴丸与软胶囊的相同点是

　　A. 均可包封液体药物　　B. 均可采用压制法制备　　C. 均以PEG为主要基质　　D. 均可起速效作用　　E. 均可采用滴制法制备

7. 空胶囊的制备工艺流程为

　　A. 溶胶→干燥→蘸胶→拔壳→切割→整理　　B. 溶胶→蘸胶→干燥→拔壳→切割→整理　　C. 溶胶→蘸胶→拔壳→干燥→整理　　D. 溶胶→切割→蘸胶→拔壳→干燥→整理　　E. 溶胶→切割→干燥→蘸胶→拔壳→整理

8. 滴丸的制备工艺流程为

　　A. 药物＋基质→熔融→滴制→冷却→洗丸→干燥→选丸→质检→分装　　B. 药物＋基质→混悬或熔融→滴制→冷却→洗丸→干燥→选丸→质检→分装　　C. 药物→混悬→滴制→冷却→洗丸→干燥→选丸→质检→分装　　D. 药物→混悬或熔融→滴制→洗丸→干燥→选丸→质检→分装　　E. 药物＋基质→混悬或熔融→滴制→洗丸→干燥→选丸→质检→分装

9. 药物为混悬液时，计算软胶囊的大小，应选用

　　A. 置换价　　B. 黏度　　C. 流出速度　　D. HLB值　　E. 基质吸附率

10. 以下关于滴丸剂的特点，叙述错误的是

　　A. 设备简单、操作方便、生产率高　　B. 工艺条件不易控制　　C. 采用固体分散技术制备的滴丸具有起效迅速、生物利用度高的特点　　D. 基质容纳液态药物量大，故可使液态药物固化　　E. 有可用于耳科、眼科的滴丸

11. 氮酮在全身作用软膏剂中的作用是

　　A. 保湿作用　　B. 润滑作用　　C. 乳化作用　　D. 分散作用　　E. 促渗作用

12. 下列不属于软膏剂的质量检查项目的是

　　A. 熔程　　B. 黏度和流变性　　C. 刺激性　　D. 融变时限　　E. 微生物限度

13. 将矿物油和氧化锌混研并调制到软膏剂基质中的方法是

　　A. 乳化法　　B. 冷压法　　C. 研磨法　　D. 熔融法　　E. 粉碎法

14. 在油脂性软膏基质中，液状石蜡主要的作用是

A. 作为保湿剂　　B. 作为乳化剂　　C. 改善基质的吸水性　　D. 作为防腐剂　　E. 调节基质的稠度

15. 制备混悬型眼膏剂时，不溶性药物必须通过几号筛
    A. 五号筛　　B. 六号筛　　C. 七号筛　　D. 八号筛　　E. 九号筛

16. 注射用青霉素粉针，临用前应加入
    A. 原水　　B. 注射用水　　C. 灭菌注射用水　　D. 蒸馏水　　E. 去离子水

17. 注射用的针筒或其他玻璃器皿除热原可采用
    A. 高温法　　B. 酸碱法　　C. 吸附法　　D. 凝胶过滤法　　E. 反渗透法

18. 以下可用作注射剂、抗氧剂的是
    A. 碳酸氢钠　　B. 氯化钠　　C. 硫代硫酸钠　　D. 枸橼酸钠
    E. EDTA–2Na

19. 以下可用作注射液等渗调节剂的是
    A. 硼酸　　B. HCl　　C. 氯化钠　　D. 苯甲醇　　E. EDTA–2Na

20. 注射剂一般的生产流程是
    A. 原辅料的准备→滤过→配制→灌封→灭菌→质量检查→包装　　B. 原辅料的准备→灭菌→配制→滤过→灌封→质量检查→包装　　C. 原辅料的准备→配制→滤过→灭菌→灌封→质量检查→包装　　D. 原辅料的准备→配制→灭菌→滤过→灌封→质量检查→包装　　E. 原辅料的准备→配制→灭菌→滤过→灌封→质量检查→包装

21. 一般药物的有效期是指
    A. 药物在室温下降解50%所需的时间　　B. 药物在室温下降解10%所需的时间　　C. 药物在高温下降解10%所需的时间　　D. 药物在室温下降解90%所需的时间　　E. 药物在高温下降解90%所需的时间

22. Arrhenius 方程定量描述
    A. 湿度对反应速度的影响　　B. 温度对反应速度的影响　　C. 光线对反应速度的影响　　D. 氧气浓度对反应速度的影响　　E. pH 值对反应速度的影响

23. 加速试验要求什么条件下放置 6 个月
    A. 40℃±2℃，RH20%±5%　　B. 40℃±2℃，RH75%±5%　　C. 60℃±2℃，RH20%±5%　　D. 60℃±2℃，RH75%±5%　　E. 50℃±2℃，RH60%±5%

24. 下列防止药物氧化的措施中，错误的是
    A. 加入抗氧剂　　B. 通入惰性气体氮气　　C. 加入金属离子螯合剂　　D. 使用金属器皿　　E. 通入二氧化碳

25. 在 pH–速度曲线图最低所对应的横坐标，即为
    A. 最不稳定 pH　　B. 最稳定 pH　　C. 等电点　　D. 反应速度最高点
    E. pH 催化点

26. 一般制备缓、控释制剂的药物半衰期为

A. <1小时　　B. 2～8小时　　C. 24～32小时　　D. 32～48小时
E. >48小时
27. 青霉素普鲁卡因盐的药效比青霉素钾显著延长，其原理是
　　A. 药物的扩散减慢　　B. 减小了药物的粒径　　C. 药物的半衰期增加
　　D. 制成了溶解度小的盐　　E. 生成了难溶性的盐
28. 下列除哪种药物外均可做成缓控释制剂
　　A. 抗生素　　B. 抗心律失常　　C. 降压药　　D. 抗哮喘药　　E. 解热镇痛药
29. 渗透泵片控释的基本原理是
　　A. 减慢了扩散　　B. 减少了溶出　　C. 药物通过包在外面的控释膜恒速释放
　　D. 片内渗透压大于片外，将药物从细孔压出　　E. 片外渗透压大于片内，将药物从细孔压出
30. 下列哪种药物最适合做成缓控释制剂
　　A. 抗生素　　B. 半衰期小于1小时的药物　　C. 药效剧烈的药物　　D. 吸收很差的药物　　E. 氯化钾
31. 脂质体的特性不包括
　　A. 靶向性　　B. 缓释性　　C. 放置很稳定　　D. 降低药物毒性　　E. 提高药物稳定性
32. 脂质体的骨架材料为
　　A. 吐温和胆固醇　　B. 磷脂和胆固醇　　C. 司盘和磷脂　　D. 司盘和胆固醇
　　E. 磷脂和吐温
33. 属于主动靶向的制剂有
　　A. 糖基修饰脂质体　　B. 纳米囊　　C. 静脉注射乳剂　　D. 聚乳酸微球
　　E. pH值敏感的口服结肠定位制剂
34. 关于纳米粒的叙述，错误的是
　　A. 具有靶向性　　B. 粒径在10～1000nm　　C. 具有缓释性　　D. 可提高药效、降低毒副作用　　E. 是高分子物质组成的固态胶体粒子
35. 脂质体的制备方法不包括
　　A. 注入法　　B. 薄膜分散法　　C. 复凝聚法　　D. 逆相蒸发法　　E. 冷冻干燥法
36. 下列为药物制剂的化学稳定性变化的是
　　A. 颗粒剂吸潮　　B. 片剂溶出度变慢　　C. 片剂崩解变快　　D. 片剂的裂片
　　E. 制剂中有关物质增加
37. 下列为物理配伍变化的是
　　A. 变色　　B. 分解破坏　　C. 发生爆炸　　D. 有关物质增多　　E. 潮解、液化和结块
38. 下列为化学配伍变化的是
　　A. 药粉结块　　B. 液化　　C. 发生爆炸　　D. 潮解　　E. 粒径变化

39. 下列为化学配伍变化的是
    A. 混悬剂粒子聚集   B. 析出沉淀   C. 变色   D. 潮解、液化和结块
    E. 分散状态变化
40. 药物在乙醇和水的溶剂制剂相互配合使用时，析出沉淀属于
    A. 物理配伍变化   B. 化学的配伍变化   C. 液体配伍变化   D. 生物配伍变化   E. 药理的配伍变化

【B 型题】

问题 1~2
    A. 含毒性药物的散剂   B. 含低共熔混合物的散剂   C. 含液体药物的散剂
    D. 眼用散剂   E. 单味药散剂
1. 硫酸阿托品散
2. 痱子粉

问题 3~4
    A. 最粗粉   B. 粗粉   C. 中粉   D. 细粉   E. 极细粉
3. 能全部通过八号筛，并含能通过九号筛不少于 95% 的粉末是
4. 能全部通过二号筛，但混有能通过四号筛不超过 40% 的粉末是

问题 5~6
    A. 硬胶囊   B. 软胶囊   C. 肠溶胶囊   D. 缓释胶囊   E. 控释胶囊
5. 在水中或规定的释放介质中缓慢地恒速或接近恒速缓放药物的胶囊剂是
6. 在水中或规定的释放介质中缓慢地非恒速缓放药物的胶囊剂是

问题 7~8
    A. 促渗透剂   B. 防腐剂   C. 保湿剂   D. 软膏剂油脂性基质   E. 软膏剂水溶性基质
7. 凡士林
8. 羟苯乙酯

问题 9~10
    A. 酸值   B. 碘值   C. 皂化值   D. 水值   E. 碱值
9. 表明注射用油中游离脂肪酸的多少
10. 表明注射用油中不饱和键的多少

问题 11~12
    A. 剂量不准   B. 焦头   C. 泡头   D. 尖头   E. 瘪头
11. 灌装时安瓿瓶颈沾有药液，熔封时炭化可致
12. 熔封时火焰过大，拉丝时丝头过长可致

问题 13~14
    A. 盐酸普鲁卡因   B. 吗啡   C. 维生素 C   D. 右旋糖酐   E. 硝普钠
13. 易发生光化降解反应的是
14. 易发生水解反应的是

问题 15～16

A. 甘油　　B. 聚乙二醇 4000　　C. 甲基纤维素　　D. 乙基纤维素　　E. 单棕榈酸甘油酯

15. 可用于亲水性凝胶骨架片的材料为
16. 可用于溶蚀性骨架片的材料为

问题 17～18

A. 单棕榈酸甘油酯　　B. 聚乙二醇 6000　　C. 甲基纤维素　　D. 甘油　　E. 乙基纤维素

17. 可用于不溶性骨架片的材料为
18. 可用于膜控片的致孔剂

问题 19～20

A. 乳剂　　B. 片剂　　C. 胶囊　　D. 免疫微囊与微球　　E. 热敏脂质体

19. 属于被动靶向制剂的是
20. 属于主动靶向制剂的是

问题 21～22

A. 乳剂　　B. 脂质体　　C. 微囊　　D. 免疫脂质体　　E. 热敏脂质体

21. 属于物理化学靶向制剂的是
22. 属于主动靶向制剂的是

【X 型题】

1. 2010 年版《中国药典》中颗粒剂的质量检查项目包括
   A. 外观　　B. 粒度　　C. 干燥失重　　D. 溶化性　　E. 装量差异
2. 粉体的性质包括
   A. 触变性　　B. 粒度大小与分布　　C. 比表面积　　D. 吸湿性　　E. 流动性
3. 以下关于药筛的叙述正确的是
   A. 药筛分为药典标准筛和工业用标准筛　　B. 药典标准筛的规格以"号"表示，筛号越大，筛的孔径越小　　C. 工业用标准筛的规格以"目数"表示，目数越大，筛的孔径越大　　D. 冲眼筛系在金属板上冲出圆形的筛孔而成，其筛孔坚固，不易变形　　E. 工业用标准筛的目数越大，对应药典标准筛的筛号越小
4. 2010 年版《中国药典》中散剂的主要质量检查项目有
   A. 外观均匀度　　B. 粒度　　C. 干燥失重　　D. 溶化性　　E. 装量差异
5. 保证滴丸圆整成形、丸重差异合格的关键是
   A. 选择适宜的基质　　B. 确定合适的滴管内外口径　　C. 滴制过程中保持恒温　　D. 及时冷凝　　E. 滴制液液压恒定
6. 下列关于硬胶囊剂的叙述，正确的是
   A. 空胶囊共有 8 种规格，但常用的是 0～5 号　　B. 填充药物时，首先按药物的规定剂量所占的容积来选择最小空胶囊　　C. 易风化的药物可使胶囊壳变脆　　D. 为美观和便于识别，制备空胶囊壳时可加入食用色素等着色剂　　E. 目前多

使用锁口式胶囊，密闭性良好

7. 下列关于软胶囊剂的叙述，正确的是
   A. 若增塑剂用量过高，则软胶囊剂的囊壁会过硬　　B. 常用的增塑剂有甘油、山梨醇或两者的混合物　　C. 软胶囊的填充物多为液体，如各种油类和液体药物、混悬液，少数为固体物　　D. 液体药物含水 5% 以上不宜制成软胶囊　　E. 水溶性、挥发性、小分子有机物均可制成软胶囊

8. 滴丸的脂溶性基质常用的有
   A. 硬脂酸　　B. 硬脂酸钠　　C. 氢化植物油　　D. 明胶　　E. 单硬脂酸甘油酯

9. 以下关于眼膏剂的叙述，错误的是
   A. 眼膏剂应均匀、细腻，易涂布于眼部，对眼部无刺激　　B. 眼膏基质常采用热压灭菌　　C. 眼膏剂应进行无菌检查　　D. 对水不稳定的药物不能制成眼膏剂　　E. 制备眼膏剂的不溶性药物应预先制成极细粉

10. 以下关于软膏剂的质量要求，错误的是
    A. 软膏剂应无酸败、异臭、变色、变硬　　B. 不得有油水分离及胀气现象　　C. 软膏剂的黏稠性越大，其质量越好　　D. 软膏中的药物必须能与软膏基质互溶　　E. 基质应均匀、细腻、涂于皮肤或黏膜应无刺激性

11. 下列属于眼膏剂的质量检查项目的是
    A. 无菌　　B. 粒度　　C. 可见异物　　D. 重量差异　　E. 微生物限度

12. 下列关于水溶性基质的叙述，错误的是
    A. 水溶性基质易清洗，润滑作用好，且不用加保湿剂　　B. 水溶性基质释药速度较慢　　C. 水溶性基质吸水性强，不能用于糜烂创面　　D. 水溶性基质易霉变，需加防腐剂　　E. 目前常用的水溶性基质是固体 PEG 与液体 PEG 的混合物

13. 属于营养输液的是
    A. 复方氯化钠注射液　　B. 葡萄糖注射液　　C. 复方氨基酸注射液　　D. 脂肪乳注射液　　E. 右旋糖酐注射液

14. 以下关于冷冻干燥法制备注射用冻干制品的描述，错误的是
    A. 干燥在低温下进行，适用于热敏性物质　　B. 所得产品质地疏松，加水后溶解迅速　　C. 含水量高，有利于产品长期储存　　D. 药液在冷冻干燥前，不必进行过滤、灌装等处理过程　　E. 制备过程中可能会出现喷瓶、产品外形不饱满等问题

15. 输液剂大生产中主要存在的问题是
    A. 澄明度问题　　B. 药物水解　　C. 染菌　　D. 分层　　E. 热原问题

16. 热原的组成包括
    A. 磷脂　　B. 脂多糖　　C. 蛋白质　　D. 核酸　　E. 胆固醇

17. 以下关于药物水解反应的叙述，正确的是
    A. 酯类、酰胺类药物易发生水解反应　　B. 水解反应与溶剂的极性无关

C. 对于水解的药物，有时采用非水溶剂，乙醇、丙二醇等可使其稳定　　D. 水解反应速度与介质的 pH 值无关　　E. 一级反应的水解速度常数 $K=0.693/t_{1/2}$

18. 关于 Arrhenius 方程的叙述，正确的是

　　A. Arrhenius 方程的对数形式为 $\log K = -\dfrac{E}{2.303RT} + \log A$　　B. K 是药物降解的速度常数　　C. E 是药物降解的活化能　　D. K 值越大药物越不稳定　　E. E 值越大药物越不稳定

19. 关于药物氧化反应的叙述，正确的是

　　A. 噻嗪类、烯醇类药物易发生氧化反应　　B. 氧化降解反应速度与温度无关　　C. 金属离子可催化氧化反应　　D. 酚类药物不易氧化降解　　E. 氧化反应是药物变质的主要途径之一

20. 以下不属于抗氧剂的是

　　A. 维生素 C　　B. 生育酚　　C. 焦亚硫酸钠　　D. 乙基纤维素　　E. 聚乙烯

21. 影响口服缓控释制剂设计的理化因素是

　　A. 代谢　　B. 剂量大小　　C. 油水分配系数　　D. 生物半衰期　　E. pK_a、解离度

22. 影响口服缓控释制剂设计的药物理化因素是

　　A. 稳定性　　B. 吸收　　C. pK_a、解离度和水溶性　　D. 分配系数　　E. 药物晶型

23. 下列哪些不是影响口服缓释、控释制剂设计的药物理化因素是

　　A. 分配系数　　B. 熔点　　C. pK_a、解离度和水溶性　　D. 密度　　E. 剂量大小

24. 下列哪些是影响口服缓释、控释制剂设计的生物因素

　　A. 剂量大小　　B. 生物半衰期　　C. 吸收　　D. 分配系数　　E. 代谢

25. 下列关于靶向制剂的叙述，正确的是

　　A. 减少用药剂量　　B. 提高疗效　　C. 降低药物的毒副作用　　D. 增强药物对靶组织的特异性　　E. 靶区内药物浓度高于正常组织的给药体系

26. 下列有关靶向给药系统的叙述中，错误的是

　　A. 药物制成毫微粒后，难以透过角膜，降低眼用药物的疗效　　B. 常用超声波分散法制备微球　　C. 药物包封于脂质体后，可在体内延缓释放，延长作用时间　　D. 白蛋白是制备脂质体的主要材料之一　　E. 药物包封于脂质体中，可增加稳定性

27. 靶向制剂可分为哪几类

　　A. 主动靶向制剂　　B. 被动靶向制剂　　C. 物理化学靶向制剂　　D. 热敏感靶向制剂　　E. 磁性靶向制剂

28. 下列属于主动靶向制剂的是

　　A. 脂质体　　B. 长循环脂质体　　C. 热敏脂质体　　D. 糖基修饰脂质体

E. 免疫脂质体

29. 属于物理配伍变化的是
    A. 结块　　B. 析出沉淀　　C. 硫酸锌在弱碱性溶液中，析出沉淀　　D. 潮解、液化　　E. 粒子积聚

30. 属于化学配伍变化的是
    A. 潮解　　B. 产气　　C. 析出沉淀　　D. 两种物质配伍时发生爆炸　　E. 分散状态变化

31. 引起变色的药物配伍有
    A. 多巴胺注射液与碳酸氢钠注射液　　B. 碳酸氢钠与大黄粉　　C. 氨茶碱与乳糖　　D. 乙酰唑胺与蔗糖粉　　E. 氯化钠与水杨酸钠

32. 研究药物配伍变化的目的是
    A. 保证用药的安全有效　　B. 防止生产质量与医疗事故的发生　　C. 对可能产生的配伍变化做到有预见性探讨　　D. 产生配伍变化的原因和正确处理或防止的方法　　E. 根据药物与制剂中成分的理化性质与药理作用合理设计处方

二、是非判断题

1. 为有效地防止散剂吸潮，应将生产、储存环境的相对湿度控制在其 CRH 值以上。　　（　　）
2. 制备散剂时，如处方中含液体药物，可用处方中其他固体组分或吸收剂来吸附该液体至不润湿为止。　　（　　）
3. 散剂的粉碎方法有干法粉碎、湿法粉碎、单独粉碎、混合粉碎、低温粉碎等。　　（　　）
4. 制备空胶囊时加入甘油，其作用是增塑剂。　　（　　）
5. 滴丸剂常用的基质分为水溶性基质、脂溶性基质和乳剂型基质。　　（　　）
6. 硬胶囊和软胶囊壳的材料都是明胶、甘油、水以及其他的药用材料组成，其比例相同、制备方法不同。　　（　　）
7. 凝胶剂有单相凝胶和双相凝胶之分。单相凝胶又分为水性凝胶和油性凝胶。　　（　　）
8. 凡士林又称软石蜡，有黄、白两种，后者经漂白而成。　　（　　）
9. 软膏剂属于无菌制剂，必须在无菌条件下制备。　　（　　）
10. 静脉注射或脊椎腔注射的注射剂一律不得添加抑菌剂。　　（　　）
11. 垂熔玻璃滤器 3 号多用于常压滤过，4 号可用于减压或加压滤过。　　（　　）
12. $0.22\mu m$ 的微孔滤膜一般做注射剂的精滤使用。　　（　　）
13. 亚硫酸钠可用作维生素 C 注射液的抗氧剂。　　（　　）
14. 对伪一级反应来说，如果以 $\ln C$ 对 t 作图，将得到直线。　　（　　）
15. Aspirin 水溶液的 pH 值下降说明其发生了氧化反应。　　（　　）
16. 缓释制剂主要是一级速度释放药物，控释制剂以零级速度释放药物。　　（　　）
17. 剂量大于 1g 的药物不宜制成缓释、控释制剂。　　（　　）

18. 所有的药物均可以采用适当的药剂学手段制成缓控释制剂。 ( )
19. 采用磁性材料将药物制成磁导向制剂,是物理化学靶向制剂。 ( )
20. 淋巴靶向性是脂质体的主要特征之一。 ( )
21. 被动靶向的微粒静脉注射后,在体内的分布只取决于粒子的大小。 ( )
22. 物理配伍变化往往导致制剂出现产气现象。 ( )
23. 药物配伍后在体内相互作用,产生不利于治疗的变化,属于疗效配伍禁忌。
( )

三、填空题
1. 散剂制备的混合过程中,当两组分的比例相差悬殊时,应采用＿＿＿＿混合法。
2. 颗粒剂一般采用＿＿＿＿的办法进行整粒和分级。
3. 单位重量粉粒所具有的表面积称为＿＿＿＿。
4. A 型明胶的等电点为 pH 值＿＿＿＿,B 型明胶的等电点为 pH 值 4.7～5.2。
5. 空胶囊共有 8 种规格,随着号数由小到大,容积则由＿＿＿＿。
6. 依据胶囊的溶解与释放特性,胶囊剂可分为硬胶囊、软胶囊、＿＿＿＿、＿＿＿＿和肠溶胶囊。
7. 乳剂型基质是由水相、油相与＿＿＿＿组成,分为＿＿＿＿与＿＿＿＿两类。
8. O/W 型基质中含有大量水分,储存过程中易霉变,故常加入＿＿＿＿;同时,水分也易蒸发失散而使软膏变硬,故常需加入＿＿＿＿。
9. 软膏剂可采用＿＿＿＿、＿＿＿＿和＿＿＿＿方法制备。
10. 依靠外加电场的作用,使原水中含有的离子发生定向迁移,并通过具有选择透过性阴、阳离子交换膜,使原水得到净化的方法称为＿＿＿＿。
11. 渗透压的调整方法有冰点降低数据法和＿＿＿＿。
12. 注射液的精滤通常用 G4 垂熔玻璃滤器和＿＿＿＿。
13. 影响药物制剂稳定性的外界因素主要有＿＿＿＿、＿＿＿＿、＿＿＿＿、湿度和水分、包装材料等。
14. Arrhenius 指数定律定量地描述了＿＿＿＿与＿＿＿＿之间的关系。
15. 药物的半衰期是药物降解一半所需要的时间,记作＿＿＿＿。
16. 骨架型缓释片剂可分为＿＿＿＿、＿＿＿＿、＿＿＿＿3 种类型。
17. 胃滞留片由药物与＿＿＿＿及其他辅料一起制备而成,实际上是一种不崩解的亲水性骨架片。
18. 缓释、控释制剂主要有＿＿＿＿型和＿＿＿＿型两种。药物以分子或微晶、微粒的形式均匀分散在各种载体材料中,则形成＿＿＿＿型缓释、控释制剂;药物被包裹在高分子聚合物膜内则形成＿＿＿＿型缓释、控释制剂。
19. 靶向制剂的靶向性评价参数是＿＿＿＿、＿＿＿＿、＿＿＿＿。
20. 被动靶向制剂的载体可以是＿＿＿＿、＿＿＿＿和＿＿＿＿等。
21. 乳剂的靶向性特点在于它＿＿＿＿。乳剂在肠道吸收后经＿＿＿＿转运,避免了＿＿＿＿,可以提高＿＿＿＿。

22. 化学的配伍变化常见的有____、____、____、____、____等。

四、名词解释题

1. 休止角　2. 软胶囊　3. 眼膏剂　4. 等渗溶液　5. 半衰期　6. 前体药物　7. 被动靶向制剂　8. 物理的配伍变化

五、简答题

1. 简述散剂的特点。
2. 表示粉体流动性的参数有哪些？怎样改善粉体的流动性？
3. 哪些药物不宜制成胶囊剂？
4. 请写出以下水杨酸乳膏剂处方中各成分的作用。

水杨酸乳膏剂的处方：

水杨酸	1.0g	硬脂酸	1.0g
硬脂酸甘油酯	1.5g	白凡士林	0.5g
液状石蜡	2.5g	羊毛脂	2.0g
三乙醇胺	0.2g	十二烷基硫酸钠	1.0g
甘油	1.2g	蒸馏水	加至40g

5. 指出下列附加剂在注射剂中的作用。
(1) 吐温-80；(2) 氯化钠；(3) 三氯叔丁醇；(4) 磷酸二氢钠与磷酸氢二钠；(5) 焦亚硫酸钠；(6) EDTA-Na_2
6. 简述经典恒温法预测药物有效期的步骤。
7. 缓释制剂和控释制剂的特点分别是什么？
8. 哪些药物不适宜制成缓释或控释制剂？
9. 何谓被动靶向制剂和主动靶向制剂？请举例说明。
10. 研究药物配伍变化的目的是什么？

六、计算题

1. 配制0.5%盐酸普鲁卡因溶液400mL，需加氯化钠多少克，才能使其成为等渗溶液（1%盐酸普鲁卡因溶液的冰点下降度为0.12℃，1%氯化钠溶液的冰点下降度为0.58℃）？
2. 配制2%噻孢霉素钠滴眼液1000mL，需加多少克氯化钠或葡萄糖（噻孢霉素钠的氯化钠等渗当量为0.24，无水葡萄糖的氯化钠等渗当量为0.18）？

参考答案

一、选择题

【A型题】

1. A	2. B	3. A	4. E	5. C	6. E	7. B	8. B	9. E	10. A
11. E	12. D	13. C	14. E	15. E	16. C	17. A	18. C	19. C	20. D
21. B	22. B	23. D	24. B	25. B	26. B	27. B	28. A	29. D	30. E

31. C　32. B　33. A　34. B　35. C　36. E　37. E　38. C　39. C　40. A

【B型题】
1. A　2. B　3. E　4. B　5. E　6. D　7. D　8. B　9. A　10. B
11. B　12. D　13. E　14. A　15. C　16. E　17. E　18. B　19. A　20. D
21. E　22. D

【X型题】
1. ABCDE　2. BCDE　3. ABD　4. ABCE　5. ABCDE
6. ABDE　7. BCD　8. ACE　9. BD　10. CD
11. ABCDE　12. ABC　13. BCD　14. CD　15. ACE
16. ABC　17. ACE　18. ABCD　19. ACE　20. DE
21. BCE　22. ACDE　23. BD　24. BCE　25. ABCDE
26. ABD　27. ABC　28. BDE　29. ABDE　30. BD
31. ABC　32. ABCDE

二、是非判断题
1. ×　2. √　3. √　4. √　5. ×　6. ×　7. √　8. √　9. ×　10. √
11. ×　12. ×　13. ×　14. √　15. ×　16. √　17. √　18. ×　19. √　20. √
21. ×　22. ×　23. √

三、填空题
1. 等量递增
2. 过筛
3. 比表面积
4. 7～9
5. 大变小
6. 缓释胶囊　控释胶囊
7. 乳化剂　O/W型　W/O型
8. 防腐剂　保湿剂
9. 研磨法　熔融法　乳化法
10. 电渗析法
11. 氯化钠等渗当量法
12. 微孔滤膜滤器
13. 温度　光线　空气（氧）　金属离子
14. 温度　反应速度
15. $t_{1/2}$
16. 不溶性骨架片　溶蚀性骨架片　亲水凝胶骨架片
17. 亲水性胶体
18. 骨架　储库　骨架　储库
19. 相对摄取率　靶向效率　峰浓度比

20. 乳剂　脂质体　微球　纳米粒
21. 对淋巴的亲和性　经淋巴　经肝的首过效应　生物利用度
22. 变色　混浊和沉淀　产气　分解破坏及疗效下降　发生爆炸

四、名词解释题

1. 休止角：粉体堆积层的自由斜面在静止状态时与水平面所形成的最大角。
2. 软胶囊：系将一定量的液体药物直接包封，或将固体药物溶解或分散在适宜的赋形剂中制成溶液、混悬液、乳液或半固体，采用滴制法或压制法，密封于球形或椭圆形的软质囊材中的胶囊剂。
3. 眼膏剂：系指药物与适宜基质制成供眼用的灭菌软膏剂。
4. 等渗溶液：渗透压与血浆渗透压相等的溶液。
5. 半衰期：为药物降解50%所需的时间，用 $t_{1/2}$ 表示。
6. 前体药物：将活性药物衍生化成药理惰性物质，该惰性物质在体内经化学反应或酶反应后，再回复到母体药物，发挥治疗作用。
7. 被动靶向制剂：又称为淋巴系统靶向性。是依据机体不同生理学特性的器官（组织、细胞）对不同大小的微粒不同的阻留性，采用各种材料制成的各种类型的胶体或混悬微粒制剂。利用脂质体进入体内即被巨噬细胞作为异物吞噬特点形成天然倾向的富集作用。脂质体为可以包裹药物的脂微球。
8. 物理的配伍变化：药物配伍时发生了分散状态或其他物理性质的改变，如发生沉淀、潮解、液化、结块和粒径变化等，而造成药物制剂不符合质量和医疗要求。

五、简答题

1. 散剂的特点为易分散、起效快；外用覆盖面大，具有保护、改敛等作用；制备工艺简单；储存、运输、携带方便。
2. 表示粉体流动性的参数主要有休止角、流出速度等。可采取以下措施改善粉体的流动性：增大粒子大小；改善粒子的形态及表面粗糙度；适当干燥，控制粉体的含湿量；加入助流剂等。
3. 以下药物不宜制成胶囊剂：
（1）药物的水溶液或稀的乙醇溶液，因可使胶囊壁溶化。
（2）易风干的药物，因可使胶囊壁软化。
（3）易潮解的药物，因可使胶囊壁脆裂。
（4）易溶性的刺激性药物，因用药后可增强局部刺激性。
4. 处方中各成分的作用：水杨酸为主药，液状石蜡、白凡士林和羊毛脂作为油相，部分的硬脂酸与三乙醇胺反应生成新生铵皂，作为O/W型乳化剂，剩余的硬脂酸作为油相，硬脂酸甘油酯为油相并作为辅助乳化剂，十二烷基硫酸钠为O/W型乳化剂，甘油为保湿剂，蒸馏水为水相。
5. （1）吐温80：增溶剂。
（2）氯化钠：等渗调节剂。
（3）三氯叔丁醇：抑菌剂、止痛剂。

(4) 磷酸二氢钠与磷酸氢二钠：pH 值调节剂。

(5) 焦亚硫酸钠：抗氧剂。

(6) EDTA Na₂：金属离子螯合剂。

6. 建立稳定性指标的测定方法；设计实验温度与取样时间，一般 4 个以上的取样点；求每个温度下，反应物温度随时间的变化曲线；判断反应级数；求每个温度下反应物浓度随时间变化的回归方程，从而求得 K 值；由反应常数 K 的对数对 $1/T$ 的曲线，求得回归方程，由该回归方程求出 25℃ 的 K 值；最后求出有效期。

7. 缓释制剂的特点是减少服药次数，减少用药总剂量；保持平稳的血药浓度，避免峰谷现象。控释制剂的特点是恒速释药，减少了服药次数；保持稳态血药浓度，避免峰谷现象；可避免某些药物引起中毒。

8. 以下药物不宜制成缓释、控释制剂：①半衰期很短（＜1h）或很长（＞24h）的药物。②单服剂量很大（＜1g）的药物。③药效剧烈、溶解度小、吸收无规律或吸收差或吸收易受影响的药物。④在体内有特定吸收部位的药物，如胃肠系统上端吸收的维生素 B_2，在十二指肠吸收的铁，都不宜制成口服缓释制剂。口服缓释制剂要求在整个消化道都有吸收。

9. 被动靶向制剂是依据机体不同生理学特性的器官（组织、细胞）对不同大小的微粒不同的阻留性，采用各种载体材料制成的各种类型的胶体或混悬微粒制剂。乳剂、脂质体、微球和纳米球等都可以作为被动靶向制剂的载体。主动靶向制剂是用修饰的药物载体作为"导弹"，将药物定向地运送到靶区浓集发挥药效。如修饰的脂质体、修饰的纳米乳、修饰的微球、修饰的纳米粒等。

10. 保证用药的安全有效；防止生产质量与医疗事故的发生；对可能产生的配伍变化做到有预见性探讨；产生配伍变化的原因和正确处理或防止的方法；根据药物与制剂中成分的理化性质与药理作用合理设计处方。

六、计算题

1. $W = [(0.52 - 0.12/2)/0.58] \times [400/100] = 3.17(g)$

答：需加 3.17g 氯化钠才能使其成为等渗溶液。

2. 设需加入的氯化钠和葡萄糖分别为 X 和 Y。

$X = (0.9 - 2 \times 0.24) \times 1000/100 = 4.2(g)$

$Y = 4.2/0.18 = 23.33(g)$

答：需加入 4.2g 氯化钠或 23.33g 葡萄糖。

自测试题三 （附参考答案）

一、选择题

【A 型题】

1. 下列关于剂型的描述，错误的是

A. 剂型系指某一药物的具体品种　　B. 同一种原料药可以根据临床的需要制成多种剂型　　C. 同一种剂型可以有不同的药物　　D. 土霉素片、阿司匹林片、

醋酸地塞米松片等均为片剂剂型　　E. 药物剂型必须适应给药途径
2. 粉体学中，用包括粉体本身孔隙及粒子间孔隙在内的总体积计算的密度为
   A. 真密度　　B. 堆密度　　C. 粒密度　　D. 高压密度　　E. 振实密度
3. 一般应制成倍散的是
   A. 含毒性药物的散剂　　B. 外用散剂　　C. 含低共熔成分的散剂　　D. 含液体成分的散剂　　E. 眼用散剂
4. 小剂量药物片剂必须检查的项目是
   A. 片重差异　　B. 硬度和脆碎度　　C. 崩解度　　D. 溶出度或释放度
   E. 含量均匀度
5. 以 PEG 6000 为基质制备滴丸时，应选用哪一种冷凝液
   A. 甘油　　B. 水与乙醇的混合物　　C. 液状石蜡　　D. 液状石蜡与甘油的混合物　　E. 水与甘油的混合物
6. 下列基质中，常用作阴道栓剂基质的是
   A. 甘油明胶　　B. 凡士林　　C. 可可豆脂　　D. 羊毛脂　　E. PEG
7. 凡士林仅能吸收约 5% 的水，为改善其吸水性常与之合用的基质是
   A. 石蜡　　B. 羊毛脂　　C. 蜂蜡　　D. 十六醇　　E. 二甲硅油
8. 吸入气雾剂药物的主要吸收部位在
   A. 气管　　B. 咽喉　　C. 鼻黏膜　　D. 肺泡　　E. 口腔
9. 在注射剂生产中常用作滤过除菌的滤器是
   A. 砂滤棒　　B. 布氏漏斗　　C. 0.22μm 微孔滤膜　　D. G3 垂熔玻璃滤器
   E. G4 垂熔玻璃滤器
10. 乳剂在放置过程中，体系中分散相会逐渐集中在顶部或底部的现象称
    A. 乳化　　B. 絮凝　　C. 转相　　D. 乳析　　E. 破裂
11. 下列有关长期试验的叙述，错误的是
    A. 接近药品的实际储存条件　　B. 可为制定药物的有效期提供依据　　C. 供试品五批，必须采用市售包装　　D. 一般在室温下进行　　E. 放置 12 个月，分别于 0、3、6、9、12 个月取样，12 个月后，仍需继续考察分别于 18、24、36 个月取样进行检测
12. Arrhenius 方程定量描述，正确的是
    A. 湿度对反应速度的影响　　B. 温度对反应速度的影响　　C. 光线对反应速度的影响　　D. 氧气浓度对反应速度的影响　　E. pH 值对反应速度的影响
13. 药物在固态载体材料中以分子状态分散时，称为
    A. 简单低共熔混合物　　B. 共沉淀物　　C. 分散物　　D. 玻璃溶液　　E. 固态溶液
14. 青霉素普鲁卡因盐的药效比青霉素钾显著延长，其原理是
    A. 药物的扩散减慢　　B. 减小了药物的粒径　　C. 药物的半衰期增加
    D. 制成了溶解度小的盐　　E. 生成了难溶性的盐

15. 测定缓、控释制剂释放度时，至少应测定几个取样点
    A. 1个   B. 2个   C. 3个   D. 4个   E. 5个
16. 经皮吸收制剂中胶黏材料常用的是
    A. 聚乙烯醇   B. 聚酯   C. 压敏胶   D. 乙基纤维素   E. 卡波姆
17. 下列属于主动靶向制剂的是
    A. pH敏感的靶向制剂   B. 微囊   C. 磁性微球   D. 栓塞靶向制剂
    E. 长循环脂质体
18. 脂质体常用的载体材料为
    A. 吐温和胆固醇   B. 磷脂和胆固醇   C. 司盘和磷脂   D. 司盘和胆固醇
    E. 磷脂和吐温
19. 利多卡因的消除速度常数为 $0.3465h^{-1}$，其生物半衰期
    A. 4h   B. 1.5h   C. 2h   D. 0.693h   E. 1h
20. 下列有关药物表观分布容积的叙述中，叙述正确的是
    A. 表观分布容积大，表明药物在血浆中浓度小   B. 表观分布容积表明药物在体内分布的实际容积   C. 表观分布容积不可能超过体液量   D. 表观分布容积的单位是升/小时   E. 表观分布容积具有生理学意义
21. 下列属于物理配伍变化有
    A. 变色   B. 分解破坏   C. 疗效下降   D. 分散状态或粒径变化
    E. 产气
22. 制备蛋白多肽药物缓释微球的骨架材料最常用
    A. PLA   B. PLGA   C. PVP   D. PVC   E. PEG3000
23. 药物为混悬液时，计算软胶囊的大小，应选用
    A. 置换价   B. 黏度   C. 流出速度   D. HLB值   E. 基质吸附率
24. 输液剂应采用的灭菌方法是
    A. 流通蒸汽灭菌   B. 低温间歇灭菌   C. 煮沸灭菌   D. 紫外灭菌
    E. 热压灭菌
25. 以下关于芳香水剂的叙述，错误的是
    A. 系指芳香挥发性药物的饱和或近饱和的水溶液   B. 用乙醇和水混合溶剂制成的含大量挥发油的溶液，称为浓芳香水剂   C. 芳香水剂有矫味、矫臭的作用   D. 芳香水剂多数易分解、变质甚至霉变，故不宜大量配制和久储
    E. 以药材为原料时，多采用渗漉法提取挥发油
26. 下列防止药物氧化的措施中，错误的是
    A. 加入抗氧剂   B. 通入惰性气体氮气   C. 加入金属离子螯合剂   D. 使用金属器皿   E. 通入二氧化碳

【B型题】

问题 1～2
    A. 粉碎   B. 制粒   C. 混合   D. 筛分   E. 分剂量

1. 该操作的主要目的是减小物料粒径，增加比表面积
2. 该操作的主要目的是获得较均匀的粒子群

   问题 3～4

   A. 过七号筛的细粉重量不应低于 95%　　B. 过六号筛的细粉重量不应低于 95%　　C. 不能通过一号筛和能通过四号筛的总和不得过供试量的 8%　　D. 不能通过一号筛和能通过五号筛的总和不得过供试量的 15%　　E. 不能通过一号筛和能通过六号筛的总和不得过供试量的 20%

3. 局部用散剂的粒度要求
4. 颗粒剂的粒度要求

   问题 5～6

   A. 乳剂型气雾剂　　B. 混悬型气雾剂　　C. 溶液型气雾剂　　D. 吸入粉雾剂　　E. 喷雾剂

5. 属于二相气雾剂的是
6. 采用特制的干粉吸入装置，由患者主动吸入雾化药物的制剂

   问题 7～8

   A. 酸碱法　　B. 反渗透法　　C. 吸附法　　D. 离子交换法　　E. 超滤法

7. 注射剂制备中常用活性炭、硅藻土处理以除去热原的方法
8. 采用阴离子、阳离子交换树脂除去热原的方法

   问题 9～10

   A. 低分子溶液剂　　B. 高分子溶液剂　　C. 溶胶剂　　D. 乳剂　　E. 混悬剂

9. 复方碘溶液属于
10. 复方硫黄洗剂属于

    问题 11～12

    A. 防止药物水解　　B. 防止药物氧化　　C. 降低介电常数使注射液稳定　　D. 防止药物聚合　　E. 防止药物脱羧

11. 巴比妥钠注射剂中加有 60% 丙二醇的目的是
12. 青霉素 G 钾制成粉针剂的目的是

    问题 13～14

    A. 聚乙二醇类　　B. 丙烯酸树脂Ⅱ型　　C. β-环糊精　　D. 淀粉　　E. HPMCP

13. 可作水溶性固体分散体载体材料的是
14. 最常用的普通包合材料的是

    问题 15～16

    A. 肠肝循环　　B. 生物利用度　　C. 生物半衰期　　D. 表观分布容积　　E. 双室模型

15. 药物随胆汁进入小肠后被小肠重新吸收的现象为

16. 体内药量 X 与血药浓度 C 的比值为

【X型题】

1. 下列关于缓释制剂的叙述，正确的是
   A. 需要频繁给药的药物宜制成缓释剂　　B. 生物半衰期很长的药物宜制成缓释制剂　　C. 能在较长时间内维持一定的血药浓度　　D. 可克服血药浓度的峰谷现象　　E. 一般由速释与缓释两部分药物组成

2. 以下关于固体制剂稳定性的描述，正确的是
   A. 固体制剂的稳定性与晶型无关　　B. 固体制剂较液体制剂稳定　　C. 固体药物与辅料间的相互作用可影响制剂的稳定性　　D. 温度可加速固体制剂中药物的降解　　E. 环境的相对湿度可影响固体制剂的稳定性

3. 以下对液体制剂的质量要求，正确的是
   A. 均相液体制剂应为澄明溶液　　B. 外用液体制剂应无刺激性　　C. 分散介质最好用有机溶剂　　D. 液体制剂应有一定的防腐能力　　E. 口服液体制剂应外观良好，口感适宜

4. 根据 Stoke's 定律，与混悬粒子的沉降速度成正比的因素有
   A. 混悬微粒的半径　　B. 分散介质的密度差　　C. 混悬微粒半径的平方　　D. 分散介质密度差的平方　　E. 分散介质的黏度

5. 注射剂的质量要求包括
   A. pH 值　　B. 无菌　　C. 降压物质　　D. 无热原　　E. 澄明度

6. 以下关于膜剂的叙述，错误的是
   A. 膜剂按结构可分为单层膜、多层膜（复合）与夹心膜等　　B. 一般膜剂的厚度为 1～2 μm　　C. 膜剂系指药物溶解或均匀分散于成膜材料中加工成的液体制剂　　D. 膜剂可用于皮肤和黏膜给药，不能用于口服、舌下给药　　E. 膜剂载药量小，只适合于小剂量的药物

7. 软膏剂制备的方法有
   A. 溶解法　　B. 乳化法　　C. 研磨法　　D. 冷压法　　E. 熔融法

8. 以下关于全身作用的栓剂，叙述正确的是
   A. 可采用 Azone 作为吸收促进剂，促进药物被直肠黏膜的吸收　　B. 在油脂性基质中加入表面活性剂，可促进药物释放吸收，使用量越大吸收效果越佳　　C. 应根据药物性质选择与药物溶解性相反的基质，有利于药物释放，增加吸收　　D. 全身作用的栓剂一般要求缓慢释放药物　　E. 全身作用的栓剂可减小肝的首过效应

9. 下列关于软胶囊剂的叙述，正确的是
   A. 若增塑剂用量过高，则软胶囊剂的囊壁会过硬　　B. 常用的增塑剂有甘油、山梨醇或两者的混合物　　C. 软胶囊的填充物多为液体，如各种油类和液体药物、混悬液，少数为固体物　　D. 液体药物含水 5% 以上不宜制成软胶囊　　E. 水溶性、挥发性、小分子有机物均可制成软胶囊

10. 下列属于湿法制粒的方法有
    A. 滚压法　　B. 挤压制粒　　C. 流化床制粒　　D. 喷雾制粒　　E. 高速搅拌制粒
11. 以下关于药筛的叙述，正确的是
    A. 药筛分为药典标准筛和工业用标准筛　　B. 药典标准筛的规格以"号"表示，筛号越大，筛的孔径越小　　C. 工业用标准筛的规格以"目数"表示，目数越大，筛的孔径越大　　D. 冲眼筛系在金属板上冲出圆形的筛孔而成，其筛孔坚固，不易变形　　E. 工业用标准筛的目数越大，对应药典标准筛的筛号越小
12. 哪些属于骨架型缓控释制剂
    A. 渗透泵片　　B. 不溶性骨架片　　C. 亲水凝胶骨架片　　D. 植入剂　　E. 蜡质骨架片
13. 下列促进药物经皮吸收的技术中属于物理学方法的是
    A. 角质层去脂质化　　B. 离子渗透法　　C. 皮肤代谢抑制剂的合成　　D. 加入透皮吸收促进剂　　E. 超声波法
14. 脂质体的特点有
    A. 具有靶向性　　B. 具有缓释性　　C. 降低药物稳定性　　D. 增加药物毒性　　E. 具有细胞亲和性与组织相容性
15. 药物的排泄途径有
    A. 尿液　　B. 胆汁　　C. 唾液　　D. 汗腺　　E. 乳汁
16. 肾小管的重吸收与下列哪些因素有关
    A. 药物的脂溶性　　B. 药物的 pK_a　　C. 药物的粒度　　D. 尿液的 pH 值　　E. 尿量
17. 下列关于生物利用度测定方法叙述，正确的有
    A. 采用双周期随机交叉试验设计　　B. 洗净期通常为 1 周或 2 周　　C. 整个采样时间至少 7 个半衰期　　D. 儿童用药以健康儿童作受试者　　E. 所用剂量不得超过临床最大剂量
18. 药物产生化学配伍变化的表现是
    A. 变色　　B. 出现混浊与沉淀　　C. 产生结块　　D. 有气体产生　　E. 药物的效价降低
19. 多肽和蛋白质类药物的稳定剂有
    A. 糖　　B. 氨基酸　　C. 多元醇　　D. 缓冲液　　E. 表面活性剂
20. 以下属于营养输液的是
    A. 复方氯化钠注射液　　B. 葡萄糖注射液　　C. 复方氨基酸注射液　　D. 脂肪乳注射液　　E. 右旋糖酐注射液

二、是非判断题

1. 制备颗粒剂时，一般根据经验，以"手握成团，轻压即散"为原则掌握软材的

质量。( )
2. 片剂制备过程中都必须将药物制成颗粒后才能压片。( )
3. 软胶囊囊壁的可塑性和弹性与明胶、增塑剂、水的比例有关,三者的比例通常是 1:(0.4~0.6):1。( )
4. 肛门栓通过直肠给药,不能起全身作用。( )
5. 以凡士林为基质的软膏适用于有多量渗出液的皮肤患部。( )
6. 阴道黏膜用的气雾剂常为 O/W 型泡沫气雾剂。( )
7. 层流净化分为水平层流和垂直层流,层流洁净技术可以达到 100 级。( )
8. 静脉注射或脊椎腔注射的注射剂一律不得添加抑菌剂。( )
9. 甘油剂系指药物溶于甘油中制成的可供外用和内服的溶液剂。( )
10. 药物的水解反应可受 H^+ 或 OH^- 的催化。( )
11. 固体分散技术做成的制剂都是速效制剂。( )
12. 为了提高胃内滞留片在胃里的滞留时间,可以添加疏水性、相对密度比较小的脂类、脂肪醇类、蜡类等。( )
13. 若某固体药物的临界相对湿度高,表明该药物不易吸湿。( )
14. 皮肤的水合作用会影响药物的经皮吸收。( )
15. 主动靶向制剂进入体内的靶向性由机体本身的性质决定。( )
16. AIC 法常用于生物等效性的判别。( )
17. 缓释制剂主要是一级速度释放药物,控释制剂以零级速度释放药物。( )
18. 平均稳态血药浓度等于 $(C_{ss\,max} + C_{ss\,min})/2$。( )
19. 药物配伍后在体内相互作用,产生不利于治疗的变化,属于疗效配伍禁忌。( )
20. 单凝聚法制备微囊必须要用带相反电荷的两种高分子材料作为囊材。( )

三、填空题

1. 散剂制备的混合过程中,当两组分的比例相差悬殊时,应采用_____混合法。
2. 根据包衣材料的不同,包衣片可分为糖衣片、_____和_____。
3. 制备软胶囊的方法有_____和_____。
4. 栓剂的基质分为_____和_____两大类。
5. 眼膏剂常用的基质,一般用凡士林8份、_____、_____各1份混合而成。
6. 气雾剂是由_____、_____、_____和_____组成。
7. 注射剂的 pH 值一般应控制在_____范围内。
8. 纯蔗糖的近饱和水溶液称为单糖浆,其浓度为_____g/mL 或_____g/g。
9. 药物降解的两个主要途径是_____和_____。
10. 将药物包封于磷脂双分子层内形成的微小囊泡称为_____。
11. 包合物的制备方法有_____、_____、_____等方法。
12. 缓释制剂药物在体内的释放速度为_____级;控释制剂是指在预定时间内以_____或接近_____速度释放药物。

13. 对于离子型药物及水溶性大分子药物来说＿＿＿＿＿是主要的吸收途径。
14. 被动靶向制剂是由于机体的＿＿＿＿＿而形成的＿＿＿＿＿自然分布的靶向作用。
15. 某些药物可提高肝微粒体酶的活性，使另一些药物代谢速度加快称＿＿＿＿＿作用。
16. 体内药物按一级消除，若消除99.22%需要＿＿＿＿＿$t_{1/2}$。
17. 化学的配伍变化常见的有＿＿＿＿＿、＿＿＿＿＿、混浊和沉淀、分解破坏及疗效下降、发生爆炸等。
18. 单凝聚法制备微囊是在高分子囊材溶液中加入＿＿＿＿＿以降低高分子材料的溶解度而凝聚成囊。
19. 蛋白质类药物冻干过程中常加入某些冻干保护剂来改善产品的外观和稳定性如＿＿＿＿＿、＿＿＿＿＿、蔗糖、右旋糖酐等。
20. 水性凝胶剂常用的基质是＿＿＿＿＿。

四、名词解释题

1. 剂型　2. 置换价　3. 气雾剂　4. 表面活性剂　5. 乳剂　6. 脂质体　7. 控释制剂　8. 生物利用度　9. 转运　10. 药物的配伍变化

五、简答题

1. 简述湿法制粒压片的工艺流程。
2. 软膏剂常用的基质分为哪几类？请举例说明。
3. 注射剂的质量要求有哪些？
4. 什么是液体制剂？按分散系统对液体制剂如何分类？
5. 简述影响药物制剂稳定性的因素。
6. 什么是生物药剂学？剂型因素包括哪些？

六、计算题

已知鞣酸的置换价为1.6，制备每粒含鞣酸0.2g的栓剂，使用可可豆脂空白栓重2g的栓模，每粒栓剂所需可可豆脂的用量为多少克？

参考答案

一、选择题

【A型题】

1. A　2. B　3. A　4. E　5. C　6. A　7. B　8. D　9. C　10. D
11. C　12. B　13. E　14. E　15. C　16. C　17. E　18. B　19. C　20. C
21. D　22. B　23. E　24. E　25. E　26. C

【B型题】

1. A　2. D　3. A　4. D　5. C　6. A　7. C　8. D　9. A　10. E
11. C　12. A　13. C　14. E　15. A　16. D

【X型题】

1. ACDE　2. BCDE　3. ABDE　4. BC　5. ABCDE

6. BCD	7. BCE	8. ACE	9. BCD	10. BCDE
11. ABD	12. BCE	13. BE	14. ABCDE	15. ABCDE
16. ABDE	17. ABE	18. ABDE	19. ABCDE	20. BCD

二、是非判断题

1. √ 2. × 3. √ 4. × 5. × 6. √ 7. √ 8. √ 9. × 10. √
11. × 12. √ 13. √ 14. √ 15. √ 16. √ 17. √ 18. √ 19. √ 20. ×

三、填空题

1. 等量递增

2. 薄膜衣片　肠溶衣片

3. 压制法　滴制法

4. 油脂性基质　水溶性基质

5. 液状石蜡　羊毛脂

6. 抛射剂　药物与附加剂　耐压容器　阀门系统

7. 4～9

8. 85　64.7

9. 水解　氧化

10. 脂质体

11. 饱和水溶液法　研磨法　冷冻干燥法

12. 一级　零级　零级

13. 皮肤附属器

14. 不同生理学特性的器官（组织、细胞）　对大小不同微粒不同的阻留性

15. 酶诱导

16. 7

17. 变色　产气

18. 凝聚剂

19. 甘露醇　葡萄糖

20. 卡波姆

四、名词解释题

1. 剂型：为适应治疗或预防的需要而制备的药物应用形式称为药物剂型。

2. 置换价：系指药物的重量与同体积基质重量的比值。

3. 气雾剂：系指含药溶液、乳状液或混悬液与适宜的抛射剂共同封装于具有特制阀门的耐压容器中制成的制剂。

4. 表面活性剂：是指那些具有很强的表面活性、能使液体的表面张力显著下降的物质。

5. 乳剂：系指互不相溶的两种液体混合，其中一相液体以液滴状态分散于另一相液体中形成的非均相液体分散体系。

6. 脂质体：是指将药物包封于类脂质双分子层内而形成的微型小囊。

7. 控释制剂：系指药物能在设定的时间内自动地以设定速度释放的制剂，药物释放主要是按零级或接近零级速率规律释放，可得更平稳的血药浓度。

8. 生物利用度：是指剂型中药物吸收进入人体血液循环的速度和程度。

9. 转运：指药物的吸收、分布和排泄过程统称转运。

10. 药物的配伍变化：指多种药物或其制剂配合在一起使用时，常引起药物的物理化学性质和生理效应等方面产生变化，这些变化统称为药物的配伍变化。

五、简答题

1. 片剂湿法制粒压片法的工艺流程：主药＋辅料→粉碎→过筛→混合 $\xrightarrow{\text{黏合剂}}$ 制粒→干燥→整粒 $\xrightarrow{\text{润滑剂}}$ 混合→压片。

2. 软膏剂基质可分为以下三种类型：

（1）油脂性基质：烃类（凡士林、固体石蜡、液状石蜡等）、油脂类（植物油、氢化植物油等）、类脂类（羊毛脂、蜂蜡等）、二甲硅油。

（2）乳剂型基质：O/W型和W/O型乳剂型基质。

（3）水溶性基质：甘油明胶、聚乙二醇类（PEG）。

3. 无菌、无热原、澄明度、pH值、渗透压、安全性、稳定性。

4. 液体制剂系指药物分散在适宜的分散介质中制成的可供内服或外用的液体形态的制剂。按分散系统分类，液体制剂可分为均相液体制剂和非均相液体制剂。均相液体制剂分为低分子溶液剂和高分子溶液剂。非均相液体制剂包括溶胶剂、乳剂和混悬剂。

5. 影响药物制剂稳定性的因素：

（1）处方因素：pH值的影响、广义酸碱催化的影响、溶剂的影响、离子强度的影响、表面活性剂的影响、处方中基质或赋形剂的影响。

（2）外界因素：温度的影响、光线的影响、空气（氧）的影响、金属离子的影响、湿度和水分的影响、包装材料的影响等。

6. 生物药剂学是研究药物及其剂型在体内的吸收、分布、代谢、排泄的过程，阐明药物的剂型因素、生物因素与药效之间相互关系的一门科学。剂型因素：①药物的理化性质。②制剂处方组成。③药物的剂型和给药途径。④制剂工艺过程等。

六、计算题

由置换价的计算公式可知：

$f = \dfrac{W}{G-(M-W)}$ $M-W$ 为每粒含药栓中基质的重量

已知，$G=2g$，$W=0.2g$，$f=1.6$

$M-W = G-W/f = 2-0.2 \div 1.6 = 1.875$ (g)

答：每粒栓剂所需可可豆脂的用量为1.875（g）。

自测试题四 （附参考答案）

一、选择题

【A 型题】

1. 下列关于药典的描述，错误的是
   A. 《中国药典》的全称是《中华人民共和国药典》   B. 美国药典简称 USP，英国药典简称 BP   C. 第一部《中国药典》是 1950 年版   D. 药典收载的制剂品种比市售品种少   E. 药典是一个国家记载药品标准、规格的法典

2. 泡腾性颗粒剂遇水，颗粒剂中的有机酸与弱碱发生中和反应，产生大量气泡，此气体为
   A. N_2 B. H_2 C. NO_2 D. O_2 E. CO_2

3. 药物的溶出速度方程是
   A. Noyes-Whitney 方程   B. Fick's 定律   C. Stoke's 定律   D. 牛顿方程   E. Arrhenius 定律

4. 粉末直接压片时，既可作稀释剂、还可作黏合剂、崩解剂的辅料是
   A. 糖粉   B. 甘露醇   C. 淀粉   D. 糊精   E. 微晶纤维素

5. 制备不透光的空胶囊，需加入的遮光剂是
   A. 甘油   B. 二氧化钛   C. 琼脂   D. 食用染料   E. 二氧化硅

6. 下列有关栓剂的表述，错误的是
   A. 栓剂在常温下为固体   B. 最常用的是肛门栓和阴道栓   C. 药物与基质应混合均匀，栓剂外形应完整光滑   D. 栓剂可产生润滑、收敛、抗菌等局部作用，不能产生全身作用   E. 栓剂的形状因使用腔道不同而异

7. 下列不属于软膏剂的质量检查项目的是
   A. 熔程   B. 黏度和流变性   C. 刺激性   D. 融变时限   E. 微生物限度

8. 混悬型气雾剂的组成部分不包括
   A. 耐压容器   B. 润湿剂   C. 阀门系统   D. 潜溶剂   E. 抛射剂

9. 验证热压灭菌法可靠性的参数是
   A. F 值   B. F_0 值   C. D 值   D. Z 值   E. K 值

10. 输液剂应采用的灭菌方法是
    A. 流通蒸汽灭菌   B. 低温间歇灭菌   C. 煮沸灭菌   D. 紫外灭菌   E. 热压灭菌

11. 适合用做 O/W 型乳化剂的表面活性剂的 HLB 值宜在
    A. 3~8   B. 8~16   C. 7~9   D. 13~18   E. 18~20

12. 以下不能延缓药物水解的方法是
    A. 降低温度   B. 调节 pH 值   C. 改变溶剂   D. 制成干燥粉末   E. 控制微量金属离子

13. 微囊的制备方法中哪项属于相分离法的范畴

A. 喷雾干燥法　　B. 液中干燥法　　C. 界面缩聚法　　D. 喷雾冻凝法
E. 空气悬浮法
14. 下列哪种方法不宜作为环糊精的包合方法
A. 饱和水溶液法　　B. 重结晶法　　C. 沸腾干燥法　　D. 冷冻干燥法
E. 喷雾干燥法
15. 渗透泵片控释的基本原理是
A. 减慢了扩散　　B. 减少了溶出　　C. 药物通过包在外面的控释膜恒速释放
D. 片内渗透压大于片外，将药物从细孔压出　　E. 片外渗透压大于片内，将药物从细孔压出
16. 经皮给药制剂中主要的剂型为
A. 软膏剂　　B. 硬膏剂　　C. 涂剂　　D. 贴剂　　E. 气雾剂
17. 微球属于哪一类靶向制剂
A. 主动靶向制剂　　B. 被动靶向制剂　　C. 物理化学靶向制剂　　D. 热敏感靶向制剂　　E. 磁性靶向制剂
18. 下列关于纳米粒的叙述，错误的是
A. 具有靶向性　　B. 粒径在 10～1000nm　　C. 具有缓释性　　D. 可提高药效、降低毒副作用　　E. 分为纳米球和纳米囊
19. 以下关于脂质体的特点，错误的是
A. 具有靶向性　　B. 药物易泄漏、磷脂易受氧化和降解　　C. 具有组织相容性　　D. 具有速释性　　E. 具有细胞亲和性
20. 药物的代谢器官主要为
A. 肾脏　　B. 肝脏　　C. 脾脏　　D. 肺　　E. 心脏
21. 某药物对组织亲和力很高，因此该药物
A. 表观分布容积大　　B. 表观分布容积小　　C. 半衰期长　　D. 半衰期短
E. 吸收速率常数 K_a 大
22. 硫酸锌在弱碱性溶液中，沉淀析出的现象为
A. 物理配伍变化　　B. 化学的配伍变化　　C. 药理的配伍变化　　D. 物理化学配伍变化　　E. 光敏感性配伍变化
23. 蛋白质药物的冷冻干燥注射剂中最常用的填充剂是
A. 甘露醇　　B. 氨基酸　　C. 淀粉　　D. 氯化钠　　E. 十二烷基硫酸钠
24. 以下宜制成倍散的是
A. 含毒性药物的散剂　　B. 外用散剂　　C. 含低共熔成分的散剂　　D. 含液体成分的散剂　　E. 眼用散剂
25. 单室模型药物，单次静脉注射消除速度常数为 $0.2h^{-1}$，问清除该药 99% 需要多少时间
A. 12.5h　　B. 23h　　C. 26h　　D. 46h　　E. 6h
26. 在注射剂生产中常用作滤过除菌的滤器是

§3 药剂学基本知识问答及自测试题 / 133

A. 砂滤棒　　B. 布氏漏斗　　C. 0.22μm 微孔滤膜　　D. G3 垂熔玻璃滤器
E. G4 垂熔玻璃滤器

【B 型题】

问题 1~2
A. 剂型　　B. 处方　　C. 制剂　　D. 药典　　E. 药剂学
1. 药剂调配的书面文件
2. 硝酸甘油舌下片为

问题 3~4
A. 含毒性药物的散剂　　B. 含低共熔混合物的散剂　　C. 含液体药物的散剂
D. 眼用散剂　　E. 单味药散剂
3. 硫酸阿托品散为
4. 痱子粉为

问题 5~6
A. 滴制法　　B. 研磨法　　C. 热熔法　　D. 薄膜分散法　　E. 超声法
5. 制备栓剂可采用
6. 制备滴丸可采用

问题 7~8
A. 促渗透剂　　B. 防腐剂　　C. 保湿剂　　D. 软膏剂油脂性基质　　E. 软膏剂水溶性基质
7. 凡士林可用作
8. 羟苯乙酯可用作

问题 9~10
A. 氟氯烷烃类　　B. CMC Na　　C. 丙二醇　　D. PVA　　E. 枸橼酸钠
9. 可作为溶液型气雾剂中潜溶剂的是
10. 涂膜剂常用的成膜材料是

问题 11~12
A. 酸值　　B. 碘值　　C. 皂化值　　D. 水值　　E. 碱值
11. 表明注射用油中游离脂肪酸的多少
12. 表明注射用油中不饱和键的多少

问题 13~14
A. 分散相大小<1nm　　B. 分散相大小>1000nm　　C. 分散相大小<100nm
D. 分散相大小>100nm　　E. 分散相大小>500nm
13. 高分子溶液剂
14. 乳剂

问题 15~16
A. 生物半衰期　　B. 血药浓度峰值　　C. C_{max}　　D. 生物利用度　　E. 达峰时间

15. 主药被吸收进入血循环的速度和程度称为
16. 体内药量下降一半所需的时间称为

【X型题】

1. 下列属于液体制剂的是
   A. 复方碘溶液　　B. 磷酸可待因糖浆　　C. 胃蛋白酶合剂　　D. 氯霉素滴耳液　　E. 鱼肝油乳剂

2. 以下关于药筛的叙述，正确的是
   A. 药筛分为药典标准筛和工业用标准筛　　B. 药典标准筛的规格以"号"表示，筛号越大，筛的孔径越小　　C. 工业用标准筛的规格以"目数"表示，目数越大，筛的孔径越大　　D. 冲眼筛系在金属板上冲出圆形的筛孔而成，其筛孔坚固，不易变形　　E. 工业用标准筛的目数越大，对应药典标准筛的筛号越小

3. 以下关于粉末直接压片的描述，正确的是
   A. 简单、方便　　B. 适用于湿、热不稳定的药物　　C. 要求粉末的流动性和可压性好　　D. 不经制粒直接把药物和辅料的混合物进行压片的方法　　E. 微晶纤维素、可压性淀粉可作为粉末直接压片的辅料

4. 下列属于湿法制粒的方法有
   A. 滚压法　　B. 挤压制粒　　C. 流化床制粒　　D. 喷雾制粒　　E. 高速搅拌制粒

5. 下列关于软胶囊剂的叙述，正确的是
   A. 若增塑剂用量过高，则软胶囊剂的囊壁会过硬　　B. 常用的增塑剂有甘油、山梨醇或两者的混合物　　C. 软胶囊的填充物多为液体，如各种油类和液体药物、混悬液，少数为固体物　　D. 液体药物含水5%以上不宜制成软胶囊　　E. 水溶性、挥发性、小分子有机物均可制成软胶囊

6. 以下关于全身作用的栓剂，叙述正确的是
   A. 可采用Azone作为吸收促进剂，促进药物被直肠黏膜的吸收　　B. 在油脂性基质中加入表面活性剂，可促进药物释放吸收，使用量越大吸收效果越佳　　C. 应根据药物性质选择与药物溶解性相反的基质，有利于药物释放，增加吸收　　D. 全身作用的栓剂一般要求缓慢释放药物　　E. 全身作用的栓剂可减小肝的首过效应

7. 以下关于眼膏剂的叙述，错误的是
   A. 眼膏剂应均匀、细腻，易涂布于眼部，对眼部无刺激　　B. 眼膏基质常采用热压灭菌　　C. 眼膏剂应进行无菌检查　　D. 对水不稳定的药物不能制成眼膏剂　　E. 制备眼膏剂的不溶性药物应预先制成极细粉

8. 下列关于气雾剂的叙述，错误的是
   A. 气雾剂主要通过肺部吸收，吸收的速度很快，不亚于静脉注射　　B. 吸入气雾剂的粒径愈小愈好　　C. 小分子化合物易通过肺泡囊表面细胞壁的小孔，因而吸收快　　D. 吸入气雾剂起效迅速的原因主要是由于肺部的吸收面积巨大

E. 通常吸入气雾剂的药物微粒大小在 1~10μm 范围内最适宜

9. 处方：精制大豆油 150g　　精制大豆磷脂 15g
　　　　注射用甘油 25g　　　注射用水加至 1000mL

下列关于该制剂的描述，正确的是

A. 该处方所制备的制剂是静脉注射用乳剂　　B. 精制大豆油是油相　　C. 精制大豆磷脂是乳化剂　　D. 注射用甘油是增稠剂　　E. 该制剂可采用热压灭菌法进行灭菌

10. 以下对液体制剂的质量要求，正确的是

A. 均相液体制剂应为澄明溶液　　B. 外用液体制剂应无刺激性　　C. 分散介质最好用有机溶剂　　D. 液体制剂应有一定的防腐能力　　E. 口服液体制剂应外观良好，口感适宜

11. 根据 Stoke's 定律，混悬粒子的沉降速度与之成正比的因素有

A. 混悬微粒的半径　　B. 分散介质的密度差　　C. 混悬微粒半径的平方　　D. 分散介质密度差的平方　　E. 分散介质的黏度

12. 以下关于固体制剂稳定性的描述，正确的是

A. 固体制剂的稳定性与晶型无关　　B. 固体制剂较液体制剂稳定　　C. 固体药物与辅料间的相互作用可影响制剂的稳定性　　D. 温度可加速固体制剂中药物的降解　　E. 环境的相对湿度可影响固体制剂的稳定性

13. 关于药物氧化反应的叙述，正确的是

A. 噻嗪类、烯醇类药物易发生氧化反应　　B. 氧化降解反应速度与温度无关　　C. 金属离子可催化氧化反应　　D. 酚类药物不易氧化降解　　E. 氧化反应是药物变质的主要途径之一

14. 固体分散物的类型有

A. 混悬型　　B. 固态溶液　　C. 共沉淀物　　D. 低共熔混合物　　E. 溶胶型

15. 以下关于包合物的叙述，正确的是

A. 包合物能防止药物挥发　　B. 包合物是一种药物被包裹在高分子材料中形成的囊状物　　C. 包合物能掩盖药物的不良嗅味　　D. 包合物能使液态药物粉末化　　E. 包合物能使药物浓集于靶区

16. 下列关于缓释制剂的叙述，正确的是

A. 需要频繁给药的药物宜制成缓释剂　　B. 生物半衰期很长的药物宜制成缓释制剂　　C. 能在较长时间内维持一定的血药浓度　　D. 可克服血药浓度的峰谷现象　　E. 一般由速释与缓释两部分药物组成

17. 哪些属于骨架型缓控释制剂

A. 渗透泵型片　　B. 不溶性骨架片　　C. 亲水凝胶骨架片　　D. 植入剂　　E. 微球

18. 以下可用作透皮吸收促进剂的有

A. 液状石蜡　　B. 丙二醇　　C. 硬脂酸　　D. 桉叶油　　E. Azone

19. 下列关于生物技术的叙述，正确的有
    A. 生物技术又称生物工程　　B. 生物技术包括基因工程、细胞工程、发酵工程和酶工程　　C. 人生长激素、环孢素、缩宫素均为生物技术药物　　D. 在生物技术中所涉及的生物有机体包括动物细胞、植物细胞和微生物　　E. 生物技术是利用生物有机体或其组成部分发展各种生物新产品或新工艺的一种技术
20. 影响胃排空速率的主要因素有
    A. 胃内容物　　B. 食物的组成　　C. 精神因素　　D. 胃肠的 pH 值　　E. 药物

二、是非判断题

1. 制备散剂时，如处方中含液体药物，可用处方中其他固体组分或吸收剂来吸附该液体至不润湿为止。　　　　　　　　　　　　　　　　　　　　　　（　　）
2. 舌下含片主要用于治疗口腔溃疡、咽喉炎等局部疾病。　　　　　　　（　　）
3. 凡检查含量均匀度的胶囊剂，可不进行装量差异的检查。　　　　　　（　　）
4. 对于同一药物，它在不同基质中的置换价是相同的。　　　　　　　　（　　）
5. 用于眼部手术或创伤的眼膏剂应灭菌或无菌操作，且应添加抑菌剂。　（　　）
6. 通常吸入气雾剂的微粒大小以在 $0.5\sim5\mu m$ 范围内最适宜。　　　　（　　）
7. 与红细胞膜渗透压相等的溶液称为等渗溶液。　　　　　　　　　　　（　　）
8. 根据乳滴的大小，乳剂可分为普通乳、亚微乳、纳米乳。　　　　　　（　　）
9. 用不溶于水或水溶性很小的材料与药物混合制成的骨架片称为亲水凝胶骨架片。
　　　　　　　　　　　　　　　　　　　　　　　　　　　　　　　　　（　　）
10. 淋巴靶向性是脂质体的主要特征之一。　　　　　　　　　　　　　　（　　）
11. 单室模型单剂量给药静脉注射血药浓度时间曲线下全面积等于多剂量给药稳态后一个剂量间隔范围内的血药浓度时间曲线下面积。　　　　　　　　　（　　）
12. 给药开始至血液中开始出现药物的那段时间，称为 t_{max}。　　　　　（　　）
13. 混浊和沉淀属于药物的物理配伍变化。　　　　　　　　　　　　　　（　　）
14. 采用固体分散技术制备的滴丸具有起效迅速、生物利用度高的特点。　（　　）
15. 药品生产质量管理规范简称 GLP。　　　　　　　　　　　　　　　　（　　）
16. 抗氧剂、金属离子螯合剂和惰性气体均可防止注射剂中药物的氧化，但三者不能联合使用。　　　　　　　　　　　　　　　　　　　　　　　　　　　（　　）
17. 药物的反应常数 K 值越大，制剂稳定性就越好。　　　　　　　　　（　　）
18. 经皮吸收制剂的生物利用度通常与口服制剂接近。　　　　　　　　　（　　）
19. 食物会延缓或减少所有药物的吸收。　　　　　　　　　　　　　　　（　　）
20. 汤剂、合剂、散剂、糖浆剂、药酒、注射剂均为液体剂型。　　　　　（　　）

三、填空题

1. 药典是一个国家记载＿＿＿＿＿的法典，一般由＿＿＿＿＿编纂，并由＿＿＿＿＿颁布执行，具有法律的约束力。
2. 颗粒剂一般采用＿＿＿＿＿的办法进行整粒和分级。

3. _____ 也称为捏合,是湿法制粒的关键技术。
4. 根据包衣材料的不同,包衣片可分为糖衣片、_____ 和 _____。
5. 制备空胶囊的主要原料是 _____。
6. 注射剂的质量检查项目有 _____、_____、_____、pH 值、渗透压、安全性、稳定性等。
7. 制备油脂性基质的栓剂,所用的润滑剂常用 _____、_____ 各 1 份与 95% _____ 5 份混合制得。
8. 软膏剂基质分为 _____、乳剂型基质和 _____ 3 种类型。
9. 填充气雾剂抛射剂的方法主要有 _____ 和 _____ 两种。
10. 膜剂的制备可采用 _____ 制膜法、热塑制膜法和复合制膜法。
11. 药物制剂的稳定性一般包括 _____、_____ 和 _____ 3 个方面。
12. 粉针剂的制备方法有无菌粉末直接分装法和 _____。
13. ζ 电位的降低一定程度后,混悬剂中的微粒形成疏松的聚集体,此过程称为 _____。
14. 溶液剂的制备方法为 _____ 和 _____ 两种方法。
15. Arrhenius 指数定律定量地描述了 _____ 与 _____ 之间的关系。
16. 药物降解的两个主要途径是 _____ 和 _____。
17. 微囊包囊制备方法有物理化学法、物理机械法、_____。
18. 脂质体的膜材主要由 _____ 和胆固醇等构成。
19. 根据目前生产及临床应用现状,经皮吸收制剂大致可分为 _____、_____、骨架扩散型、微储库型 4 类。
20. 某药静脉注射后可立即在脏器组织中达到分布平衡,此药属 _____ 室模型药物,其 $\log C$ 与时间 t 具有 _____ 关系。

四、名词解释题

1. 药典　2. 散剂　3. 滴丸剂　4. 置换价　5. 等渗溶液　6. 表面活性剂　7. 有效期　8. 脂质体　9. 靶向制剂　10. 酶诱导剂

五、简答题

1. 简述散剂的特点。
2. 简述滴丸剂的制备工艺流程。
3. 请写出以下水杨酸乳膏剂处方中各成分的作用。
   水杨酸乳膏剂的处方:

水杨酸	1.0g	硬脂酸	1.0g
硬脂酸甘油酯	1.5g	白凡士林	0.5g
液状石蜡	2.5g	羊毛脂	2.0g
三乙醇胺	0.2g	十二烷基硫酸钠	1.0g
甘油	1.2g	蒸馏水	加至 40g

4. 简述热原的定义、性质及除去热原的方法。

5. 简述经典恒温法预测药物有效期的步骤。
6. 什么是缓释制剂和控释制剂？两者有何区别？

六、计算题

配制2%噻孢霉素钠滴眼液1000mL，需加多少克氯化钠或葡萄糖（噻孢霉素钠的氯化钠等渗当量为0.24，无水葡萄糖的氯化钠等渗当量为0.18)?

参考答案

一、选择题

【A型题】

1. C   2. E   3. A   4. E   5. B   6. D   7. D   8. C   9. B   10. E
11. B 12. E 13. B 14. B 15. D 16. D 17. B 18. B 19. D 20. B
21. A 22. B 23. A 24. A 25. B 26. C

【B型题】

1. B   2. C   3. A   4. B   5. C   6. A   7. D   8. B   9. C   10. D
11. A 12. B 13. C 14. D 15. D 16. A

【X型题】

1. ABCDE   2. ABD   3. ABCDE   4. BCDE   5. BCD
6. ACE   7. BD   8. BE   9. ABCE   10. ABDE
11. BC   12. BCDE   13. ACE   14. BCD   15. ABCD
16. ACDE   17. BC   8. BDE   19. ABCDE 20. ABCE

二、是非判断题

1. √   2. ×   3. √   4. ×   5. ×   6. √   7. ×   8. √   9. ×   10. √
11. √ 12. × 13. × 14. √ 15. × 16. × 17. × 18. √ 19. × 20. ×

三、填空题

1. 药品标准　规格　国家药典委员会组织　政府
2. 过筛
3. 制软材
4. 薄膜衣片　肠溶衣片
5. 明胶
6. 澄明度　无菌　无热原
7. 软肥皂　甘油　乙醇
8. 水溶性基质　油脂性基质
9. 压灌法　冷灌法
10. 匀浆
11. 物理学　化学　生物学
12. 无菌水溶液冷冻干燥法
13. 絮凝

14. 溶解法　稀释法
15. 温度　反应速度
16. 水解　氧化
17. 化学方法
18. 磷脂
19. 膜控释型　黏胶分散型
20. 单　线性

四、名词解释题

1. 药典：药典是一个国家记载药品标准、规格的法典，一般由国家药典委员会组织编纂，并由政府颁布、执行，具有法律约束力。

2. 散剂：系指一种或数种药物均匀混合而制成的粉末状制剂。

3. 滴丸剂：系指固体或液体药物与适当物质（基质）加热熔化混匀后，滴入不相混溶的冷凝液中、收缩冷凝而制成的小丸状制剂，主要供口服使用。

4. 置换价：系指药物的重量与同体积基质重量的比值。

5. 等渗溶液：渗透压与血浆渗透压相等的溶液。

6. 表面活性剂：是指那些具有很强的表面活性、能使液体的表面张力显著下降的物质。

7. 有效期：为药物降解10%所需的时间，用 $t_{0.9}$ 表示。

8. 脂质体：是指将药物包封于类脂质双分子层内而形成的微型小囊。

9. 靶向制剂：系指借助载体、配体或抗体将药物通过局部给药、胃肠道或全身血液循环而选择性地浓集定位于靶组织、靶器官、靶细胞或细胞内结构的给药系统。

10. 酶诱导剂：指能使代谢加快的物质，叫做酶诱导剂。

五、简答题

1. 散剂的特点为易分散、起效快；外用覆盖面大，具有保护、改敛等作用；制备工艺简单；储存、运输、携带方便。

2. 药物与基质加热熔融混匀→滴入冷却剂→冷却→洗丸→干燥→选丸→（包衣）→质检→分装。

3. 处方中各成分的作用：水杨酸为主药，液状石蜡、白凡士林和羊毛脂作为油相，部分的硬脂酸与三乙醇胺反应生成新生铵皂，作为 O/W 型乳化剂，剩余的硬脂酸作为油相，硬脂酸甘油酯为油相并作为辅助乳化剂，十二烷基硫酸钠为 O/W 型乳化剂，甘油为保湿剂，蒸馏水为水相。

4. 注射后能引起人体致热反应的物质，称为热原。热原是微生物的一种内毒素，由磷脂、脂多糖和蛋白质组成，其中主要成分是脂多糖。热原具有耐热性、过滤性、水溶性、不挥发性以及其他性质（能被强酸强碱破坏，强氧化剂、超声波及某些表面活性剂也能使之失活）。

5. 步骤：建立稳定性指标的测定方法；设计实验温度与取样时间，一般4个以上的取样点，求每个温度下，反应物温度随时间的变化曲线；判断反应级数；求每个温度下反应物浓度随时间变化的回归方程，从而求得 K 值；由反应常数 K 的对数对 $1/T$ 的曲线，求得回归方程，由该回归方程求出 25℃ 的 K 值；最后求出有效期。

6. 缓释制剂系指用药后能在较长时间内持续释放药物以达到延长药效目的的制剂。控释制剂系指药物能在设定的时间内自动地以设定速度释放的制剂。两者区别是：缓释制剂是在规定介质中，要求缓慢地非恒速释放药物，药物释放主要是一级速度过程。控释制剂是在规定介质中，要求缓慢恒速或接近恒速释放药物，药物释放主要是按零级或接近零级速率规律释放，可得更平稳的血药浓度。

六、计算题

设需加入的氯化钠和葡萄糖分别为 X 和 Y。

$X = (0.9 - 2 \times 0.24) \times 1000 / 100 = 4.2$ （g）

$Y = 4.2 / 0.18 = 23.33$ （g）

答：需加入 4.2g 氯化钠或 23.33g 葡萄糖。

§4 药物分析基本知识问答及自测试题

药物分析是研究和发展药品全面质量控制的"方法学科",它主要运用化学、物理化学或生物化学的方法和技术研究化学结构已经明确的合成药物或天然药物及其制剂的质量控制方法,也研究中药制剂和生化药物及其制剂有代表性的质量控制方法。其研究内容包括药物的真伪鉴别、纯度检查以及含量测定的原理和方法,并以常用的药物为例,在已知化学结构的基础上,研究其理化性质与分析方法间的关系,也研究药物制剂、中药制剂、生化药物的质量分析的特点与基本方法,以及药品质量标准制定的原则、内容与方法,以树立比较完整的药品质量控制观念。

基本知识问答

1. 我国的药品标准分为哪四类?各自的含义为何?

(1) 国家药品标准:国务院药品监督管理部门颁发的《中华人民共和国药典》(简称《中国药典》)和药品标准。

(2) 临床研究用药品质量标准:由新药研制单位制订并由国家药品监督管理部门批准的一个临时性的质量标准,仅在临床试验期间有效和仅供研制单位和临床试验单位使用。

(3) 暂行或试行药品标准:新药经临床试验或使用后报试生产时,这时制订的药品标准叫暂行药品标准;该标准执行两年后,如果药品质量稳定,该药转为正式生产,此时的药品标准叫试行药品标准。

(4) 企业标准:由药品生产企业自行制订并用于控制其药品质量的标准。

2. 药品质量标准的主要内容有哪些?

主要内容包括:名称,性状,鉴别,检查,含量测定,储藏等。

3. 药品的定义是什么？

药品是指用于预防、治疗、诊断人的疾病，有目的地调节人的免疫功能并规定有适应证、功能主治、用法用量的物质，是广大人民群众防病治病、保护健康必不可少的特殊商品。

4. 药物分析主要研究的对象是什么？

化学结构已经明确的合成药物或天然药物及其制剂，中药制剂和生物制品及其制剂。

5. 药典和药品质量标准的意义是什么？

药典是国家监督管理药品质量的法定技术标准。

药品质量标准是药品现代化生产和质量管理的重要组成部分，是药品生产、经营、使用和行政、技术监督管理各部门应共同遵循的法定技术依据，也是药品生成和临床用药水平的重要标志。

6. 新中国成立以来，《中华人民共和国药典》（简称《中国药典》）先后出了几版？分为哪几版？《中国药典》（2010 年版）有几部？各部分别收载何类药物？

《中国药典》先后出版了 9 版，1953 年、1963 年、1977 年、1985 年、1990 年、1995 年、2000 年、2005 和 2010 年版。

《中国药典》（2010 年版）有：一部，中药，包括药材、饮片；植物油脂和提取物；制剂。二部，化学药，包括化学品，抗生素，生化药物，放射性药品及药用辅料。三部，生物制品，包括血液制品、疫苗。

7. 《中国药典》的内容分为哪几部分？其中正文部分包括哪些内容？

《中国药典》的内容分为凡例、正文、附录和索引四部分。其中正文部分包括所收载药品或制剂的质量标准。

8. 《中国药典》和国外常用药典的现行版本及英文缩写分别是什么？

《中国药典》（2010 年版）：Ch. P（2010）

英国药典（2005 年版）：BP（2005）

美国药典（2006 年版）：USP（29）-NF（24）或 USP29-NF24

美国药典（2007 年亚洲版）：USP（30）-NF（25）或 USP30-NF25

欧洲药典（2005 年版）：Ph. Eur（2005）

日本药局方（2005 年版）：JP（15）

9. 简述标准品、对照品的定义与要求。

标准品系指用于生物检定、抗生素或生物药品中含量或效价测定的标准物质，以效价单位（U）表示，以国际标准品进行标定。对照品系指用于鉴别、检查、含量测定和校正检定仪器性能的标准物质，对照品除另有规定外，按进行干燥后计算使用。标准品和对照品均由国务院药品监督管理部门指定的单位制备、标定和供应。

10. 试述药品检验工作的基本程序。

药品检验工作的基本程序一般为取样、鉴别、检查、含量测定、写出检验报告。

11. 简述全面控制药品质量的科学管理条例的中文、英文及缩写名。

《药品非临床研究质量管理规范》（Good Laboratory Practice，GLP）
《药品生产质量管理规范》（Good Manufacture Practice，GMP）
《药品经营质量管理规范》（Good Supplying Practice，GSP）
《药品临床试验管理规范》（Good Clinical Prractice，GCP）

12. 简述药物的鉴别试验的定义。

鉴别试验是根据药物的分子结构、理化性质、采用化学、物理化学或生物学方法来判断药物的真伪。它是药品质量检验工作的首项任务，只有在药物鉴别无误的情况下，进行药物的杂质检查、含量测定等分析才有意义。它为用来证实储藏在有标签容器中的药物是否为其所标示的药物，而不是对未知物进行定性分析。

13. 药物的性状包括哪些指标？其中《中国药典》收载的物理常数包括哪些？

药物的性状反映了药物特有的物理性质，一般包括外观、溶解度和物理常数等。《中国药典》收载的物理常数包括：相对密度、馏程、熔点、凝点、比旋度、折光率、黏度、酸值、皂化值、羟值、碘值、吸收系数等。

14. 简述药物的一般鉴别试验、专属鉴别试验的定义。

一般鉴别试验是以某些类别药物的共同化学结构为依据，根据其相同的理化性质进行药物真伪的鉴别，以区别不同类别的药物。药物的专属鉴别试验是证实某一种药物的依据，它是根据每一种药物化学结构的差异及其所引起的理化特性不同，选用某些特有的灵敏的定性反应，来鉴别药物的真伪。

15. 《中国药典》收载的红外光谱图，对分辨率、基线及供试品取样量的要求是什么？

《中国药典》收载的红外光谱图，系用分辨率为 $2cm^{-1}$ 的条件绘制，基线一般控制在 90% 透光率以上，供试品取样量一般控制在使其最强吸收峰在 10% 透光率以下。

16. 薄层色谱法（TLC法）、高效液相色谱法（HPLC法）、气相色谱法（GC法）用于鉴别时一般采用的方法是什么？

TLC法一般采用对照品溶液、供试品溶液，在同一块薄层板上点样、展开与检视，要求供试品斑点的 R_f 值应与对照品斑点的一致。HPLC法和GC法用于鉴别时，一般规定按供试品含量测定项下的HPLC法和GC法色谱条件进行试验，要求供试品和对照品色谱峰的保留时间应一致。含量测定方法为内标法时，可要求供试品溶液和对照品溶液色谱图中药物峰的保留时间与内标物峰的保留时间的比值应一致。

17. 化学鉴别试验的要求有哪些？影响鉴别试验的因素有哪些？

化学鉴别试验要求专属性强，再现性好，灵敏度高，操作简便、快速等。影响鉴别实验的因素主要有被测物浓度，试剂的用量，溶液的温度、pH值、反应时间和干扰物质等。

18. 简述鉴别试验的空白试验的定义。做空白试验的目的是什么？

空白试验系指在与供试品鉴别试验完全相同的条件下，除不加供试品外，其他试剂均同样加入而进行的试验。做空白试验是为了消除试剂和器皿可能带来的影响。

19. 简述灵敏度反应的定义及表示方法。

在一定条件下，能在尽可能稀的溶液中检出尽可能少量的供试品，反应对这一要求所能满足的程度，即称为反应灵敏度。利用灵敏度的反应，有可能检出痕量的供试品，也可能用极小量的试样和极稀的试液来进行药物的鉴别。鉴别反应的灵敏度以两个相互有关的量来表示，即最低检出量和最低检出浓度。

20. 简述药物的纯度、杂质和杂质限量的定义，以及杂质限量的表示方法。

（1）药物的纯度是指药物的纯净程度；药物的杂质是指药物中存在的无治疗作用或影响药物的稳定性和疗效，甚至对人体健康有害的微量物质。

（2）在不影响药物的疗效和不发生毒性的前提下，允许药物中存在一定量的杂质，药物中存在杂质的最大允许量被称为"杂质限量"。杂质的限量通常采用百分之几（%）或百万分之几（ppm）表示。

21. 简述药用规格与化学试剂规格的区别。

（1）药用规格与化学试剂规格均要求所含杂质低于规定的限量，但两者对杂质的定义不同。化学试剂规格不考虑杂质的生理作用，其杂质限量只是从可能引起的化学变化对使用的影响来限定，对试剂的使用范围和使用目的加以规定，它不考虑杂质对生物体的生理作用及毒副反应；而药用规格主要从用药安全、有效和对药物稳定性的影响等方面考虑。

（2）化学药品或化学试剂不能替代药品使用。

22. 简述杂质的来源与种类。

药物中的杂质主要有两个来源：一是由生产过程引入；二是在储藏过程中受外界条件的影响，引起药物理化特性发生变化所产生。在合成药物的生产过程中，可因原料不纯或未反应完全、反应的中间体与反应副产物在精制时未能完全除去而引入杂质；在药物生产过程中，所用的试剂、溶剂、还原剂等可能会残留在产品中而成为杂质；在储藏期间因温度、湿度、日光、空气等环境因素的影响，或因微生物的作用，引起药物发生水解、氧化、分解、异构化、晶型转变、聚合、霉变等变化所产生的有关杂质。

药物中的杂质按来源可分为"一般杂质"和"特殊杂质"。一般杂质是指在自然界中分布广泛，在多数药物的生产和储藏过程中容易引入的一般性杂质，如氯化物、硫酸盐、重金属等；特殊杂质是指特定的药物根据其生产工艺和特有的理化性质，在生产和储藏过程中引入的特殊性杂质，如乙酰水杨酸在生产和储存过程中引入的水杨酸等。按药物中所含杂质的结构又可分为有机杂质和无机杂质。按性质也可分为信号杂质和有害杂质。信号杂质（如氯化物）对人体一般无害，但可反映药物的生产工艺和质量管理的问题。

23. 试述氯化物的检查原理、反应条件、标准溶液及最适宜的浓度范围。

检查原理：药物中的微量氯化物在硝酸酸性条件下与硝酸银反应，生成氯化银胶体微粒而显白色浑浊，与一定量的标准氯化钠溶液在相同条件下产生的氯化银浑浊程度比较，判定供试品中氯化物是否符合限量规定。

反应条件：硝酸酸性条件。

标准溶液：各药品项下规定量的标准氯化钠溶液（$10\mu g Cl/mL$）。

最适浓度：氯化物浓度以 $50mL$ 中含 $50\sim 80\mu g$ 的 Cl 为宜。

24. 铁盐检查中除另有规定外，为什么要加过硫酸铵？有的样品采用硝酸处理，用硝酸处理的样品是否还需加过硫酸铵？加硝酸后的样品为什么要加热煮沸？

铁盐与硫氰酸根离子的反应为可逆反应，加入过量的硫氰酸铵，不仅可以增加生成的配位离子的稳定性，提高反应灵敏度，还能消除因 Cl^-、PO_4^{3-}、SO_4^{2-}、枸橼酸根离子等与铁盐形成配位化合物而引起的干扰；用硝酸处理的样品还需加过硫酸铵（使 Fe^{2+} 氧化为 Fe^{3+}），因为硝酸中可能含亚硝酸，它能与硫氰酸根离子作用，生成红色亚硝酰硫氰化物，影响比色，所以剩余的硝酸必须加热煮沸除去。

25. 《中国药典》（2010 年版）中重金属指的是什么？检查重金属时以什么为代表？

《中国药典》（2010 年版）中的重金属是指在实验条件下能与硫代乙酰胺或硫化钠作用显色的金属杂质。因为在药品的生产中遇铅的机会较多，且铅在体内易产生积蓄中毒，故以铅为代表检查重金属。

26. 重金属检查法有哪些？各适用什么药物中的重金属检查？

（1）硫代乙酰胺法：适用于大多数在水或乙醇中溶解，并在酸性下稳定的药物。

（2）炽灼残渣法：适用于在水或乙醇中难溶，或能与重金属离子形成配位化合物的有机药物。

(3) 硫化钠法：适用于难溶于稀酸，但能溶于碱性水溶液的药物。

(4) 微孔滤膜法：适用于重金属限量低的药物。

27. 砷盐检查法有哪几种？各种检查方法的原理是什么？

(1) 古蔡氏法：利用金属锌与酸作用产生新生态的氢，与药物中微量砷盐反应生成具挥发性的砷化氢，遇溴化汞试纸，产生黄色至棕色的砷斑，与同条件下一定量标准砷溶液所生成的砷斑比较，判断供试品中砷盐是否符合限量规定。

(2) 二乙基二硫代氨基甲酸银法 [Ag（DDC）法]：利用金属锌与酸作用产生新生态的氢，与药物中微量砷盐反应生成具挥发性的砷化氢，遇 Ag（DDC）使其还原生成红色胶态银，同时在相同条件使一定量标准砷溶液呈色，用目视比色法或在 510nm 波长处测定吸光度进行比较，判断砷盐的限量是否符合规定。

(3) 白田道夫法：氯化亚锡在盐酸中将砷盐还原为棕褐色的胶态砷，与一定量标准砷溶液用同法处理后的颜色比较，判断砷盐的限量是否符合规定。

(4) 次磷酸法：在盐酸酸性溶液中，次磷酸将砷盐还原为棕色的游离砷，与一定量的标准砷溶液用同法处理后所显颜色比较，来控制药物中砷的限量。

28. 古蔡氏法检查砷盐的操作中加入碘化钾试液和酸性氯化亚锡试液的作用各是什么？醋酸铅棉花起什么作用？

碘化钾试液的作用是：①将五价砷盐还原为三价砷盐。②与反应中产生的锌离子形成配位离子，有利于砷化氢的反应不断进行。③抑制锑化氢的形成。

酸性氯化亚锡试液的作用是：①与碘化钾共同将五价砷盐还原为三价砷盐。②将碘化钾被氧化生成的碘再还原为碘离子。③氯化亚锡与锌粒表面形成锌锡剂，起去极化作用，从而使氢气均匀而连续地发生，有利于砷化氢的反应不断进行。④抑制锑化氢的形成。

锌粒及供试品中可能含有少量硫化物，在酸性溶液中能产生硫化氢气体，与溴化汞作用生成硫化汞的色斑，干扰试验结果，故用醋酸铅棉花吸收硫化氢。

29. 为什么不能采用古蔡氏法检查葡萄糖酸锑钠中含有的砷盐？应采用什么方法检查？

因为用古蔡氏法检查砷时，锑盐可被还原为锑化氢，与溴化汞试纸作用产生灰色锑斑，干扰砷斑的检出，应改用白田道夫法。

30. "干燥失重"与"水分"测定有何区别？常用干燥失重、水分测定法有哪些？各适用于什么条件？

干燥失重不仅测定的是水分含量，还包括挥发性物质。常用的干燥失重测定方法有：①常压恒温干燥法，适用于受热较稳定的药物。②减压干燥法与恒温加压干燥法，适用于熔点低、受热不稳定及难赶除水分的药物。③干燥器干燥法，适用于受热分解且易挥发的供试品。④热分析法，适用于研究药物的多晶型、纯度、热稳定性、固体分散系统、脂质体、药物辅料相互作用等。

水分测定的方法有：①费休法，适用于测定药物中的结晶水、吸附水和游离水。②甲苯法。

31. 简述 TLC 法用于药物中杂质检查时的常用方法及适用范围。

①杂质对照法：适用于已知杂质并能制备得到杂质对照品的情况。②供试品溶液自身稀释对照法（高低浓度对比法）：适用于杂质的结构不能确定或无杂质对照品的情况，该法仅限于杂质斑点的颜色与主成分斑点颜色相同或相近的情况下使用。③杂质对照法与供试品溶液自身稀释对照法并用：当药物中存在多个杂质时，其中已知杂质有对照品，采用前者，共存的未知杂质或没有对照品的杂质，可采用后者检查。④对照药物法，当无适合的杂质对照品，或者是供试品显示的杂质斑点颜色的主成分斑点颜色有差异，难以判断限量时，可用与供试品相同的药物作为对照。

32. 试述 HPLC 法与 GC 法用于检查药物中杂质时的五种方法及适用范围。

①内标法加校正因子测定法：使用于有对照品的杂质，能够测定杂质校正因子的情况。②外标法测定法：适用于有对照品的杂质，而且进样量能够精确控制的情况。③加校正因子的主成分自身对照测定法，可以不用杂质对照品。④不加校正因子的主成分自身对照测定法，适用于没有杂质对照品的情况。⑤面积归一法，适用于粗略测量供试品中杂质的含量。

33. 简述炽灼残渣的定义及其检查时的注意事项。

炽灼残渣是指有机化物经炭化或挥发性无机药物加热分解后，高温炽灼，所产生的非挥发性无机杂质的硫酸盐。注意事项：①供试品的取用量应根据炽灼残渣限量和称量误差决定。②含氟的药品对瓷坩埚有腐蚀，应采用铂坩埚。③若需将炽灼残渣留作金属检查时，炽灼温度必须控制在 500℃～600℃。

**34. 氨苯砜中检查"有关杂质"采用的 TLC 法：取本品适量，加甲醇制成每 1mL 约含 10mg 的溶液，作为供试品溶液；精密量取适量，分别加甲醇稀释制成每 1mL 中约含 20μg 及 100μg 的溶液，作为对照溶液（1）和（2）。照薄层色谱法试验，吸取上述 3 种溶液各 10μL，分别点于同一硅胶 G 薄层板上，以甲苯 丙酮（2：1）为展开剂，展开，晾干，喷以含 0.5% 亚硝酸钠的 0.1mol/L 盐酸溶液，数分钟后，再喷以 0.1% 二盐酸萘基乙二胺溶液，供试品溶液如显杂质斑点，与对照溶液（1）的主斑点比较，不得更深；如有 1～2 点超过时，应不得深于对照溶液（2）的主斑点。试计算氨苯砜中有关物质的限量。

由于供试品和对照品点样体积（V）相同，所以

$$L(\%)=\frac{c}{s}\times100\%=\frac{(20\times10^{-2})}{10}\times100\%=0.2\%$$

$$L(\%)=\frac{c}{s}\times100\%=\frac{(100\times10^{-2})}{10}\times100\%=1.0\%$$

35. 富马酸亚铁中铅盐的检查：取本品 0.40g，置 50mL 烧杯中，加硝酸 3mL 与高氯酸 5mL，加热微沸至干，冷却，加盐酸溶液（1→2）15mL，再加热微沸 1 分钟，放冷，移至分液漏斗中，用乙醚提取 3 次，每次 20mL，弃取乙醚层，分取酸液，置水浴上加热，蒸去残留的乙醚，冷却，用氨试液使成碱性，加氰化钾试液 1mL，加水至 50mL，加硫化钠试液 5 滴，摇匀，与标准铅溶液 2.0mL 用同一方法处理后的颜色比较，不得更深（0.005%）。①乙醚提取的是什么物质？②氰化钾的作用是什么？加氰化钾前为什么要使溶液成氨碱性？③计算标准铅液的浓度（$\mu g\ Pb/mL$）。

①铁离子的配合物。②去掉 Fe^{3+}，碱性才能生成铁离子的配合物。③$10\mu g Pb/mL$。

36. 常用热分析法有哪 3 种？分述其原理。

（1）热重分析：此法应用热天平在程序控制温度的条件下测量物质的质量随温度变化，记录质量随温度变化的曲线，从而准确地测量物质的质量变化及变化速度。

（2）差热分析，本法是在程序控制温度下，测量试样与参比物之间的温度差与温度的关系的一种技术。

（3）差示扫描量热法，本法是在程序控制温度下，测量传输给待测物质和参比物的能量差与温度的关系的一种技术。

37. 简述恒重的定义。

除另有规定外，系指供试品连续两次干燥或炽灼后的重量差异在 0.3mg 以下即达到恒重。

38. 一些药物测定前需进行有机破坏处理，试述常用的前处理方法。

湿法破坏（如凯氏定氮法），干法破坏（如高温炽灼法、氧瓶燃烧法）。

39. 简述氧瓶燃烧法的原理、特点、应用范围、吸收液的作用及选择原则。

原理：将有机药物置于充满氧气的密闭的燃烧瓶中充分燃烧，并将燃烧所产生的待测物质吸收于适当的吸收液中，然后根据待测物质的性质，采用适宜的分析方法进行分析。

特点：常用的有机药物破坏方法，该法的特点是简便、快速、破坏完全，且不需要复杂设备。

应用范围：适用于含卤素有机药物或含硫、氮、硒等其他元素的有机药物

的测定。

吸收液的作用：将样品经燃烧分解所产生的各种价态的卤素、硫、硒等，定量地吸收并转变为一定的便于测定的价态。

吸收液的选择原则：根据被测物质的种类及所用分析方法来选择合适的吸收液。

40. 直接回流水解法的原理和方法是什么？适用于哪些卤素有机药物的测定？

原理和方法：将含卤素的有机药物溶解于适当的溶剂中，加氢氧化钠溶液回流使其水解，将有机结合的卤素转变为无机形式的卤素离子，然后选用间接银量法。适用于含卤素有机药物结构中卤素原子结合不牢固的药物。

41. 氮测定法的基本原理和方法是什么？其中加入 K_2SO_4、$CuSO_4$ 各起什么作用？

蛋白质是含氮的有机化合物。样品与硫酸和催化剂一同加热消化，使蛋白质分解，分解的氨与硫酸结合生成硫酸铵。然后碱化使氨游离，蒸馏出的氨用硼酸吸收后，再以硫酸或盐酸滴定液滴定，根据酸的消耗量乘以换算系数（通常为每克氮相当于6.25g蛋白质），即为蛋白质含量。蒸馏装置由1000mL的圆底烧瓶、安全瓶、连有氮气球的蒸馏器、漏斗、直形冷凝管、100mL锥形瓶和橡皮管夹组成，蒸馏装置在使用之前应清洗。

加 K_2SO_4 的作用是提高硫酸的沸点，以提高消解温度，以缩短消解时间，再则可补充 H_2SO_4 分解损失的 SO_3；加 $CuSO_4$ 的作用是作催化剂和消解终点的指示剂。

42. 药物有机破坏法中湿法破坏根据所用试剂的不同，可分为哪几种？各有什么特点？应注意哪些问题？

湿法破坏根据所用试剂不同可分为以下几种：

(1) 硝酸 高氯酸法：破坏能力强，反应较激烈，适用于血、尿、组织等生物样品的破坏，经本法破坏后，所得无机金属离子一般为高价态，但对含氮杂环药物的破坏不够完全。

(2) 硝酸 硫酸法：适用于大多数有机物质的破坏，经本法破坏分解所得的无机金属离子均为高价态，但本法不适用于含碱土金属有机药物的破坏。

(3) 硫酸 硫酸盐法：常用于含砷或锑有机药物的破坏分解。本法所用硫酸盐多为硫酸钾或硫酸钠，目的是为提高硫酸的沸点，以使样品破坏完全。同时，也防止硫酸在加热过程中过早地分解为三氧化硫而损失。经本法破坏分解所得的金属离子多为低价态。

(4) 其他湿法：有硝酸 硫酸 高氯酸法、硫酸 过氧化氢法、硫酸 高锰酸钾法等。经有机破坏后，金属在溶液中均以高价态存在。

湿法破坏所用的容器，一般为铍玻璃或硼玻璃制成的凯氏烧瓶。所用试剂及蒸馏水均应不含被测离子或干扰测定的其他金属离子，必须按相同条件进行空白试验校正。操作应在通风橱内进行。

43. 试述干法破坏（灰化法）的操作方法、应用范围及注意事项。

干法破坏系将有机药物灼烧灰化以达分解的目的。将适量样品置于瓷坩埚或镍坩埚、铂坩埚中，加无水碳酸钠或轻质氧化镁等以助灰化，混合均匀后，先小火加热，使样品完全炭化，然后放入高温炉中灼烧，使其灰化完全，即可。

本法适用于湿法不易破坏完全的有机药物以及某些不能用硫酸进行破坏的有机药物中的金属元素分析。不适用于含易挥发性金属（如汞、砷等）有机药物的破坏。

应用本法时要注意以下几个问题：①加热或灼烧时，应控制温度在420℃以下。②灰化完全与否，直接影响测定结果的准确性，注意检查灰化是否完全。③经本法破坏后，所得灰分往往不易溶解，但此时切勿弃去。

44. 试述药品质量标准分析方法需验证的分析项目及验证内容。

需验证的分析项目有：鉴别试验、杂质定量或限度检查、原料药或制剂中有效成分含量测定，以及制剂中其他成分的测定。药物溶出度、释放度等检查中，其溶出量等的测试方法也应作必要验证。

验证内容有：准确度、精密度（包括重复性、中间精密度和重现性）、专属性、检测限、定量限、线性、范围和耐用性。

45. 用于杂质限量检查或含量测定的方法应分别考察哪些项目？

杂质限量检查要考察准确度、精密度、专属性、定量限、线性、范围及耐用性；含量测定要考察准确度、精密度、专属性、线性、范围及耐用性。

46. 什么是准确度？如何表示？一般数据要求如何？

准确度系指用该方法测定的结果与真实值或参考值接近的程度，一般用回收率（％）表示，一般数据要求：在规定范围至少用9个测定结果进行评价。

47. 试述检测限与定量限的区别。

检测限是指试样中被测物能被检测出的最低浓度或量，它反映方法是否具备足够的灵敏度，无需准确定量。定量限是指样品中被测物能被定量测定的最低量，其测定结果应具有一定的准确度和精密度。

48. 干酵母片含量测定： 取本品10片，精密称定，重5.0060g，研细，精密称取片粉0.5007g，凯氏定氮法测定，以2％硼酸溶液50mL为吸收液，甲基红 溴甲酚绿为指示剂，用硫酸滴定液（0.05mol/L）滴定，消耗硫酸滴定液（$F=1.029$）14.28mL，空白消耗0.08mL，每1mL硫酸滴定液（0.05mol/L）

相当于 1.401mg 的氮，蛋白质中氮含量为 16%，干酵母片规格为 0.3g。计算干酵母片的含量。

$$蛋白质\% = \frac{V_{H_2SO_4} \times T \times F \times 平均片重}{W_s\ (mg) \times 16\% \times 标示量} \times 100\%$$

$$= \frac{(14.28-0.08) \times 1.401 \times 1.029 \times 5.006/10 \times 10^{-3}}{0.5007 \times 16\% \times 0.3} \times 100\%$$

$$= 42.6\%$$

49. 简述重复性、重现性和中间精密度的定义。

重复性是指在相同的操作条件下，由同一分析人员测定所得结果的精密度。重现性是指在不同实验室，由不同分析人员测定结果的精密度。中间精密度是指在同一个实验室，不同时间由不同分析人员用不同设备测定结果的精密度。

50. 生物样品的前处理应考虑哪些方面的问题？

（1）生物样品的种类：生物样品是血浆或血清还是唾液等，将影响样品的分离、纯化技术，如血浆或血清需除蛋白，使药物从蛋白结合物中释出，唾液样品则主要采用离心沉淀除去黏蛋白等。

（2）被测药物的性质：根据被测药物的结构、理化性质及药理性质、存在形式、浓度范围等，采用相应的前处理方法，如药物是否具有挥发性涉及能否采用 GC 法等。

（3）测定方法：样品于测定前是否需纯化以及纯化到什么程度均与其后采用的测定方法的不同而不同，即纯化程度与所用测定方法的专属性、分离能力、检测系统对不纯样品污染的耐受程度等密切相关。

51. 色谱分析方法的"系统适用性试液"包括哪些内容？有哪些定量方法？

系统适用性试验包括有色谱柱的理论塔板数（n）、分离度、重复性、拖尾因子。定量方法有内标加校正因子测定法；外标法，其中有标准曲线法和外标一点法。

52. 测定血样时，为什么要除去蛋白质？常用的去蛋白质方法及常用试剂有哪些？

去除蛋白质可使蛋白结合型的药物释放出来，以便测定药物的总浓度，也可减免后续溶剂萃取过程中乳化现象的出现，同时可以保护仪器性能，延长使用期限。

常用的去蛋白质方法及常用试剂列表如下：

方　　法	常用试剂
加入与水不相混溶的有机溶剂	乙腈、乙醇、甲醇、丙酮等
加入中性盐	饱和（NH$_4$)$_2$SO$_4$、Na$_2$SO$_4$、枸橼酸盐等
加入强酸	10% 三氯醋酸、6% HCO$_4$、硫酸、钨酸混合液等
加入含锌盐及铜盐的沉淀剂	CuSO$_4$、Na$_2$SO$_4$、ZnSO$_4$、NaOH 等
酶解法	枯草菌溶素

53. 对建立的生物样品分析方法进行验证，应包括哪些内容？

有特异性、标准曲线与线性范围、精密度与准确度、最低定量限、样品稳定性、提取回收率、质控样品和质量控制。

54. 丙二酰脲类药物鉴别试验包括哪些反应？简述其鉴别原理。

丙二酰脲类鉴别试验包括银盐反应和铜盐反应，是巴比妥类药物环状丙二酰脲母核特殊的反应；是巴比妥类药物共有的鉴别试验；因此主要用于巴比妥类药物的鉴别。

55. 用化学方法怎样鉴别巴比妥、苯巴比妥、司可巴比妥和硫喷妥钠？

巴比妥用水解反应；苯巴比妥与硫酸和亚硝酸钠反应，产生橙黄色，此系苯环上的亚硝基化反应；司可巴比妥与溴试液反应时溴试液退色；硫喷妥钠与吡啶和硫酸铜溶液作用时反应液显绿色。

56. 简述银量法用于巴比妥类药物含量测定的原理，并说明为什么要求采用电位法指示终点。

原理：根据巴比妥类药物在适当的碱性溶液中，易与重金属离子反应，并可定量地形成盐的化学性质。利用巴比妥类药物与银离子生成二银盐白色沉淀指示终点时，由于终点的沉淀浑浊不易观察，而且沉淀的溶解度受温度的影响，使终点的观察产生误差较大，为了减少目测误差和温度变化的影响，因此药品标准中要求采用电位法指示终点。

57. 巴比妥类药物紫外吸收光谱在酸性和碱性介质中为什么会不同？

巴比妥类药物为弱酸类药物，在酸性介质中不发生解离，其分子中没有 p-p 共轭体系结构，因此无明显的紫外吸收峰。在碱性或强碱性介质中，其发生一级电离或二级电离，分子中形成 p-p 共轭体系结构，故于 240nm 或 255nm 波长处出现特征吸收峰。

58. 简述溴量法测定司可巴比妥含量的原理、滴定度和含量计算。

原理：在 5 位取代基中含有不饱和键的巴比妥类药物，其不饱和键可与溴定量地发生加成反应。

$$T = m \times \frac{a}{b} \times M$$

含量（%）$= \frac{VIF}{W} \times 100\%$

59. 差示紫外分光光度法测定复方苯巴比妥散中苯巴比妥的含量的定量依据是什么？

（1） ASA 和 SA 等成分于 240nm 波长处，在 pH 值为 5.91 和 8.04 条件下的紫外吸收光谱重合，其 $\Delta A = 0$。

（2） 苯巴比妥在 240nm 波长、pH 值为 5.91 和 8.04 条件下 ΔA 最大，而且 ΔA 大小与苯巴比妥的浓度成正比。

60. 司可巴比妥钠胶囊含量测定：精密称取内容物 0.1380g，置碘量瓶中，加水 10mL，振摇使溶解，精密加溴滴定液（0.05mol/L）25mL，再加盐酸 5mL，立即密塞并振摇 1 分钟，暗处静置 15 分钟后，加碘化钾试液 10mL，立即密塞，摇匀，用硫代硫酸钠滴定液（0.1mol/L，$F = 0.994$）滴定，至近终点时加淀粉指示液，继续滴定至蓝色消失，并将滴定结果用空白试验校正。已知：样品消耗硫代硫酸钠滴定液（0.1mol/L）17.00mL，空白试验消耗 25.10mL，每 1mL 溴滴定液（0.05mol/L）相当于 13.01mg 的司可巴比妥钠。试计算本品相当于标示量的百分含量（规格 0.1g，20 粒胶囊内容物重 2.7506g）。

$$T = \frac{VTF \frac{w}{W}}{标示量} \times 100\%$$

$$= \frac{(25.10 - 17.00) \times 13.01 \times 10^{-3} \times 0.994 / 0.1380 \times 2.7506 / 20}{0.1}$$

$$= 104.4\%$$

61. 阿司匹林及其片剂中的游离水杨酸是如何引入的？其原理是什么？

原料残存（生产过程中乙酰化不完全）、水解产生（储存过程中水解产生）。选用的检查方法为对照法。

检查原理：水杨酸及其盐类在中性或弱酸性条件下，可与三氯化铁试液反应，生成紫色配位化合物。

62. 简述芳酸类药物的结构特点和理化性质。

（1）物理性质：①具有一定的熔点。②溶解性：游离芳酸类药物几乎不溶于水，易溶于有机溶剂；芳酸碱金属盐及其他盐易溶于水，难溶于有机溶剂。

（2）化学性质：①芳酸具游离羧基，呈酸性，其 pK_a 为 3~6，属中等强度的酸或弱酸；—X、—NO_2、—OH 等吸电子取代基存在使酸性增强，—CH_3、—NH_2 等斥电子取代基存在使酸性减弱，邻位被取代基取代后酸性增强的程度大于间位、对位取代，尤其是邻位被酚羟基取代，由于形成分子内氢键，酸性大为增强，如水杨酸：$pK_a=2.95$。②芳酸碱金属盐易溶于水，水解，溶液呈碱性，但碱性太弱，所以其含量测定方法为双相滴定法或非水碱量法。③芳酸酯可水解，利用其水解得到酸和醇的性质可进行鉴别；利用芳酸酯水解定量消耗氢氧化钠的性质，芳酸酯类药物可用水解后剩余滴定法测定含量；芳酸酯类药物还应检查因水解而引入的特殊杂质。④芳酸类药物分子结构中有 p-p 共轭体系，有紫外特征吸收，可用作鉴别和含量测定的依据；本类药物有特征官能团，在红外特征吸收，可用红外光谱法鉴别本类药物。⑤取代芳酸类药物可利用其取代基的性质进行鉴别和含量测定。如具有酚羟基的药物可用 $FeCl_3$ 反应鉴别；同时具有芳伯氨基的芳酸类药物可用重氮化 偶合反应鉴别、亚硝酸钠滴定法测定含量。

63. 阿司匹林及其制剂的含量测定通常采用哪几种方法？各有何优缺点？

（1）直接酸碱滴定法：优点是简便、快速；缺点是酯键水解干扰（不断搅拌、快速滴定），酸性杂质干扰（如水杨酸、醋酸），不能用于含水杨酸过高或制剂分析，只能用于水杨酸检查合格的原料药的含量测定。

（2）水解后剩余滴定法：优点是消除了酯键水解的干扰；缺点是酸性杂质干扰。

（3）两步滴定法：优点是消除了酯键水解的干扰和酸性杂质或添加的酸性稳定剂的干扰。适用于阿司匹林片剂及阿司匹林肠溶片。

（4）HPLC 法：优点是具有分离杂质的能力；缺点是阿司匹林峰与水杨酸峰的分离度应符合要求。适用于阿司匹林肠溶胶囊、泡腾片、栓剂等。

64.《中国药典》为什么采用两步滴定法测定阿司匹林片的含量？为什么要进行同样条件下的空白试验？

因为片剂中除加入了少量的酒石酸或枸橼酸作稳定剂外，制剂工艺过程中又可能产生水杨酸与醋酸（水解产物）。空白试验是为了消除在水解过程中吸收的二氧化碳的影响。

65. 直接酸碱滴定法测定阿司匹林的含量时，加中性乙醇的作用是什么？操作过程应注意哪些问题？

加入中性乙醇，防止乙酰水杨酸酯结构在滴定时水解，致使测定结果偏高。注意事项：滴定应在不断振摇下稍快地进行，以防止局部碱浓度过大致使阿司匹林酯结构的水解。温度控制在 0℃～40℃ 范围内，对测定结果无显著影响。

66. 简述双相滴定法测定苯甲酸钠含量的原理。

利用苯甲酸能溶于有机溶剂的性质，在水相中加入与水不相混溶的有机溶剂，将滴定过程中产生的苯甲酸不断萃取入有机溶剂中，降低苯甲酸在水相中的浓度，使滴定反应完全，终点易于判断。

67. 对氨基水杨酸钠中的特殊杂质是什么？简述《中国药典》中检查这种杂质的方法和原理。

对氨基水杨酸钠中的特殊杂质是间氨基酚。Ch. P（2005）采用的方法为双相滴定法，利用对氨基水杨酸钠不溶于乙醚，间氨基酚溶于乙醚的性质，使两者分离后，在乙醚中加水适量，用盐酸滴定，控制盐酸滴定液体积以控制间氨基酚限量。

68. 试用化学方法区别阿司匹林、对氨基水杨酸、苯甲酸和氯贝丁酯。

这四类药物与三氯化铁试液反应依次呈现紫堇色、紫红色、赭色沉淀、紫色。

69. 对氨基水杨酸钠中间氨基酚的检查：取本品，研细，称取 3.0g，置 50mL 烧杯中，加入无水乙醚 25mL，用玻棒搅拌 1 分钟，注意将乙醚液滤入分液漏斗中，不溶物再用无水乙醚提取 2 次，每次 25mL，乙醚液滤入同一分液漏斗中，加水 10mL 与甲基橙指示液 1 滴。振摇后，用盐酸滴定液（0.02mol/L）滴定，并将滴定结果用空白试验校正，消耗盐酸滴定液（0.02mol/L）不得过 0.30mL。问：①无水乙醚提取的是什么？②为何选用甲基橙作指示剂？③间氨基酚（分子量为 109）的限量是多少？

①间氨基酚。②间氨基酚盐酸盐的 pH 值在甲基橙指示剂的指示范围内。③ $L = \dfrac{cv}{s} \times 100\% = \dfrac{0.02 \times 0.30 \times 109 \times 10^{-3}}{3.0} \times 100\% = 0.022\%$。

70. 氯贝丁酯含量测定：取本品 2g，精密称定（2.0750g），加中性乙醇 10mL 与酚酞指示液数滴，滴加氢氧化钠滴定液（0.1mol/L）至显粉红色（0.20mL），再精密加氢氧化钠滴定液（0.5mol/L）20mL，加热回流 1 小时至油珠完全消失，放冷，用新沸过的冷水洗涤冷凝管，洗液并入锥形瓶中，加酚酞指示液数滴，用盐酸滴定液（0.5mol/L，$F = 1.005$）滴定，消耗 3.35mL，将滴定结果用空白试验校正（消耗 20.34mL）。每 1mL 氢氧化钠滴定液（0.5mol/L）相当于 121.4mg 的氯贝丁酯。问：①为什么采用两步滴定法测定含量？②1 分子氯贝丁酯消耗几分子氢氧化钠？③中性乙醇对什么显中性？为什么要采用中性乙醇作为溶剂？④计算氯贝丁酯的含量。

①为了消除供试品中酸性杂质的干扰。②1 分子氯贝丁酯消耗 1 分子氢氧化钠。③中性乙醇对酚酞指示液显中性，加入中性乙醇，一是利用样品的溶解；二是防止乙酰水杨酸酯结构在滴定时水解，致使测定结果偏低。④氯贝丁酯含量（%） $= \dfrac{VTF}{W} \times 100\% = \dfrac{(20.34 - 3.35) \times 121.4 \times 10^{-3} \times 1.005}{2.075} \times 100\%$
$= 99.9\%$。

71. 对乙酰氨基酚中对氨基酚检查的方法与原理是什么？

双相滴定法：利用间氨基酚易溶于乙醚，而对氨基水杨酸钠不溶于乙醚的特性,用乙醚提取分离杂质后,乙醚提取液中加入适量水和指示剂后,用盐酸滴定液滴定,以消耗一定量盐酸滴定液来控制其限量。

72. 亚硝酸钠滴定法测定苯佐卡因含量时的反应原理是什么?测定时应注意哪些问题?

苯佐卡因具有芳伯氨基,能在盐酸存在下与亚硝酸钠定量地发生重氮化反应,生成重氮盐,因此可采用亚硝酸钠滴定法。注意事项:①加入适量溴化钾加快反应速度。②加过量盐酸加速反应。③滴定要在低温下进行。④滴定速度不宜太快,为了避免滴定过程中亚硝酸挥发和分解,滴定时宜将滴定管尖端插入液面下约2/3处,依次将大部分亚硝酸钠滴定液在搅拌条件下迅速加入,使其尽快反应。

73. 为什么盐酸利多卡因不用亚硝酸钠滴定法测定而用非水滴定法测定?

因为其潜在芳伯氨基邻位的两个甲基的空间位阻影响,重氮化反应太慢,不利滴定,而可利用其脂烃胺侧链的碱性以 $HClO_4$ 滴定(冰醋酸中加醋酸汞为溶剂)。

74. 如何用化学方法区别肾上腺素、盐酸普鲁卡因、盐酸丁卡因、对乙酰氨基酚?

肾上腺素可与甲醛硫酸反应显红色;盐酸普鲁卡因发生重氮化偶合生成由橙色到猩红色的沉淀;盐酸丁卡因与亚硝酸钠反应,生成乳白色沉淀;对乙酰氨基酚发生重氮化反应显红色。

75. 简述盐酸普鲁卡因注射液变黄的原因。

其注射液制备过程中受灭菌温度、时间、溶液 pH 值、储藏时间以及光线和金属离子等因素的影响,可发生水解反应生成对氨基苯甲酸和二乙氨基乙醇,其中对氨基苯甲酸随储藏时间的延长或高温加热,可进一步脱羧转化为苯胺,而苯胺又可被氧化为有色物,使注射液变黄,疗效下降,毒性增加。

76. 试述溴量法测定盐酸去氧肾上腺素的原理和含量计算公式。

药物分子中的苯酚结构,在酸性溶液中酚羟基的邻、对位活泼氢能与过量的溴(n_1)定量地发生溴代反应,再以碘量法测定剩余的溴,根据消耗的硫代硫酸钠滴定液的量(n_2),即可计算供试品的含量。

盐酸去氧肾上腺素含量 $(\%) = \dfrac{n_1 - n_2/2}{2} \times \dfrac{M}{W}$

77. 能否采用亚硝酸钠法测定盐酸丁卡因的含量?为什么?

能。盐酸丁卡因的芳仲胺基上的氮可发亚硝基化反应而用于滴定,但目前《中国药典》利用其脂烃胺侧链的碱性而采用非水滴定法。

78. 用化学方法鉴别肾上腺素、盐酸异丙肾上腺素和重酒石酸间羟胺。

肾上腺素在酸性条件下,被 H_2O_2 氧化后生成肾上腺素红显血红色,放置可变为棕色多聚体。盐酸异丙肾上腺素在偏酸性条件下被碘迅速氧化，生成异丙肾上腺素红，加硫代硫酸钠使碘的棕色消退，溶液显淡红色。重酒石酸去甲肾上腺素加酒石酸氢钾饱和溶液溶解，加碘试液放置5分钟后，加硫代硫酸钠试液溶液为无色或仅显为红色或淡紫色。

79. 简述戊烯二醛反应和2，4 二硝基氯苯反应。这两个反应常用于哪类药物的鉴别？

戊烯二醛反应：溴化氢与芳伯胺作用于吡啶环，使环上氮原子由3价转变成5价，吡啶环发生水解反应生成戊烯二醛，再与芳伯胺缩合，生成有色的戊烯二醛衍生物。其颜色随所用芳伯胺的不同有所差异。2，4 二硝基氯苯反应：在无水条件下，将吡啶及其某些衍生物与2，4 二硝基氯苯混合共热或使其热至熔融，冷却后，加醇制氢氧化钾溶液将残渣溶解，溶液显紫红色。此类反应常用于异烟肼、尼可刹米的鉴别。

80. 异烟肼中为什么要检查游离肼？国内外药品标准中常用的检查方法有哪些？

游离肼是异烟肼在制备或储藏过程中引入的一种特殊杂质，该杂质是一种诱变剂和致癌物质。因此国内外药品标准中均规定该物质的检查，常用的检查方法有薄层色谱法和比浊法。

81. 如何利用化学方法鉴别异烟肼、尼可刹米？

异烟肼与亚硒酸作用，生成红色沉淀；尼可刹米可与硫酸铜及硫氰酸铵作用生成草绿色配位化合物沉淀。

82. 怎样利用化学方法鉴别水杨酸、苯佐卡因、尼可刹米和司可巴比妥？

水杨酸与三氯化铁反应显紫堇色；苯佐卡因发生重氮化反应；尼可刹米可与硫酸铜及硫氰酸铵作用生成草绿色配位化合物沉淀；司可巴比妥与溴试液反应时，使溴试液退色。

83. 简述非水溶液滴定法的一般方法。当供试品为氢卤酸盐时，为什么应加醋酸汞的冰醋酸溶液？

非水溶液滴定法：除另有规定外，精密称取供试品适量［约消耗高氯酸滴定液（0.1mol/L）8mL］，加冰醋酸10～30mL使溶解，加醋酸汞试液4～5mL，加各药品项下规定的指示液1～2滴或安装复合玻璃电极，用高氯酸滴定液（0.1mol/L）滴定，以电位滴定法或指示剂法确定终点，并将滴定的结果用空白试验校正。

杂环类药物的盐酸盐与高氯酸反应置换出盐酸，其酸性比较强，此反应不能定量进行，突跃范围小，影响滴定终点的确定，不能直接滴定，加Hg（Ac）₂使卤子与汞离子生形稳定的配合物呈中性，杂环类药物则生成醋酸盐而可滴定。

84. 异烟肼的酰肼基有哪些鉴别反应？分述其反应原理。

（1）还原反应：异烟肼的酰肼基团具有还原性，可与氨制硝酸银生成可溶于稀硝酸的白色异烟酸沉淀，并生氮气和金属银，在试管壁上产生银镜。

（2）缩合反应：异烟肼的酰肼基团与芳醛缩合形成腙，其有固定的熔点，可用于鉴别。

85. 钯离子比色法能否用于含有氧化产物砜或亚砜混合物中吩噻嗪类药物的含量测定？

可以。吩噻嗪类药物分子结构中二价硫可与金属钯离子形成有色的配位化合物，其氧化产物砜和亚砜则无此反应。

86. 简述铈量法测定吩噻嗪类药物的反应原理、计量关系与终点判断。

吩噻嗪类药物被硫酸铈滴定时，先失去一个电子形成一种红色的自由基离子，当达到化学计量点时，溶液中吩噻嗪类药物均失去两个电子，而溶液的红色消褪，以指示终点的到达。计量关系：$n_{吩噻嗪}：n_{硫酸铈}=1：2$；用邻二氮菲指示液指示终点，终点时，微过量的 Ce^{4+} 将指示液中的 Fe^{2+} 氧化成 Fe^{3+}，使橙红色配合物离子转化为淡蓝色或无色的配位离子，以指示终点。

87. 简述溴酸钾法测定异烟肼的原理与滴定度的计算公式。

原理：异烟肼具有较强的还原性，在酸性溶液中可以用溴酸钾滴定。

计算公式：$T=m\times\dfrac{a}{b}\times M=m\times\dfrac{3}{2}\times M$

88. 简述酸性染料比色法测定药物含量的原理及影响定量测定的关键因素。

在适当介质中，碱性药物（B）可与氢离子结合成阳离子 $[BH^+]$，而酸性染料可解离成阴离子（In^-）。碱性药物的阳离子与酸性染料的阴离子定量结合成电中性、极性弱且有色的离子对—— $[BH^+In^-]$，可以定量的被有机溶剂提取，在一定波长处测定该溶液中有色离子对的吸光度，即可计算出碱性药物的含量。影响定量测定的关键因素：水相的 pH 值、酸性染料的种类、有机溶剂的种类与性质、有机相中水分及酸性染料中的有色杂质。

89. 硫酸阿托品片含量测定：取本品 20 片，精称，研细，取片粉适量，精称，用水定容至 50mL，过滤，取续滤液作为供试品溶液。另取本品对照品适量，制成 $50\mu g/mL$ 的溶液。取对照品溶液和供试品溶液各 2.0mL，置分液漏斗中，加 2mL 溴甲酚绿溶液，10mL 氯仿，振摇，分取氯仿层，于 420nm 波长处分别测定吸收度，计算，并将结果与 1.027 相乘，即得供试量中含（$C_{17}H_{23}NO_3$）$_2\cdot H_2SO_4\cdot H_2O$（$M=694.84$）的重量。问：①1.027 的由来？②已知：20 片重 0.1010g，取样 40.2mg，对照品溶液吸收度为 0.400，供试品溶液吸收度为 0.395，规格 0.3mg，求片剂的含量。

① $\dfrac{694.84}{694.84-18}=1.027$。

② $\dfrac{\dfrac{0.395}{0.4}\times 1.027\times 50\times 50\times 10^{-3}}{\dfrac{40.2}{0.3}}\times \dfrac{0.1010}{20}\times 10^{3}\times 100\%=106.2\%$

90. 盐酸氯丙嗪注射液用紫外分光光度法测定含量时,为什么不在盐酸氯丙嗪的吸收较强的 l_{max} 254nm 处测定,而在另一吸收较弱的 l_{max} 306nm 处测定?

盐酸异丙嗪注射液处方中加有维生素 C 作为抗氧剂,因维生素 C 有 l_{max} 249nm,干扰 254nm 处对注射液的测定,而在 306nm 处测定盐酸氯丙嗪注射液含量时,维生素 C 在此波长处无吸收,则不产生干扰。

91. 硝酸毛果芸香碱的含量测定:取本品约 **0.2g**,精密称定,加冰醋酸 **30mL**,溶解后照电位滴定法,用高氯酸滴定液 (0.1mol/L) 滴定,每 1mL 高氯酸滴定液 (0.1mol/L) 相当于 **27.13mg** 的硝酸毛果芸香碱。已知:高氯酸滴定液 (0.1mol/L) 的 $F=1.003$(19℃),取本品 0.2010g,消耗高氯酸滴定液 (0.1mol/L) 7.45mL(25℃),冰醋酸的体积膨胀系数为 0.0011。①本法中为何用电位而不用指示剂法确定终点。②求本品的百分含量。

① 高氯酸的强氧化性影响。② 含量 (%) = $\dfrac{VTF}{W}\times 100\%$ = $\dfrac{7.45\times 27.13\times 10^{-3}\times[1-0.0011(25-19)]\times 1.003}{0.2010}\times 100\%=100.2\%$

92. 地西泮片中有关物质检查:取本品细粉 **2.0g**(相当于地西泮 **200mg**),加丙酮 **5mL** 溶解,滤过,取滤液作为供试液;精密量取适量,加丙酮稀释成每 1mL 中含 0.20mg 的溶液,作为对照液。吸取上述溶液各 5μL,分别点于同一硅胶 GF₂₅₄ 薄层板上,依法测定。供试品溶液如显杂质斑点,与对照溶液的主斑点比较,不得更深。①硅胶 GF₂₅₄ 中 G 和 F₂₅₄ 分别代表什么意思?②计算杂质限量。

①G 代表含黏合剂——煅石膏($CaSO_4 \cdot 1/2H_2O$);F_{254} 代表含一种无机荧光剂——锰激活的硅酸锌,在 254nm 紫外光下呈强烈的黄绿色荧光背景。

② $L=\dfrac{cv}{s}\times 100\%=\dfrac{0.2}{2.0\times 10^{3}/5}\times 100\%=0.05\%$。

93. 为什么在采用薄层色谱法鉴别生物碱类药物常需加入碱性试剂?

生物碱在碱性条件下呈游离态,且不与显酸性的硅胶发生酸碱反应,展开时不至于被严重吸附、斑点拖尾,甚至停留在原点不能展开。

94. 将维生素 A 溶于无水乙醇 盐酸溶液中,测定紫外吸收光谱,在 **326nm** 波长处有一吸收峰,而将此液置水浴上加热,冷却后,在 **300～400nm** 范围内出现 **3** 个吸收峰,为什么会出现此现象?

维生素 A 对酸不稳定，可发生脱水反应，生成脱水维生素 A，增加一个共轭双键，光谱带长移。

95. 三点校正法（UV 法）测定维生素 A 的原理及波长选择原则是什么？

主要原理：①供试品中干扰物质（有关物质及稀释用油）的吸收在 310～340nm 的波长范围内呈线性，即在维生素 A 最大吸收波长附近，干扰物质的吸收几乎呈一条直线。②物质对光的吸收具有加和性，即在供试品溶液的吸收曲线上，各波长处的吸光度是维生素 A 的吸收与无关吸收的加和值，吸收曲线也是两者吸收曲线的叠加。

波长选择原则：三点波长的选择原则为一点选择在维生素 A 的最大吸收波长处（即 λ_1）；其他两点选择在 λ_1 的两侧各选一点（λ_2 和 λ_3）。①第一法（等波长差法）：使 $\lambda_3-\lambda_1=\lambda_1-\lambda_2$。测定维生素 A 醋酸酯时，$\lambda_1=328nm$，$\lambda_2=316nm$，$\lambda_3=340nm$，$\Delta A=12nm$。②第二法（等吸收比法、等吸收度法、等吸收差法）：使 $A_2=A_3=6/7A_1$，测定维生素 A 醇时，$\lambda_1=325nm$，$\lambda_2=310nm$，$\lambda_3=334nm$。

96. 简述硫色素反应的定义。

维生素 B_1 在碱性溶液中，可被铁氰化钾氧化生成硫色素。硫色素液于正丁醇（或异丁醇等）中显蓝色荧光；加酸使呈酸性，荧光即消失，再加碱使呈碱性，荧光又再重现。此反应称硫色素反应。

97. 简述维生素 E 的三氯化铁 联吡啶反应的原理。

维生素 E 在碱性条件下，水解生成游离的生育酚，生育酚经乙醚提取后，可被 $FeCl_3$ 氧化成对生育酚，同时 Fe^{3+} 被还原为 Fe^{2+}，Fe^{2+} 与联吡啶生成红色的配位离子。

98. 简述铈量法测定维生素 E 中杂质生育酚的方法及原理。

利用游离生育酚的还原性，可被硫酸铈定量氧化。在一定条件下以消耗硫酸铈滴定液的体积来控制游离生育酚的限量。游离生育酚被氧化成生育酚后失去两个电子，滴定反应的摩尔比为 1∶2，生育酚的分子量为 430.7，即 1mol 的硫酸铈相当于 1/2mol 的生育酚。

99. 简述碘量法测定维生素 C 含量的原理？为什么要采用酸性介质和新煮沸的冷水？如何消除维生素 C 注射液中抗氧剂的影响？

维生素 C 在醋酸酸性条件下，可被碘定量氧化，根据消耗碘滴定液的体积，即可计算维生素 C 的含量。在酸性介质中维生素 C 受空气中氧的氧化速度减慢，新煮沸的冷水是为减少水中溶解的氧对测定的影响。注射剂测定前加丙酮，以消除抗氧剂亚硫酸氢钠对测定的影响。

100. 设计碘量法测定维生素 C 含量的方法（包括操作步骤、滴定度的计算以及百分含量的计算公式）。

§4 药物分析基本知识问答及自测试题 / 161

取本品约 0.2g，精密称定，加新沸过的冷水 100mL 与稀醋酸 10mL 使溶解，加淀粉指示液 1mL，立即用碘滴定液（0.05mol/mL）滴定，至溶液显蓝色并在 30 秒内不退。维生素 C 在醋酸酸性条件下，可被碘定量氧化，根据消耗碘滴定液的体积，即可计算维生素 C 的含量。物质的量之比为 $n_{维生素C}$: n_{I_2}) =1 : 2。

滴定度：$T = 0.1/2 \times M_{维生素C}$。

含量% = $\dfrac{VTF}{m} \times 100\%$。

101. 简述非水溶液滴定法测定维生素 B_1 含量的原理以及滴定度的计算、含量的计算公式。

维生素 B_1 分子中含有两个碱性的已成盐的伯胺和季铵基团，在非水溶液中（在醋酸汞存在下）均可与高氯酸作用，根据消耗高氯酸的量可计算维生素 B_1 的含量。

物质的量之比：$n_{维生素B_1}$: n_{HClO_4} = 1 : 2。

滴定度：$T = 0.1/2 \times M_{维生素B_1}$。

含量% = $\dfrac{VTF}{W} \times 100\%$。

102. 简述 2,6 二氯靛酚滴定法测维生素 C 的含量的原理。与碘量法比较有何优点？

2,6 二氯靛酚为一染料，其氧化型在酸性溶液中显红色，碱性溶液中为蓝色。当与维生素 C 反应后，即转变为无色的酚亚胺。与碘量法相比，2,6 二氯靛酚可自身指示终点，无需用指示剂。

103. 试述紫外分光光度法测定维生素 B_1 片、维生素 B_1 注射液含量的原理。并分别列出计算公式。

维生素 B_1 分子中具有共轭双键结构，有紫外吸收，测定其最大吸收波长处的吸收度即可按吸光系数法计算含量。

标示量% = $\dfrac{ADW}{E \times 100 \times m \times 标示量} \times 100\%$

标示量% = $\dfrac{AD}{E \times 100 \times V \times 标示量} \times 100\%$

104. 简述三氯化锑反应（Car-Price 反应）的定义。

维生素 A 在饱和无水三氯化锑的无醇氯仿溶液中即显蓝色，渐变成紫红色，此反应称三氯化锑反应。

105. 三点校正法（紫外分光光度法）测定维生素 A 醋酸酯含量时，换算因子是多少？校正公式是什么？列出测定其胶丸含量时的计算公式。

校正公式：$A_{328} = 3.52 (2A_{328} - A_{316} - A_{340})$。

换算因子为 1900。

$$标示量\% = \frac{1900ADW}{E \times 100 \times m \times 标示量} \times 100\%$$

106. 用紫外分光光度法测定维生素 A 含量时，为什么采用三点校正法？

为了得到准确的测定结果，消除非维生素 A 物质的无关吸收所引起的误差，故采用三点校正法。

107. 怎样区分维生素 D_2 和维生素 D_3？

维生素 D 用 96% 乙醇溶解后，取少量溶液，加入乙醇和 85% H_2SO_4 溶液，显红色，在 570nm 处有最大吸收为维生素 D_2；显黄色，在 495nm 处有最大吸收为维生素 D_3。

108. 甾体激素类药物的母核是什么？可分为哪些种类？

母核是环戊并多氢菲，按药理作用可分为肾上腺皮质激素和性激素两大类，性激素又可分为雄性激素及蛋白同化激素、孕激素和雌性激素等。

109. 四氮唑比色法测定皮质激素类药物的原理是什么？碱和四氮唑盐应以何种顺序加入？

皮质激素类药物的 C_{17} – α 醇酮基有还原性，可以还原四氮唑盐成有色甲䐶。先加四氮唑盐溶液再加碱液。

110. 用紫外分光光度法测定甾体激素类药物含量是利用了哪一部分结构特征？最大吸收波长分别在何处？

甾体药物中的皮质激素、雄性激素、孕激素以及口服避孕药具有 Δ^4 – 3 酮基结构，在 240nm 附近有最大吸收，雌激素具有苯环，在 280nm 附近有最大吸收。

111. 甾体激素类药物中可能含有哪些特殊杂质？分别采用什么方法检查？

（1）其他甾体，检查方法：①TLC 法——试品溶液自身稀释对照法（供高低浓度对照法）。②HPLC 法——主成分自身对照法。

（2）硒，先经氧瓶燃烧法酸坏后，用二氨基萘比色法测定。

（3）甲醇和丙酮残留量，GC 法。

（4）游离磷酸盐，钼蓝比色法。

112. 异烟肼比色法可用于哪些甾体激素类药物的含量测定？请说明测定原理及影响因素。

甾体激素具有 C_3 酮基的药物，如黄体酮、氢化可的松等。甾体激素的 C_3 酮基及其某些位置上的酮基能在酸性条件下与羰基试剂异烟肼缩合，形成黄色的异烟腙。影响因素：水分、温度、光线和氧等。

113. Kober 反应用于哪类甾体激素药物的分析？主要包括哪些试剂？

用于雌激素的分析，试剂：硫酸、乙醇。

114. 地塞米松磷酸钠中甲醇和丙酮的检查：精密量取甲醇 $10\mu L$（相当于 7.9mg）与丙酮 $100\mu L$（相当于 79mg），置 100mL 量瓶中，精密加 0.1%（mL/mL）正丙醇（内标物质）溶液 20mL，加水稀释至刻度，摇匀，作为对照液；另取本品约 0.16g，置 10mL 量瓶中，精密加入上述内标溶液 2mL，加水溶解并稀释至刻度，摇匀，作为供试品溶液。取上述溶液，照气相色谱法测定。测得供试液中丙酮峰面积为 $4.24 \times 10^5 \mu V \cdot s$，正丙醇峰面积为 $5.38 \times 10^5 \mu V \cdot s$；无甲醇峰；对照液中丙酮峰面积 $4.31 \times 10^5 \mu V \cdot s$，正丙醇峰面积为 $5.35 \times 10^5 \mu V \cdot s$，甲醇峰面积为 $1.25 \times 10^5 \mu V \cdot s$。本品取样 0.1672g。内标法计算本品中丙酮的百分含量？若规定 0.16g 样品中产生的丙酮峰面积不得超过对照液中丙酮峰面积，那么本品中丙酮量是否符合规定？丙酮的限量是多少？

本品中丙酮量符合规定。

$$丙酮\% = \frac{\frac{4.24 \times 10^5}{5.38 \times 10^5}}{\frac{4.31 \times 10^5}{5.35 \times 10^5}} \times \frac{79/100 \times 10 \times 10^{-3}}{0.1672} \times 100\% = 4.6\%$$

115. 醋酸氟轻松中硒的检查：取本品 50mg，照氧瓶燃烧法进行有机破坏，以硝酸溶液（1→30）25mL 为吸收液，燃烧完毕，用 15mL 水冲洗瓶塞，洗液并入吸收液中，作为供试液。另取已知含量的亚硒酸钠适量，依法制成每 1mL 含 $1\mu g$ 硒的溶液，精密吸取 5mL，加硝酸溶液（1→30）25mL 和水 10mL，作为对照液。取对照液和供试液依法测定，测得对照液和供试液在 378nm 处的吸收度分别为 0.540 和 0.432。规定供试液的吸收度不得大于对照液的吸收度。求硒的限量。同时计算本品中硒的含量。

$$L(\%) = \frac{CV}{S} \times 100\% = \frac{1 \times 10^{-6}}{50 \times 10^{-3}} = 0.01\%$$

$$硒的含量\% = \frac{A_1}{A_2} \cdot \frac{CV}{M} \times 100\% = \frac{0.432}{0.540} \times \frac{10^{-6} \times 5}{50 \times 10^{-3}} \times 100\% = 0.008\%$$

116. 甾体激素类药物有哪些常用的鉴别方法？

(1) 化学鉴别法：①与强酸的呈色反应。②官能团的反应（$C_{17}\ \alpha$ 醇酮基、C_3 酮基、甲酮基、酚羟基、炔基、卤素等）。

(2) 制备衍生物测定熔点。

(3) UV 法。

(4) 红外分光光度法。

(5) TLC 法。

(6) HPLC 法。

117. 抗生素类药物具有哪些特点？分析方法和含量表示方法与化学合成

药有什么不同?

特点:化学纯度较低、活性组分易发生变异、稳定性差。其分析方法分为理化方法和生物学法两大类。含量表示方法用抗生素活性(效价)表示。

118. 简述 β 内酰胺类抗生素的结构特征和性质。

该类药物分子结构中都具有羧基,因而显酸性,能与碱形成盐;分子中含有手性碳原子,因而具有旋光性;头孢菌素族及侧链具有共轭系统,具有紫外吸收的性质;该类抗生素分子中的最不稳定的部分是 β 内酰胺环,在酸、碱、青霉素酶等作用下,可使 β 内酰胺环破裂或发生分子重排、生成各种降解产物。本类抗生素的鉴别和含量测定方法都是根据以上的性质而制定的。

119. β 内酰胺类抗生素的特殊杂质主要有哪些? 如何检查?

特殊杂质主要有高分子聚合物,有关物质,异构体等。一般采用 HPLC 法控制其限量,也有采用测定杂质的吸光度来控制杂质量的。

120. 氨基苷类抗生素分子具有怎样的结构特征?

这类抗生素的化学结构是以碱性环己多元醇为苷元,与氨基糖缩合而成的苷。

121. 链霉素的麦芽酚反应、N 甲基葡萄糖胺反应、坂口反应分别利用了链霉素分子的哪部分结构? 分述方法的原理。

麦芽酚反应利用了链霉素分子的链霉糖及链霉胍,链霉素在碱性溶液中,链霉糖经分子重排使环扩大形成六元环,然后消除 N 甲基葡萄糖胺,再消除链霉胍生成麦芽酚,麦芽酚与高铁离子在微酸性溶液中形成紫红色配位化合物;N 甲基葡萄糖胺反应利用了链霉素分子的 D 葡萄糖胺,链霉素经水解,产生 N 甲基葡萄糖胺,硫酸新霉素、硫酸巴龙霉素中的 D 葡萄糖胺,在碱性溶液中与乙酰丙酮缩合成吡咯衍生物,与对二甲氨基苯甲酸的酸性醇溶液反应,生成樱桃红色缩合物;坂口反应利用了链霉素分子的链霉胍,本品水溶液加氢氧化钠试液,水解生成的链霉胍,链霉胍和 8 羟基喹啉分别同次溴酸钠反应,其各自产物再相互作用生成橙红色化合物。

122. 简述四环素类(TCs)药物的结构特征与理化性质。

四环素类药物是四并苯或萘并苯的衍生物,TCs 含有苯环、酮基和烯醇组成的共轭体系,具有两个发色团,在 350nm 附近具有强 UV 吸收和荧光性质。TCs 具有相似的理化性质,均为黄色结晶粉末,味苦,难溶于水。由于分子中含有酚羟基、烯醇和二甲氨基,属于酸碱两性物质,易溶于酸性溶液或碱性溶液。临床上一般用其盐酸盐,具有良好的水溶性和稳定性。TCs 在弱酸性溶液中相对较稳定,在酸性溶液中 (pH<2)、中性溶液或碱性溶液 (pH>7) 中均易发生降解而失效。干燥状态下稳定,但易吸水;在日光下颜色变暗,需避光保存。

123. 在四环素类药物的 TLC 鉴别中为获得较好的分离及克服拖尾现象，可采用什么措施？为什么？

在黏合剂中加有甘油以及中性的 EDTA 缓冲液，EDTA 可以克服因痕量金属离子存在而引起的斑点拖尾。

124.《中国药典》中为什么对四环素类抗生素规定有特殊杂质检查？

本类药物在弱酸性溶液中（pH 值为 2.6～6.0），由于 C_4 构型的改变，发生差向异构化，生成抗菌性能极弱或完全消失的差向异构体；本类药物在酸性溶液中（pH<2）易降解。如四环素的降解产物为脱水四环素；在碱性溶液中也易降解，其降解产物为异四环素；产生的脱水四环素又可形成差向异构体（即差向脱水四环素）。由于四环素类抗生素易于降解和异构化，为了保证用药的安全和有效，因此《中国药典》中规定了对降解产物及异构杂质——特殊杂质的检查。

125. 药物制剂分析与原料药分析相比较有哪些不同？药物制剂含量测定常需考虑哪些问题？

从原料药制成制剂，要经过一定的生产工艺，加入一些附加剂等，由于这些附加成分的存在，使制剂分析方法因为"制剂"的特定情况而具有它的特点。①制剂分析的复杂性。②分析项目要求不同。③含量测定结果表示方法及限度要求不同。

在制剂含量测定中，经常需考虑与注意的问题有以下几方面：①取样问题。②辅料对含量测定的干扰与排除。③复方制剂中各成分互相干扰其含量测定及其措施。④要有合适的分析方法与一定的准确度，以保证制剂的质量。

126. 药物制剂溶出度与释放度有何区别？什么情况下要进行溶出度测定？

溶出度系指药物从片剂或胶囊等固体制剂在规定的溶剂中溶出的速度和程度。释放度系指口服药物从缓释制剂、控释制剂或肠溶制剂在规定溶剂中释放的速度和程度。对难溶性的药物一般都应进行溶出度的检查。

127. 简述复方制剂分析的特点。

（1）凡是含有两种或两种以上药物的制剂称为复方制剂。

（2）它的分析较原料药、单方制剂复杂。

（3）如果复方制剂中各有效成分之间不发生干扰，就可以不经分离直接测出各成分的含量。

（4）如果各有效成分之间相互有干扰，则可根据它们的理化性质，采取适当的分离处理后，再分别进行测定或用 HPLC 或 GC 法进行测定。

128. 含量均匀度的含义是什么？什么情况下要进行含量均匀度测定？

含量均匀度是指小剂量或单剂量的固体制剂、半固体制剂和非均相液体制剂等每片（个）含量符合标示量的程度。《中国药典》规定，片剂、胶囊剂或注射用无菌粉末，每片（个）标示量不大于 10mg 或主药含量小于每片（个）重量 5% 者；其他制剂中每个标示量小于 2mg 或主药含量小于每个重量 2%；以及透皮贴剂，均应检查含量均匀度。

129. 片剂中糖类辅料对哪些分析方法有干扰？怎样排除其干扰？

淀粉、糊精、蔗糖、乳糖等是片剂常用的稀释剂。其中乳糖本身有还原性，其他糖类的水解产物为葡萄糖，具还原性，可干扰氧化还原滴定，特别是使用具有较强氧化性的滴定剂，如高锰酸钾、溴酸钾等。在选择含糖类附加剂片剂的含量测定方法时，应避免使用氧化性强的滴定剂，同时应用阴性对照品做对照试验，若阴性对照品消耗滴定剂，说明附加剂对测定有干扰，应换用其他方法测定。

130. 片剂中硬脂酸镁对哪些分析方法有干扰？怎样排除？

硬脂酸镁是片剂常用的润滑剂，其干扰作用可分为两方面：Mg^{2+} 可干扰配位滴定法；硬脂酸根可干扰非水滴定法。

在 pH＞9.7 的碱性溶液中，用配位滴定法测定含量时，Mg^{2+} 能与 EDTA 形成稳定的配合物，使测定结果偏高。通常可采用加掩蔽剂的方法消除干扰；当采用非水滴定法测定主药含量时，由于硬脂酸根离子能被高氯酸滴定，因而可干扰测定，若主药含量大，硬脂酸镁含量小，则对测定结果影响不大，可不考虑其干扰，直接进行测定；但主药含量少而硬脂酸镁含量大时，硬脂酸镁的存在可使测定结果偏高。

常采用下列方法排除干扰：①用有机溶剂（如氯仿、丙酮和乙醚等）进行提取后蒸干或部分蒸去后再进行非水溶液滴定。②加入掩蔽剂以排除干扰，如采用草酸或酒石酸等有机酸直接掩蔽，其机制为：有机酸与硬脂酸镁作用，生成在冰醋酸和醋酐中难溶的酒石酸镁沉淀，同时产生的硬脂酸，对测定结果无干扰。③若片剂中含主药量很少时，为了消除硬脂酸镁的干扰，可采用比色法或分光光度法测定。

131. 简述注射液中抗氧剂的干扰及排除方法。

注射液中常用的抗氧剂有亚硫酸钠、亚硫酸氢钠、焦亚硫酸钠、硫代硫酸钠以及维生素 C 等。这些物质均具有较强的还原性，当用氧化还原滴定法测定药物含量时便会产生干扰，可按下述方法进行排除：

（1）加入掩蔽剂：加入丙酮或甲醛作掩蔽剂，可消除亚硫酸钠、亚硫酸氢钠及焦亚硫酸钠对测定的干扰。

$NaHSO_3 + CH_3COCH_3 \rightarrow CH_3(SO_3Na)C(OH)C$

$Na_2S_2O_5 + H_2O \rightarrow 2NaHSO_3$

$NaHSO_3 + HCHO \rightarrow H_2C(OH)SO_3Na$

（2）加酸、加热使抗氧剂分解逸出：亚硫酸钠、亚硫酸氢钠及焦亚硫酸钠均可被强酸分解,产生二氧化硫气体,经加热可全部逸出,除去。

$$NaHSO_4 + HCl \xrightarrow{\triangle} NaCl + H_2O + SO_2\uparrow$$

(3) 加入弱氧化剂氧化:此法是加入一种弱氧化剂将亚硫酸盐或亚硫酸氢盐氧化,而不会氧化被测的药物,亦不消耗滴定溶液,以此排除干扰。

常用的弱氧化剂为过氧化氢和硝酸,反应式如下:

$$Na_2SO_3 + H_2O_2 \rightarrow Na_2SO_4 + H_2O$$
$$NaHSO_3 + H_2O_2 \rightarrow NaHSO_4 + H_2O$$
$$Na_2SO_3 + 2HNO_3 \rightarrow Na_2SO_4 + H_2O + 2NO_2\uparrow$$
$$2NaHSO_3 + 4HNO_3 \rightarrow Na_2SO_4 + 2H_2O + H_2SO_4 + 4NO_2\uparrow$$

(4) 利用主药和抗氧剂紫外吸收光谱的差异进行测定:当维生素 C 作抗氧剂时,对测定主药有干扰,可在不同波长处,选择一个合适的波长进行测定。

132. 简述中药制剂分析的基本程序。

取样、供试品溶液的制备、真伪鉴别、杂质检查、含量测定、含量测定和检查记录等。

133. 简述生化药物、基因工程药物的定义。

(1) 生化药物一般多指从动物、植物及微生物提取的,也可用生物 化学半合成或用现代生物技术制得的生命基本物质及其衍生物、降解物以及大分子的结构修饰物(如氨基酸、多肽、蛋白质、酶、多糖、脂质、核苷酸类)等。

(2) 先确定对某种疾病具有预防和治疗作用的蛋白质,然后将控制该蛋白质合成过程的基因进行分离,纯化或人工合成,利用重组 DNA 技术加以改造,最后将该基因导入可以大量生产的受体细胞中(包括细菌、酵菌、动植物或动植物细胞),在受体细跑中不断繁殖或表达并能进行大规模生产具有预防和治疗这种疾病的蛋白质,通过这种方法生产的药物称为基因工程药物。

134. 简述酶活力测定法与酶分析法的区别。

酶活力测定法是以酶为分析对象的分析,目的在于测定样品中某种酶的含量或活性;而酶法分析是以酶为分析工具或分析试剂,主要用以测定样品中酶以外的其他物质的含量。

135. 简述电泳法的定义,并简述常用的电泳法。

电泳法是指带电荷的供试品(蛋白质、核苷酸等)在惰性支持介质(如纸、醋酸纤维素、琼脂糖凝胶、聚丙烯酰胺凝胶等)中,于电场的作用下,向其对应的电极方向按各自的速度进行泳动,使组分分离成狭窄的区带,用适宜的检测方法记录其电泳区带图谱或计算其含量(%)的方法。常用的电泳法有醋酸纤维素薄膜电泳、琼脂糖凝胶电泳法、SDS 聚丙烯酰胺凝胶电泳法以及毛细管电泳法。

136. 简述生化药物分析的特点。

(1) 共同特点：生化药物和基因工程药物均来自生物体，是生物体的基本生化成分，是由生命基本物质制得的一大类药物。具有一定的生物活性和生理功能，能参与、影响和调控人体代谢和生理功能，对某些疾病的治疗具有针对性强、毒副反应小、易为人体吸收的特点。

(2) 分子量大：本类药物（氨基酸、核苷酸、辅酶及甾体激素等属化学结构明确的小分子化合物外），大部分为大分子的物质（如蛋白质、多肽、核酸、多糖类等），其分子量一般几千至几十万，对大分子的药物而言，即使组分相同，往往由于分子量不同而产生不同的生理活性。例如肝素是由 D 硫酸氨基葡萄糖和葡萄糖醛酸组成的酸性黏多糖，能明显延长血凝时间，有抗凝血作用；而低分子量肝素，其抗凝活性低于肝素。

(3) 结构难确证：在大分子药物中，由于有效结构或分子量不确定，其结构的确证很难沿用元素分析、红外光、紫外光、核磁、质谱等方法加以证实，往往还要用生化法如氨基酸序列等法加以证实。

(4) 生物活性检查：在制备多肽或蛋白质类药物时，有时因工艺条件的变化，导致蛋白质失活。因此，对这些生化药物和基因工程药物，除了用通常采用的理化法检验外，尚需用生物检定法进行检定，以证实其生物活性。

(5) 安全性检查：由于此类药物的性质特殊、组分复杂，生产工艺中易引入特殊杂质和污染物，故需做安全性检查，如热原检查、过敏试验、异常毒性试验、致突变试验和生殖毒性试验等。

(6) 效价（含量）测定：生化药物和基因工程药物在定量分析和含量的表示方式也有所不同。通过理化分析法进行含量测定，以表明其有效成分的含量，但对酶类药物需进行效价测定或酶活力测定，以表明其有效成分的生物活性。

(7) 全过程的质量控制：此类药物对热、酸、碱、重金属以及 pH 值都较敏感，因此往往需进行原材料、生产过程（其中包括培养和纯化工艺过程）和最终产品的质量控制，因此基因工程药物从原料到产品以及制备的全过程都必须严格控制实验条件和鉴定质量，以确保产品符合质量标准的要求，此外，基因工程药物中可能的杂质包括残留 DNA 宿主细胞蛋白质、内毒素、蛋白质突变体、蛋白质裂解物等。主要污染物包括微生物和病毒等，这些物质均需进行检查，显然此类药物和质量控制比用传统工艺生产的药物有更高的要求。

137. 如何测定含氟有机药物的氟含量？

(1) 氧瓶燃烧法进行有机破坏，将有机结合的氟转化成无机游离的氟离子。

(2) 在 pH 值为 4.3 的缓冲溶液中以茜素氟蓝、亚硝酸铈显色，以氟化钠作为对照品进行比色测定，即可计算出药物的氟含量。

138. 中药制剂含量测定项目的选定原则是什么?

（1）首选中药及贵重药建立含量测定方法。

（2）若上述药物基础研究薄弱或无法进行含量测定的，也可依次选中药及其他药味进行含量测定。

（3）有效成分或指标成分清楚的，可以测定有效成分或指标成分的含量。

（4）成分类别清楚的，可测定某一类总成分的含量，如总黄酮、总生物碱、总皂苷、总有机酸、挥发油等。

（5）所测成分应归属于某单一药味。

（6）检测成分应尽量与中医用药的功能主治相近。

（7）若确实无法进行含量测定的，可选适当的溶剂，测定浸出物含量。

（8）中西药结合的复方制剂含量测定时，则不仅要求测定中药的含量，而且所含西药也必须建立含量测定项目。

139. 简述药物含量测定方法选择的基本原则。

（1）原料药（西药）的含量测定应首选容量分析法。

（2）制剂的含量测定应首选色谱法。

（3）酶类药物应首选酶分析法。

（4）上述方法均不适用时，可考虑使用计算分光光度法。

（5）研制的新药的含量测定应选用原理不同的两种方法进行对照性测定。

自测试题一 （附参考答案）

一、选择题

【A 型题】

1. 《中国药典》（2010 年版）中硫酸庆大霉素需检查其中 C 组分，检查方法为
   A. 正相高效液相色谱法　　B. 薄层色谱法　　C. 可见分光光度法　　D. 气相色谱法　　E. 反相高效液相色谱法

2. 按《中国药典》规定，精密量取 25mL 溶液时，宜选用
   A. 25mL 滴定管　　B. 25mL 量筒　　C. 25mL 量瓶　　D. 25mL 移液管　　E. 50mL 量筒

3. 亚硝酸钠滴定法中加入适量溴化钾的作用是
   A. 防止亚硝酸逸失　　B. 防止重氮盐分解　　C. 加速反应　　D. 延缓反应　　E. 使终点清晰

4. 阿司匹林中检查游离水杨酸的原理是
   A. 水杨酸的酚羟基与三氯化铁生成米黄色，阿司匹林不反应　　B. 水杨酸的酚羟基与硫酸铁铵生成紫堇色，阿司匹林不反应　　C. 水杨酸的酚羟基与硫酸铁铵生成草绿色，阿司匹林不反应　　D. 水杨酸的酚羟基与三氯化铁生成紫堇色，阿

司匹林不反应　　E. 水杨酸的酚羟基与硫酸铁铵生成米黄色,阿司匹林不反应

5. 巴比妥类药物是弱酸性药物是因为
   A. 在水中不溶解　　B. 在有机溶剂中溶解　　C. 有一定的熔点　　D. 在水溶液中能发生二级电离　　E. 环状结构不会破裂

6. 在碱性溶液中能与硫酸铜反应产生草绿色沉淀的药物是
   A. 戊巴比妥　　B. 磺胺嘧啶　　C. 庆大霉素　　D. 磺胺甲噁唑　　E. 硫喷妥钠

7. 用铈量法测定硝苯地平的含量时,常用的指示剂是
   A. 酚酞　　B. 荧光黄　　C. 淀粉指示液　　D. 甲基橙　　E. 邻二氮菲指示液

8. 精密称取供试品约 0.5g,加冰醋酸与醋酐各 10mL,加结晶紫指示剂 1~2 滴,用高氯酸滴定液 (0.1mol/L) 滴定,可用此法测定含量的药物是
   A. 利多卡因　　B. 盐酸吗啡　　C. 盐酸环丙沙星　　D. 硫酸阿托品　　E. 维生素 C

9. 四氮唑比色法测定肾上腺皮质激素含量时,需要在碱性条件下进行,《中国药典》(2010 年版) 采用的碱性试剂为
   A. 二乙胺　　B. 氨水　　C. 氢氧化钠　　D. 氢氧化四甲基胺　　E. 三乙胺

10. 维生素 B_1 与铁氰化钾作用,在正丁醇中呈强烈蓝色荧光的条件是
    A. 三乙胺　　B. 氢氧化钠试液　　C. 二乙胺　　D. 稀硫酸　　E. 稀醋酸

【B 型题】

问题 1~4
   A. 溶质 1g (或 1mL) 能在溶剂 10~30mL 中溶解　　B. 溶质 1g (或 1mL) 能在溶剂不到 1mL 中溶解　　C. 溶质 1g (或 1mL) 能在溶剂 100~1000mL 中溶解　　D. 溶质 1g (或 1mL) 能在溶剂 30~100mL 中溶解　　E. 溶质 1g (或 1mL) 在溶剂 10000mL 中不能完全溶解

1. 微溶系指
2. 几乎不溶或不溶系指
3. 溶解系指
4. 极易溶解系指

问题 5~8
   A. 对氨基酚　　B. 水杨酸　　C. 酮体　　D. 对氨基苯甲酸　　E. 游离磷酸

   下列药物中应检查的杂质是:

5. 《中国药典》规定盐酸普鲁卡因注射液
6. 《中国药典》规定阿司匹林
7. 《中国药典》规定对乙酰氨基酚
8. 《中国药典》规定肾上腺素

问题 9～13

A. 其他甾体　　B. 莨菪碱　　C. 罂粟碱　　D. 马钱子碱　　E. 其他金鸡纳碱

下列药物中的特殊杂质检查项目为：

9. 氢化可的松
10. 硫酸奎宁
11. 硝酸士的宁
12. 盐酸吗啡
13. 硫酸阿托品

【X 型题】

1. 《中国药典》的主要内容包括
   A. 凡例　　B. 正文　　C. 临床用药须知　　D. 索引　　E. 附录
2. 影响亚硝酸钠滴定法的主要因素有
   A. 滴定速度　　B. 反应温度　　C. 指示终点的方法　　D. 溴化钾的加入
   E. 溶液的酸度
3. 用酸碱滴定法测定阿司匹林原料药含量时的条件有
   A. 在中性乙醇溶液中滴定　　B. 用氢氧化钠滴定液（0.1mol/L）滴定　　C. 用盐酸滴定液（0.1mol/L）滴定　　D. 以酚酞为指示剂　　E. 反应摩尔比为 1∶1
4. 司可巴比妥钠含量测定的方法有
   A. 亚硝酸钠法　　B. 铈量法　　C. 溴量法　　D. 紫外分光光度法　　E. 溴酸钾法
5. 用双缩脲反应鉴别盐酸麻黄碱时，所用的试剂有
   A. 硫酸　　B. 氢氧化钠试液　　C. 硝酸银试液　　D. 硫酸铜试液　　E. 乙醚

二、是非判断题

1. 四氮唑盐比色法可用于维生素类药物的鉴别和含量测定。　　　　　　　　（　　）
2. 巴比妥可与硫酸铜 吡啶试液进行反应，生成浅紫色细小不规则的结晶。　（　　）
3. 异烟肼可采用溴酸钾法测定其含量。　　　　　　　　　　　　　　　　　（　　）
4. 凡检查溶出度的制剂，不再进行崩解时限的检查。　　　　　　　　　　　（　　）
5. 中药及其制剂的定性鉴别包括性状鉴别、显微鉴别和理化鉴别等方法。　（　　）

三、填空题

1. 《中国药典》中，对所用名词（如试药、计量单位、溶解度等）作出解释的属药典 ＿＿＿＿ 部分内容，而列出制剂通则和通用检测方法的属药典 ＿＿＿＿ 部分内容。
2. 对杂质限量检查只要求 ＿＿＿＿、＿＿＿＿、＿＿＿＿ 三项效能指标。
3. 根据阿司匹林的结构特点，《中国药典》中原料药采用 ＿＿＿＿ 进行含量测定；阿司匹林片中加入了枸橼酸为稳定剂，制剂工艺中可能有 ＿＿＿＿ 等中间体产生，故应先 ＿＿＿＿ 与供试品共存的酸，再在碱性条件下水解后测定，称 ＿＿＿＿，

对于含量较低的肠溶胶囊则采用_____测定含量。

4. 色谱系统适用性试验一般包括_____、_____、_____、_____。
5. 四氮唑比色法是用于_____激素类药物含量测定的方法,它的_____基团具有还原性,可以将四氮唑盐还原成有色甲䐶。
6. 盐酸丁卡因分子结构中不具有_____基,不能发生重氮化 偶合反应,但其分子结构中的_____在酸性溶液中与亚硝酸钠反应,生成_____的乳白色沉淀,可与具有芳伯氨基的同类药物区别。
7. 青霉素分子中的母核为_____,头孢菌素分子中的母核为_____,两者都具有旋光性,因为青霉素分子中含有_____个手性碳原子,头孢菌素分子含有_____个手性碳原子。

四、名词解释题

1. 空白试验　2. 范围　3. 含量均匀度

五、简答题

1. 阿司匹林及其片剂中的游离水杨酸是如何引入的?其检查原理是什么?
2. 试述氯化物、硫酸盐、铁盐的检查原理、标准溶液及最适宜的浓度范围。

六、计算题

1. 维生素 B_1 片(标示量为 5mg/片)的含量测定:取本品 20 片,精密称定,总重 2.0153g,研细,精密称取细粉 0.5008g,置 100mL 量瓶中,加盐酸溶液(9→1000)约 70mL,振摇 15 分钟使维生素 B_1 溶解,加盐酸溶液(9→1000)稀释至刻度,摇匀,用干燥滤纸滤过,弃去初滤液,精密量取续滤液 5mL,置另一 100mL 量瓶中,再加盐酸溶液(9→1000)稀释至刻度,摇匀。照分光光度法,在 246nm 波长处测定吸收度为 0.514。已知维生素 B_1 的吸收系数($E_{1cm}^{1\%}$)为 421,求该片剂占标示量的百分含量。

2. 硫酸阿托品注射液含量测定:精密量取本品 1mL(标示量为 2mL:5mg),置 50mL 量瓶中,加水稀释至刻度,摇匀,作为供试品溶液。精密称取硫酸阿托品对照品 25.03mg,置 25mL 量瓶中,加水稀释至刻度,摇匀,精密吸取 5mL,置 100mL 量瓶中,加水稀释至刻度,即得。精密吸取供试品溶液与对照品溶液各 2mL,分别置于预先精密加入三氯甲烷 10mL 的分液漏斗中,各加溴甲酚绿溶液 2.0mL,振摇提取 2 分钟后,静置使分层,分取澄清的三氯甲烷液,照分光光度法,在 420nm 处测得供试品溶液吸光度为 0.490,对照品溶液吸光度为 0.512。已知($C_{17}H_{23}NO_3)_2 \cdot H_2SO_4 \cdot H_2O$ 的分子量为 694.84,试求供试品中($C_{17}H_{23}NO_3)_2 \cdot H_2SO_4 \cdot H_2O$ 的含量。

参考答案

一、选择题

【A 型题】

1. E　2. D　3. C　4. B　5. D　6. D　7. E　8. D　9. D　10. B

§4 药物分析基本知识问答及自测试题 | 173

【B型题】
1. C 2. E 3. A 4. B 5. D 6. B 7. A 8. C 9. A 10. E
11. D 12. C 13. B

【X型题】
1. ABDE 2. ABCDE 3. ABDE 4. CD 5. BD

二、是非判断题
1. × 2. × 3. √ 4. √ 5. √

三、填空题
1. 凡例 附录
2. 专属性 检测限 耐用性
3. 直接滴定法 水杨酸与醋酸 中和 两步滴定法 高效液相色谱法
4. 理论板数 拖尾因子 分离度 重复性
5. 肾上腺皮质 C_{17} α—醇酮基
6. 芳伯氨 芳伯仲胺 N—亚硝基化合物
7. 6—氨基青霉烷酸 7—氨基头孢菌烷酸 3 2

四、名词解释题
1. 空白试验：是在与供试品试验完全相同的条件下，除不加供试品外，其他试剂均同样加入而进行的试验。
2. 范围：系指能达到一定精密度、准确度和线性、测试方法适用的高低限浓度或量的区间。
3. 含量均匀度：是指小剂量的片剂、胶囊剂、膜剂或注射用无菌粉末等每片（个）含量偏离标示量的程度。

五、简答题
1. 生产过程中乙酰化不完全或储藏过程中水解均可引入游离水杨酸，检查的原理是利用水杨酸可在弱酸性溶液中与高铁盐反应呈紫堇色，而阿司匹林结构中无游离酚羟基，不发生该反应，因而对杂质的检出无干扰。通过与一定量水杨酸对照液生成的色泽比较，从而控制游离水杨酸的限量。
2. 《中国药典》对氯化物的检查是利用氯化物在硝酸酸性溶液中与硝酸银试液作用，生成氯化银白色浑浊液，与一定量标准氯化钠溶液（10μg/mL）在相同条件下生成的氯化银浑浊液比较，来判断氯化物的限量。在测定条件下，氯化物浓度以50mL中含50～80μg的Cl^-（相当于标准氯化钠溶液5.0～8.0mL）所显浑浊梯度明显，便于比较。

硫酸盐的检查是利用药物中存在的微量硫酸盐与氯化钡在盐酸酸性介质中生成硫酸钡白色浑浊，与一定量标准硫酸钾溶液（100μg/mL）在相同条件下生成的浑浊比较，来判断硫酸盐的限量。本法适宜比浊的浓度范围为每50mL溶液中含0.1～0.5mg的SO_4^{2-}，相当于标准硫酸钾溶液1.0～5.0mL。

《中国药典》采用硫氰酸盐法检查铁盐杂质。铁盐在盐酸酸性溶液中与硫氰酸铵生成红色可溶性硫氰酸铁配位离子,再与一定量标准铁溶液($10\mu g/mL$)用同法处理后所呈的颜色进行比较,来判断铁盐的限量。目视比色时,以 50mL 溶液中含 $10\sim50\mu g\ Fe^{3+}$ 为宜。

六、计算题

1. 标示量% = $\dfrac{\dfrac{A}{E_{1cm}^{1\%} \times L} \times 稀释倍数 \times \overline{W}}{W \times 标示量} \times 100\%$

$= \dfrac{\dfrac{0.514}{421\times100\times1} \times 100 \times \dfrac{100}{5} \times \dfrac{2.0153}{20}}{0.5008\times5\times10^{-3}} \times 100\% = 98.26\%$

2. 标示量% = $\dfrac{\dfrac{A_{样}}{A_{对}} \times C_{对} \times 稀释倍数}{V \times 标示量} \times 100\%$

$= \dfrac{\dfrac{0.490}{0.512} \times \dfrac{25.03}{25} \times \dfrac{5}{100} \times 50 \times \dfrac{694.84}{(694.84-18)}}{1 \times 2.5} \times 100\% = 98.37\%$

自测试题二 (附参考答案)

一、选择题

【A 型题】

1. 温度高低对试验结果有显著影响者,除另有规定外,应为
   A. 20℃±2℃   B. 25℃±2℃   C. 19℃±2℃   D. 22℃±2℃   E. 24℃±2℃

2. 用滴定管进行滴定,读数为 22.10mL,其有效数字为
   A. 1 位   B. 2 位   C. 3 位   D. 4 位   E. 5 位

3. 属于 β 内酰胺类抗生素的药物有
   A. 庆大霉素   B. 巴龙霉素   C. 青霉素钠   D. 四环素   E. 链霉素

4. 某药物与碳酸钠试液加热水解,放冷,加稀硫酸酸化后,析出白色沉淀并有醋酸臭气产生,则该药物是
   A. 冰醋酸   B. 硫酸奎宁   C. 阿司匹林   D. 盐酸普鲁卡因   E. 对氨基水杨酸钠

5. 关于巴比妥类药物鉴别中的银盐反应,以下叙述正确的是
   A. 在适当的酸性条件下进行,生成难溶性的二银盐沉淀   B. 在适当的碱性条件下进行,生成难溶性的二银盐沉淀   C. 在适当的碱性条件下进行,生成难溶性的一银盐沉淀   D. 在中性条件下进行,生成难溶性的一银盐和二银盐沉淀   E. 在适当的酸性条件下进行,生成难溶性的一银盐沉淀

6. 与硝酸银试液反应发生气泡和黑色沉淀,并在试管壁上产生银镜的药物是
   A. 硫酸阿托品   B. 异烟肼   C. 盐酸氯丙嗪   D. 布洛芬   E. 维生素 D

7. 采用铈量法测定含量的药物应是

A. 盐酸利多卡因　　B. 硝苯地平　　C. 苯佐卡因　　D. 链霉素　　E. 阿司匹林

8. 能发生双缩脲反应的药物是

A. 盐酸麻黄碱　　B. 地西泮　　C. 硫酸奎宁　　D. 盐酸氯丙嗪　　E. 环丙沙星

9. 四氮唑比色法测定皮质激素类药物含量的主要依据是

A. 分子中具有酚羟基　　B. 分子中 C_{17} α 醇酮基具有还原性　　C. 分子中具有甲酮基　　D. 分子中具有 Δ^4 3 酮基　　E. 分子中 C_{17} α 醇酮基具有氧化性

10. 维生素 C 具有较强的还原性是因为分子中含有

A. 手性碳　　B. 酯基　　C. 羰基　　D. 二烯醇结构　　E. 共轭体系

【B 型题】

问题 1~4

A. 测量值与真实值之差　　B. 误差与真实值的比值　　C. 由某种确定的原因引起的误差　　D. 由偶然因素所引起的误差　　E. 误差与真实值之差

1. 系统误差是
2. 相对误差是
3. 绝对误差是
4. 偶然误差是

问题 5~8

A. 对氨基水杨酸钠　　B. 阿司匹林　　C. 司可巴比妥　　D. 苯巴比妥　　E. 硫喷妥钠

5. 能直接发生重氮化 偶合反应的药物是
6. 与亚硝酸钠 硫酸反应生成橙黄色产物，随即转为橙红色的药物是
7. 能使碘试液褪色的药物是
8. 具有硫元素反应的药物是

问题 9~12

A. 消除抗氧剂的干扰　　B. 促进水解　　C. 加快反应速度　　D. 达到变旋平衡　　E. 消除盐酸盐的干扰

9. 碘量法测定维生素 C 注射液含量时，加入 2mL 丙酮的作用是
10. 非水滴定法测盐酸吗啡时，加入一定量醋酸汞试液的作用是
11. 葡萄糖比旋度测定时，加氨试液并放置一定时间后再测定的作用是
12. 亚硝酸钠法测定苯佐卡因含量时，加入溴化钾 2g 的作用是

【X 型题】

1. 制定药品质量标准应遵循的原则有

A. 坚持质量第一的原则　　B. 有针对性　　C. 检验方法要准确、灵敏、简单、快速　　D. 根据生产能达到的实际水平来制定质量标准中的限度　　E. 只要考虑检验方法的先进性，无需考虑其适用性

2. 紫外分光光度法可用于药物的
   A. 鉴别　　B. 杂质检查　　C. 消毒　　D. 含量测定　　E. 分离
3. 能发生重氮化 偶合反应的药物有
   A. 盐酸普鲁卡因　　B. 盐酸异丙嗪　　C. 肾上腺素　　D. 对乙酰氨基酚
   E. 苯佐卡因
4. 需要检查有关物质的药物有
   A. 对乙酰氨基酚　　B. 硝苯地平　　C. 地西泮　　D. 盐酸普鲁卡因　　E. 盐酸氯丙嗪
5. 右旋糖酐 20 氯化钠注射液的含量测定方法为
   A. 重量法测右旋糖酐 20　　B. 沉淀法测氯化钠　　C. 旋光度法测定右旋糖酐 20
   D. 配位滴定法测氯化钠　　E. 银量法测氯化钠

二、是非判断题

1. 庆大霉素和链霉素均可采用坂口反应来鉴别。　　　　　　　　　　　　（　）
2. 氯贝丁酯分子中具有酯结构，可与三氯化铁反应生成紫色异羟肟酸铁。（　）
3. 制剂的含量测定方法必须和原料药的含量测定方法相同。　　　　　　（　）
4. 糖衣片和肠溶衣片应在包衣前检查片芯的重量差异，符合规定后方可包衣，包衣后不再检查重量差异。　　　　　　　　　　　　　　　　　　　　　　（　）
5. 巴比妥类药物的母核上有两个氮，显弱碱性。　　　　　　　　　　　　（　）

三、填空题

1. 用 TLC 进行药物的杂质检查时，常用的方法有_____、_____和对照药物法。
2. 采用古蔡法检查砷盐时，导气管中塞入醋酸铅棉花的目的是_____。
3. 对氨基水杨酸钠在潮湿的空气中，露置日光或遇热受潮时，失去二氧化碳，生成_____，色渐变深，再被氧化成_____，此化合物的氨基容易被羟基取代，呈明显的红棕色。《中国药典》采用_____法进行检查。
4. 检查某药物中的砷盐，取标准砷溶液 2mL（每 1mL 相当于 1μg 的 As）制备标准砷斑，砷盐限量为 0.0001%，则应取供试品的量为_____。
5. 维生素 C 是弱酸，具有强_____性，易被氧化剂氧化，常用作其他制剂的_____剂。
6. 采用非水滴定测定硫酸阿托品含量时，滴定液与样品的摩尔比为_____，测定硫酸奎宁片剂时，滴定液与样品的摩尔比为_____，测定硫酸奎宁时，滴定液与样品的摩尔比为_____。
7. 链霉素的结构是由一分子_____和一分子_____结合而成的碱性苷。

四、名词解释题

1. 有关物质　　2. Kober 反应　　3. 复方制剂

五、简答题

1. 试述溴量法测定盐酸去氧肾上腺素的原理和含量计算。

§4 药物分析基本知识问答及自测试题

2. "干燥失重"与"水分"测定有何区别？常用干燥失重、水分测定法有哪些？

六、计算题

1. 异烟肼片的含量测定方法如下：取本品 20 片，精密称定，重量为 2.2701g，研细，称取细粉 0.2215g，置 100mL 量瓶中，稀释至刻度，摇匀，滤过，精密量取续滤液 25mL，加水 50mL、盐酸 20mL 与甲基橙指示液 1 滴，用溴酸钾滴定液（0.01692mol/L）滴定至粉红色消失，消耗体积为 13.70mL，每 1mL 溴酸钾滴定液（0.01667mol/L）相当于 3.429mg 的 $C_6H_7N_3O$。已知该片剂的标示量为 100mg/片，求其标示量的百分率？

2. 对乙酰氨基酚中对氨基酚检查：取本品 1.0g，加甲醇溶液（1→2）20mL 溶解后，加碱性亚硝基铁氰化钠试液 1mL，摇匀，放置 30 分钟，如显色，与对乙酰氨基酚对照品 1.0g 加对氨基酚 50μg，用同一方法制成的对照液比较，不得更深，计算对氨基酚的限量。

参考答案

一、选择题

【A 型题】

1. B 2. D 3. C 4. C 5. B 6. B 7. B 8. A 9. B 10. D

【B 型题】

1. C 2. B 3. A 4. D 5. A 6. D 7. C 8. E 9. A 10. E
11. D 12. C

【X 型题】

1. ABCD 2. ABD 3. ADE 4. ABCE 5. CE

二、是非判断题

1. × 2. √ 3. × 4. √ 5. ×

三、填空题

1. 杂质对照品法　供试品自身对照法
2. 吸收硫化氢
3. 间氨基酚　二苯醌型化合物　双相滴定
4. 2g
5. 还原　抗氧
6. 1：1　4：1　3：1
7. 链霉胍　链霉双糖胺

四、名词解释题

1. 有关物质：通常是在某药品的生产和储藏过程中，有可能引入的特殊杂质，属于特殊杂质类。
2. Kober 反应：是指雌激素与硫酸-乙醇反应呈色，在 515nm 附近有最大吸收。
3. 复方制剂：是指含有 2 个或 2 个以上药物的制剂。

五、简答题

1. 溴量法测定盐酸去氧肾上腺素含量的测定原理系药物分子中的苯酚结构，在酸性溶液中酚羟基的邻、对位活泼氢能与过量的溴定量地发生溴代反应，再以碘量法测定剩余的溴，根据消耗的硫代硫酸钠滴定液的量，即可计算供试品的含量。

$$含量\% = \frac{(V-V_0) \times T \times F}{W} \times 100\%$$

2. 干燥失重的内容物主要指水分，也包括其他挥发性物质，如残留的挥发性有机溶剂等。测定方法主要有 4 种：①常压恒温干燥法，适用于受热比较稳定的药物。②干燥剂干燥法，适用于受热分解、或易于挥发的药物。③减压干燥法，适用于熔点低、受热不稳定或难驱除水分的药物。④热分析法。

水分测定法可测定药物中的结晶水、吸附水和游离水。测定方法包括费休法、甲苯法。

六、计算题

1. $$标示量\% = \frac{V \times T \times F \times 稀释倍数 \times \overline{W}}{W \times 标示量} \times 100\%$$

$$= \frac{13.70 \times 3.429 \times \times \frac{0.01692}{0.01667} \times 100 \times \frac{1}{25} \times \frac{2.2701}{20}}{0.2215 \times 100} \times 100\% = 97.73\%$$

2. $$L = \frac{C \times V}{S} \times 100\% = \frac{50 \times 10^{-6}}{1.0} \times 100\% = 0.005\%$$

自测试题三 （附参考答案）

一、选择题

【A 型题】

1. 恒重系指供试品经连续两次干燥或炽灼后的重量差异小于
    A．0.4mg   B．0.2mg   C．0.3mg   D．0.5mg   E．0.1mg
2. 减少分析方法中测定的偶然误差的方法可采用
    A．进行对照试验   B．进行空白对照试验   C．增加平行测定次数   D．加校正值的方法   E．进行加样回收试验
3. 红外分光光度法在药物杂质检查中主要用来检查
    A．金属的氧化物或盐   B．具有挥发性的杂质   C．无效或低效的晶型   D．无紫外吸收的杂质   E．合成反应中间体
4. 非水溶液滴定法测定盐酸利多卡因含量时加入适量的醋酐的作用是
    A．增溶作用   B．增强利多卡因的碱性   C．增强利多卡因的酸性   D．排除卤化氢干扰   E．排除水分
5. 常用于鉴别司可巴比妥钠的试液是
    A．氢氧化钠试液   B．氯化铵试液   C．碘试液   D．氯化钾试液   E．碘化钾试液

6. 《中国药典》(2010年版)中地西泮原料药中 2-甲氨基-5-氯二苯酮的检查法为
   A. 气相色谱法　　B. 高效液相色谱法　　C. 薄层色谱法　　D. 重量法
   E. 双相滴定法
7. 《中国药典》检查异烟肼原料药和注射剂中的游离肼时采用的方法是
   A. 气相色谱法　B. 溴酸钾法　C. 荧光法　D. 薄层色谱法　E. 紫外分光光度法
8. 葡萄糖能与碱性酒石酸铜试液反应产生红色氧化亚铜沉淀是因为葡萄糖的
   A. 还原性　B. 氧化性　C. 水解性　D. 强碱性　E. 强酸性
9. 测定皮质类激素含量可采用的方法为
   A. 微生物检定法　B. 碘量法　C. 四氮唑比色法　D. Kober反应比色法
   E. 络合滴定法
10. 《中国药典》(2010年版)维生素C的含量测定方法是
    A. 亚硝酸钠滴定法　B. 络合滴定法　C. 酸碱滴定法　D. 碘量法
    E. 双相滴定法

【B型题】
问题 1～4
   A. 二甲基甲酰胺　　B. 乙琥胺　　C. 甲醇钠　　D. 麝香草酚蓝　　E. 结晶紫

1. 非水酸量法常用的溶剂为
2. 非水酸量法常用的指示剂为
3. 非水酸量法可以测定的药物是
4. 非水酸量法常用的滴定液为

问题 5～8
   A. 环戊烷并多氢菲母核　　B. 丙二酰脲母核　　C. β-内酰胺环　　D. 对氨基苯磺酰胺母核　　E. 氨基嘧啶环

5. 磺胺类药物均具有的基本结构为
6. 甾体激素类药物均具有的基本结构为
7. 巴比妥类药物均具有的基本结构为
8. 青霉素和头孢菌素类药物具有的共同结构为

问题 9～12
   A. 盐酸吗啡　　B. 葡萄糖　　C. 盐酸麻黄碱　　D. 阿司匹林　　E. 硫酸阿托品

9. 具有旋光性，为右旋体的药物是
10. 具有旋光性，为左旋体的药物是
11. 为外消旋体的药物是
12. 属两性化合物的药物是

【X型题】

1. 属于系统误差的有
   A. 温度变化造成的误差　　B. 操作者判断滴定终点颜色偏深造成的误差
   C. 天平砝码不准确引入的误差　　D. 滴定管刻度不准造成的误差　　E. 试剂不纯带来的误差
2. 若药物有色干扰杂质检查，可采取的措施有
   A. 内消色法处理　　B. 标准品比较法　　C. 外消色法处理　　D. 用空白对照法　　E. 样品过滤处理
3. 在一定条件下，能直接与硫酸铜反应产生颜色的药物是
   A. 盐酸异丙嗪　　B. 司可巴比妥钠　　C. 注射用硫喷妥钠　　D. 盐酸利多卡因　　E. 维生素 A
4. 《中国药典》（2010 年版）用非水溶液滴定法测定含量的药物有
   A. 地西泮　　B. 维生素 B_1　　C. 盐酸氯丙嗪　　D. 奋乃静注射液　　E. 注射用硫喷妥钠
5. 采用比色法测定醋酸地塞米松注射液的含量，使用的试剂有
   A. 氢氧化四甲基铵　　B. 三乙胺　　C. 无水乙醇　　D. 氢氧化钠　　E. 氯化三苯四氮唑

二、是非判断题

1. 采用三点校正紫外分光光度法测定维生素 A 的含量是为了防止样品氧化。（　　）
2. 碘量法测定维生素 C 注射液的含量时，加入丙酮做掩蔽剂，以消除抗氧剂的干扰。（　　）
3. 释放度是指口服药物从缓释制剂、控释制剂、肠溶制剂以及透皮贴剂等在规定溶剂中释放的速度和程度。（　　）
4. β 内酰胺类抗生素分子较大，因此易发生过敏反应，需做过敏试验。（　　）
5. 盐酸丁卡因具有芳伯氨基，显重氮化 偶合反应。（　　）

三、填空题

1. 分析含金属或卤素的有机药物样品之前，需做适当前处理。其中经有机破坏的分析方法有_____法、_____法和_____法。
2. 《中国药典》对氯化物的检查是利用氯化物在_____溶液中与_____作用，生成_____浑浊液，与一定量标准_____溶液在相同条件下生成的氯化银浑浊液比较，浊度不得更深。
3. 《中国药典》中，亚硝酸钠滴定法测定对氨基水杨酸钠的含量时，指示滴定终点的方法为_____。
4. 常用的且容易得到的生物样品是_____、_____、唾液。
5. 异烟肼可由原料反应不完全或储藏中的降解反应而产生_____杂质，因其具有致癌性，在国内外的《中国药典》均规定了其限量检查。
6. 《中国药典》测定维生素 E 含量的方法有_____、高效液相色谱法和荧光分光

光度法。

7. 四环素类抗生素分子中存在 C_{10} 的_____基和两个含有_____基和_____基的_____系统，显酸性；同时分子中含有_____基，显弱碱性，故它是两性化合物。

四、名词解释题

1. 溶出度　　2. 滴定度　　3. 制剂分析

五、简答题

1. 用薄层色谱法鉴别生物碱类药物常需加入碱性试剂，其目的是什么？
2. 色谱分析方法的"系统适用性试液"包括哪些内容？定量方法有哪些？

六、计算题

1. 测定维生素 B_2 的炽灼残渣：已知坩埚在一定温度下炽灼至恒重后称重为 30.2072g，加入样品后共重 31.2022g，照炽灼残渣检查法操作后，称得重量为 30.2084g，求算炽灼残渣的百分率。

2. 银量法测苯巴比妥含量：精密称取本品 0.2045g，加甲醇 40mL 使溶解，再加入新制的 3% 无水碳酸钠溶液 15mL，照电位滴定法，用硝酸银滴定液（0.1025mol/L）滴定至终点，消耗硝酸银滴定液 8.50mL，已知每 1mL 0.1mol/L 硝酸银相当于 23.22mg 的 $C_{12}H_{22}N_2O_3$，求苯巴比妥的百分含量。

参考答案

一、选择题

【A 型题】

1. C　　2. C　　3. C　　4. B　　5. C　　6. B　　7. D　　8. A　　9. C　　10. D

【B 型题】

1. A　　2. D　　3. B　　4. C　　5. D　　6. A　　7. B　　8. C　　9. B　　10. C
11. E　　12. A

【X 型题】

1. BCDE　　2. AC　　3. BCD　　4. ABCD　　5. ACE

二、是非判断题

1. ×　　2. √　　3. √　　4. ×　　5. ×

三、填空题

1. 干法破坏　湿法破坏　氧瓶燃烧
2. 硝酸酸性　硝酸银试液　氯化银白色　氯化钠
3. 永停滴定法
4. 血液　尿液
5. 游离肼
6. 气相色谱法
7. 酚羟　酮　烯醇　共轭双键　二甲氨

四、名词解释题

1. 溶出度：是指药物从片剂等固体制剂在规定溶剂中溶出的速度和程度。
2. 滴定度：指每 1mL 某摩尔浓度的滴定液所相当的被测药物的重量。
3. 制剂分析：指对不同的制剂，利用化学的、物理化学的或其他有关化学的方法进行分析，检查其是否符合药品质量标准的规定。

五、简答题

1. 由于硅胶显弱酸性，强碱性的生物碱在硅胶色谱板上能形成盐，使 R_f 值很小或拖尾，形成复斑等，加入碱性试剂有利于生物碱游离。
2. 包括色谱柱的理论板数、分离度、重复性、拖尾因子。定量方法常用两种方法：①内标法加校正因子测定供试品中主成分含量。②外标法测定供试品中主成分含量，外标法可分为标准曲线法和外标一点法。

六、计算题

1. $$残渣\% = \frac{残渣及坩埚重 - 空坩埚重}{供试品重} \times 100\%$$
   $$= \frac{30.2084 - 30.2072}{31.2022 - 30.2072} \times 100\% = 0.12\%$$

2. $$含量\% = \frac{T \times V \times F}{S} \times 100\% = \frac{23.22 \times 8.50 \times \frac{0.1025}{0.1}}{0.2045 \times 1000} \times 100\% = 98.93\%$$

自测试题四 （附参考答案）

一、选择题

【A 型题】

1. 对《中国药典》中所用名词（如试药等）作出解释的属药典哪一部分内容
   A. 附录   B. 凡例   C. 制剂通则   D. 正文   E. 一般试验

2. 《中国药典》原料药的含量（％）限度如未规定上限时，系指不超过
   A. 99.0%   B. 98.0%   C. 100.0%   D. 102.0%   E. 101.0%

3. 若炽灼残渣需留作重金属检查，则炽灼温度应控制在
   A. 550℃～650℃   B. 650℃～750℃   C. 500℃～600℃   D. 350℃～450℃
   E. 400℃～500℃

4. 银量法测定巴比妥类药物的碱性条件是
   A. 新制的氢氧化钠溶液   B. 新制的磷酸氢二钠溶液   C. 新制的硫酸氢钠溶液   D. 新制的无水碳酸钠溶液   E. 新制的无水碳酸氢钠溶液

5. 溴量法测定司可巴比妥钠的原理，是溴与司可巴比妥钠发生
   A. 重氮化反应   B. 加成反应   C. 络合反应   D. 取代反应   E. 偶合反应

6. 检查盐酸氯丙嗪中"有关物质"时，采用的对照溶液为
   A. 供试品溶液   B. 对照药物溶液   C. 杂质的对照溶液   D. 供试品自身

稀释对照   E. "有关物质"的标准溶液
7. 关于奎宁的绿奎宁反应基本机制,以下叙述正确的是
   A. 经强酸的氢化处理,再以氨水处理,显翠绿色   B. 7 位含有氧的喹啉衍生物,可以发生绿奎宁反应   C. 经溴水的溴化反应,再以氨水处理,显翠绿色
   D. 经氯水的氯化反应,再以氨水处理,显绿色   E. 5 位含有氧的喹啉衍生物,可以发生绿奎宁反应
8. 葡萄糖注射液的含量测定方法为
   A. 荧光分光光度法   B. 旋光度测定法   C. 双相滴定法   D. 紫外分光光度法   E. 气相色谱法
9. 维生素 E 中的特殊杂质为
   A. 生育酚   B. 马钱子碱   C. 游离肼   D. 莨菪酸   E. 间氨基酚
10. 用气相色谱法测定维生素 E 的含量,《中国药典》(2010 年版)规定采用的检测器是
    A. 氮磷检测器   B. 电子捕获检测器   C. 质谱检测器   D. 热导检测器
    E. 氢火焰离子化检测器

【B 型题】
问题 1~4
   A. 荧光光谱   B. 红外分光光度法   C. 电位法   D. 紫外 可见分光光度法   E. X 衍射光谱
1. 由于分子的振动能级跃迁所引起
2. 属于发射光谱
3. 用于官能团鉴别
4. 基于分子外层价电子吸收一定能量后,由低能级跃迁到较高能级
问题 5~8
   A. 溴酸钾法   B. 非水溶液滴定法   C. 铈量法   D. 高效液相色谱法
   E. 气相色谱法
5. 硝苯地平含量测定采用
6. 盐酸氯丙嗪含量测定采用
7. 诺氟沙星含量测定采用
8. 异烟肼含量测定采用
问题 9~13
   A. 非水溶液滴定法   B. 碘量法   C. 气相色谱法   D. 三点校正的紫外分光光度法   E. 高效液相色谱法
《中国药典》中下列药物的含量测定方法是:
9. 维生素 A
10. 维生素 K_1
11. 维生素 C

12. 维生素 E
13. 维生素 B_1

【X 型题】
1. 非水溶液滴定法测定弱碱时
    A. 加入适量醋酐,以除去冰醋酸中的水分   B. 选碱性溶剂以增加其酸性,用高氯酸的冰醋酸溶液作为滴定液   C. 选酸性溶剂以增加其碱性,用高氯酸的冰醋酸溶液作为滴定液   D. 可用结晶紫为指示剂   E. 可用酚红为指示剂
2. 药物干燥失重检查法有
    A. 干燥剂干燥法   B. 烘干法   C. 减压干燥法   D. 甲苯法   E. 热重分析法
3. 《中国药典》(2010 年版)收载的"丙二酰脲试验"包括
    A. 巴比妥类药物与甲醛 硫酸的反应   B. 巴比妥类药物与银盐的反应   C. 巴比妥类药物与碘试液的反应   D. 巴比妥类药物与铜盐的反应   E. 巴比妥类药物与汞盐的反应
4. 硫酸奎宁中其他金鸡纳碱的检查采用
    A. 沉淀法   B. 比浊法   C. 薄层色谱法   D. 挥发法   E. 供试品溶液自身稀释对照法
5. 维生素 C 的鉴别反应有
    A. 三氯化锑反应   B. 硫色素反应   C. 水解后的氧化反应   D. 与二氯靛酚钠试液的反应   E. 与硝酸银试液的反应

二、是非判断题
1. 阿司匹林水解后的产物,显重氮化 偶合反应。   (　　)
2. 用非水溶剂滴定法测定吩噻嗪类药物含量,是由于吩噻嗪母核上的氮碱性强的原因。   (　　)
3. 酶活力测定实质上是测定一个被酶所催化的化学反应速度。   (　　)
4. 片剂中的硬脂酸镁干扰非水滴定和配位滴定法。   (　　)
5. 异烟肼可采用戊烯二醛反应、二硝基氯苯反应鉴别。   (　　)

三、填空题
1. Lambert-Beer 定律中,吸光系数有两种表示方式分别为_____ 和_____。
2. 硫代乙酰胺在弱酸性_____条件下,产生_____,与重金属离子生成_____色的硫化物混悬液。
3. 利多卡因和布比卡因在酰氨基邻位存在两个甲基,由于_____影响,较难水解,所以其盐的水溶液比较稳定。
4. 巴比妥类药物的环状结构中含有_____,易发生_____,在水溶液中发生_____级电离,因此其水溶液显_____。
5. 甾体激素类药物的种类和分析方法较多,其中四氮唑盐比色法适合于_____药物的分析;Kober 反应 铁酚试剂法适合于_____类药物的分析。

6. 维生素 E 在酸性或碱性溶液中加热可水解生成游离　　　　　，当有氧或其他氧化剂存在时，则进一步被氧化成　　　　化合物，尤其在碱性条件下更易发生。
7. 药物制剂的检验和原料药的检验均主要包括　　　　、　　　　、　　　　3 个方面。

四、名词解释题
1. 比旋度　　2. 灵敏度　　3. 药品质量标准

五、简答题
1. 三点校正法测定维生素 A 的原理是什么？
2. 如何用化学方法鉴别巴比妥、苯巴比妥、司可巴比妥和硫喷妥钠？

六、计算题
1. 葡萄糖中氯化物检查：取本品，加水溶解成 25mL，依法检查，出现的混浊与标准 NaCl 溶液 6.0mL（每 1mL 相当于 $10\mu g$ 的 Cl^-）制成的对照液比较，不得更浓。规定含氯化物不得超过 0.01%，求葡萄糖的取样量。
2. 维生素 C（$M=176.13$）的含量测定：精密称取本品 0.2015g，加新沸过的冷水 100mL 与稀醋酸 10mL 使溶解，加淀粉指示液 1mL，立即用碘滴定液（0.1mol/L）滴定，共消耗碘滴定液（0.1mol/L）22.16mL。求：
(1) 每 1mL 的碘滴定液（0.1mol/L）相当于多少毫克的维生素 C？
(2) 已知滴定时碘滴定液浓度为 0.1018mol/L，计算维生素 C 的百分含量。

参考答案

一、选择题
【A 型题】
1. B　　2. E　　3. C　　4. D　　5. B　　6. D　　7. C　　8. B　　9. A　　10. E

【B 型题】
1. B　　2. A　　3. B　　4. D　　5. C　　6. B　　7. D　　8. A　　9. D　　10. E
11. B　　12. C　　13. A

【X 型题】
1. ACD　　2. ABCE　　3. BDE　　4. CE　　5. DE

二、是非题
1. ×　　2. ×　　3. √　　4. √　　5. √

三、填空题
1. 百分吸光系数　摩尔吸光系数
2. pH3.5 醋酸盐缓冲液　硫化氢　黄色到棕黑
3. 空间位阻
4. 1,3 二酰亚胺基团　酮式 烯醇式互变　二　弱酸性
5. 皮质激素类　雌激素
6. 生育酚　有色的醌型

7. 鉴别　检查　含量测定

四、名词解释题

1. 比旋度：指平面偏振光透过长 1dm，且每毫升中含有旋光性物质 1g 的溶液，在一定波长与温度下，测得的旋光度。

2. 灵敏度：指在一定条件下，能在尽可能稀的溶液中观测出尽可能少量的供试品，反应对这一要求所能满足的程度。

3. 药品质量标准：即国家和政府为了确保药品质量，制订出的每种药品的管理依据。

五、简答题

1. 物质对光的吸收具有加和性；杂质的无关吸收在 310～340nm 的波长范围内几乎呈一条直线，且随波长的增大吸收度下降。

2. 利用四种药物在吡啶溶液中与铜盐的反应，硫喷妥钠呈现绿色，其他三种呈紫堇色或紫色沉淀而鉴别出硫喷妥钠。利用司可巴比妥可使溴试液褪色而鉴别；利用苯巴比妥可与硫酸 亚硝酸钠反应生成橙黄色产物，并随即变为橙红色而鉴别。最后利用与银盐的反应鉴别巴比妥。

六、计算题

1. $S = \dfrac{C \times V}{L} = \dfrac{10 \times 10^{-6} \times 6}{0.010\%} = 0.6$

2. (1) $T = M \times \dfrac{b}{a} \times C = 0.1 \times \dfrac{1}{2} \times 176.13$

   $= 8.806 \ (mg/mL)$

   (2) 含量% $= \dfrac{T \times V \times F}{W} \times 100\% = \dfrac{8.806 \times 22.16 \times \dfrac{0.1018}{0.1}}{0.2015 \times 1000} \times 100\% = 98.59\%$

§5 药事管理学基本知识问答及自测试题

药事管理学作为研究现代药学事业管理活动的基本规律和一般方法的学科,在继承传统药物管理与实践经验的基础上,与现代药学与管理相结合,已发展成为我国药事各类学科中的新型学科,是高等医药院校药学类专业的必修课程,也是医院药学技术人员要求掌握的重要内容。

本习题集取材于"新世纪全国高等中医药院校创新教材"之一《药事管理学》,力求做到内容的科学性、先进性和实用性相结合,努力体现适用于医院药学技术人员所必需的药事管理基本理论、基本知识、基本技能。注重以能力为本,突出该学科的专业性、交叉性、时代性、应用性强的特点。理论联系实际,力求在有限的篇幅内介绍丰富的内容。

本习题结构清晰,深浅适度,面宽意新,主要供医院"三基"培训、考核之用,此外还可供中等以上医药院校学生使用及作为广大医药工作者的辅助用书。

基本知识问答

1. 药事管理通过何种方式实现科学的监督管理?

各国均采用行政、法律、技术和舆论宣传等手段,来实现对药事工作的监督管理。

(1) 运用行政方式:国家主管部门采用严格审批等有效的管理措施,引导和规范药品生产、经营企业增强质量责任意识,完善药品质量管理制度。

(2) 运用法律方式:制定和颁布法律、法规、规章,规范行为,明确责任,依法治药。

(3) 运用技术方式:要实现对药品质量的有效控制,提高监督管理效率,一方面通过药学专业技术人员的规范操作来实现,同时通过采用先进的质量检验仪器,运用新的检验方法,提高技术监督水平与效果。

(4) 运用宣传方式：在药事管理中，充分发挥舆论的力量，同时教育人民群众提高对假劣药品的防范能力和自我保护意识，加大监督力度，共同监督药品生产经营中的违法违规行为，形成良好的社会舆论氛围，使假劣药品如同老鼠过街，人人喊打，无处躲藏。

2. 药事管理学科的基础理论包括哪 5 个方面？

药事管理学是药科学的一个分支学科，是一门综合性的应用学科，该学科发展的基础理论主要来自于社会科学，主要包括社会学理论、法学理论、管理学理论、卫生管理学理论、经济学理论 5 个方面。

3. 简述药事管理学科研究的主要内容。

随着药学科学和药学实践的发展，药事管理学的研究内容也在不断完善，根据教学、科研和实践情况，目前药事管理学科的研究内容主要有以下方面：即药事组织、药师管理、药品质量监督管理、药事法律法规、药品研究与药品注册管理、药品生产与经营管理、药品使用管理、药品市场和经济管理、药品包装、广告与价格管理、药学教育管理、中药现代化战略与措施。

4. 药事管理研究基本技能有哪些？

药事管理研究的过程大致遵循一般问题解决的心理历程，从问题的感觉或发现开始，确定问题后着手收集资料，寻找答案。一般来说，研究者应具备药学学科研究技能、药事组织管理技能、学术交流技能等知识能力。

5. 药学主要有哪些社会任务？

构成药学社会任务的物质基础是药品。药品是社会里一种商品，它具有与其他商品一样的商品方面的功能。因此，药学的功能可体现在：为人类的健康研制新药，生产供应药品，保证合理用药，培养药师和药学科学家和企业家，组织药学力量。从总体上来说，药学具有专业方面和商业方面的社会功能和任务，同时存在于每项具体任务中。

6. 职业具有哪 3 个基本作用？

(1) 专门化的知识与效用：这种作用需要通过专业训练或教育才能获得，而通过知识的实践和应用一般可产生较好的效果。

(2) 利他的态度和行为：作为职业人员，应具有无私地为公共利益服务的态度和以此为指导的职业行为。

(3) 社会与公众的认可：公众与社会对一个职业的承认通常表现为通过给符合条件或具有资格的人颁发许可证或执照，授予其从事这一职业的权力。

7. 制药企业药师的主要职能有哪些？

在药品生产企业的药师，直接从事药品生产和质量管理，同时与其他专业技术人员协作，保证和提高药品质量。我国约有 50% 的药学毕业生在制药企业工作。

(1) 按照《药品管理法》、《药品生产质量管理规范》及相关法律规定，制定药品生产操作规程及质量管理制度，并严格实施，保证生产合格药品，起到实现药品质量保证（qualityassurance）的作用。

(2) 为保证药品质量，依据药品标准，检验原料、中间品、半成品、成品，杜绝不合格产品流入下道工序，甚至进入药品市场，促使药品达到质量控制（qulity control）的效果。

(3) 结合企业实际情况，并依据市场需求，制订生产计划，控制库存，保证生产供应充足。

(4) 作为药师应熟悉药品的性能，并了解市场的需求。对于销售的药品，应及时追踪上市后的使用信息，及时、妥善处理不良药品事件。

8. 药品经营企业药师的主要职能有哪些？

药品经营企业药师包括药品生产企业中市场和销售部门的药师，以及在药品经营企业从事药品批发工作的药师，主要有以下几种职能：①与企业的决策者一道，构建药品流通渠道，沟通药品供需环节。②充分发挥专业技能，合理储运药品，保持药品在流通过程中的质量。③在执行国家有关规定前提下，保持药品流通渠道规范有序，杜绝假、劣药品进入市场，及时与医疗专业人员沟通、交流，传递药品信息。

9. 药物研究部门药师的主要职能有哪些？

药品研究部门药师主要是指医药科研院所、高等医药院校以及药品生产企业新药研发部门中从事新产品、新工艺研究开发工作的药师。他们仅占药师群体的极少数，但却是推动医药科技水平进步的主要力量。他们通常具有较高的学历，如药学硕士、博士等，并与其他领域专业科技人员合作，承担药物研究开发的主要任务。

(1) 分析与评价新药开发方向和前景，合理、准确地设计、筛选和制备新药。

(2) 通过对新药临床前和临床研究，确定新药质量，特别应注重有效性和安全性研究与根据国家相关规定，结合实际研究确定新药质量标准，并确保正式生产的新药的质量。

10. 管理部门药师的主要职能有哪些？

管理部门药师人数较少，主要工作在药品监督管理的各个岗位上。他们的主要职能是执行医药政策和药事管理法律法规，监督和管理药品科研、生产、流通、使用等领域中药品的质量和与此有关的药学人员的行为，确保公众健康利益，保障药学事业正常、有序地发展。

11. 药师应具备的一般准则有哪些？

所有药师的共同行为准则形成药师职业道德准则，它是指导药师与患者和公众之间关系的准则。总体来说，药师的职业道德包括4个方面的基本内容。

（1）对患者公众负责：药师必须将患者和公众的健康、安全放在首位，为患者提供最佳的药品和药学服务，同时尊重、关怀患者，保持患者的信任。

（2）对自己负责：药学科学技术不断发展要求药师应及时掌握最新的药学学科专业技术、知识和信息，并及时应用到药学实践中。

（3）对药学职业负责：药师应热爱药学职业，应以自己最大的能力和才智，维护和提高药学职业的荣誉。

（4）对其他卫生人员负责：应当强调的是药师应尊重同行及其他卫生专业人员的能力，善于与其交流，互相协作，共同为患者和公众提供最好的药学保健。

12. 我国的药学道德规范有哪些？

我国药师遵循社会主义药学道德规范，具有中国特色的社会主义药学道德，继承和发扬了我国悠久的优良医药道德传统，对于指导药学各领域职业人员的实践活动，妥善处理与患者、同事、社会的关系，有着重要的意义；总体上与其他国家一致；我国的药学道德规范主要包括以下内容：

（1）遵守社会公德，爱祖国、爱人民、爱劳动、爱科学、爱社会主义。

（2）对工作、对事业认真负责，热爱本行业和本职工作，为公众和社会提供良好的药学服务。

（3）对技术精益求精，及时更新信息，不断提高能力，把握和应用最新的知识和技术。

（4）与同事及其他医药专业人员团结协作，共同为人类健康服务。

（5）坚持社会效益与经济效益并重，在达到患者最佳保健效果，实现社会利益的前提下，以公平、公正、合理为原则牟取一定的经济利益，以鼓励药学服务水平的提高，维持药学事业发展。

（6）以人道主义精神关心、理解、同情、尊重患者，慎言守密，尊重患者的人格和隐私权，尊重患者自我决定的权利。

（7）遵纪守法，廉洁奉公，严格依据药事法规从事专业实践，坚持工作原则，不徇私情，不谋私利。

13. 执业药师管理有何必要性？

执业药师这一职业领域绝对不可以自由进入，只有通过法律对其资格、执业行为等予以严格、有效的管制，才能保证药学技术人员的药学专业素质和道德与法律素质，保证执业行为规范，从而保证所提供的药品质量和药学服务质量，保障公众的用药安全和有效。正因为执业药师管理是必要的，所以执业药师资格制度几乎是世界各国，特别是市场经济国家所普遍施行的药师职业准入控制制度。

14. 执业药师管理有何意义？

在我国，越来越多的人开始认识到，执业药师在保证药品质量和药学服务质量方面起着重要作用，执业药师管理的意义主要有以下几方面：

（1）执业药师是保障人民用药安全、有效、经济、合理不可缺少的药学技术力量。

（2）执业药师管理是药品监督管理工作的重要组成部分。

（3）新的药品监督组织体系能否高效运作、现行的《药品管理法》能否有效实施，药品质量和人民用药的安全、有效能否更好地得到保障，药学技术人员的素质是决定性因素。

（4）执业药师对于保证药品质量、药学服务质量，保障人民用药安全、有效等方面占突出的地位、具有决定性作用。

15. 执业药师申请注册需要哪些条件？

申请注册者必须同时具备以下条件：①取得"执业药师资格证书"。②遵纪守法，遵守药师职业道德。③身体健康，能坚持在执业药师岗位工作。④经执业单位同意。对不具有完全民事行为能力，或受刑事处罚后不满2年，受取消执业药师执业资格处分不满2年，以及国家规定不宜从事执业药师业务的其他情形的，不予注册。

16. 执业药师有哪些主要职责？

（1）执业药师必须遵守职业道德，忠于职守，以对药品质量负责、保证人民用药安全有效为基本准则。

（2）执业药师必须严格执行《药品管理法》及国家有关药品研究、生产、经营、使用的各项法规及政策。执业药师对违反《药品管理法》及有关法规的行为或决定，有责任提出劝告、制止、拒绝执行并向上级报告。

（3）执业药师在执业范围内负责对药品质量的监督和管理，参与制定、实施药品全面质量管理及对本单位违反规定的处理。

（4）执业药师负责处方的审核及监督调配，提供用药咨询与信息，指导合理用药，开展治疗药物的监测及药品疗效的评价等临床药学工作。

17.《国家执业药师资格制度2001～2005年工作规划》有哪些主要内容？

2001年12月以后，新开办的药品生产、经营企业，实施药品分类管理、具有销售处方药和甲类非处方药资格的零售药店，通过GSP认证的大中型药品零售企业，以及县级以上医疗机构药房和制剂室必须配备执业药师；此外，跨地域连锁经营的药品零售连锁企业质量管理工作的负责人，通过GSP认证的药品批发企业质量管理机构负责人，通过GMP认证的药品生产企业的质量管理机构负责人必须是执业药师。2004年6月30日以后，所有药品经营企业必须在相应岗位上配备执业药师。到2005年底，执业药师人数将达到15

万人。

18. 药事组织按形式可以分为哪几类?

药事组织按形式分为药品研制、生产、经营组织,药品使用或药房组织,药品监督管理组织,药学教育与科研组织,药事社团组织五大类。

19. 国家药典委员会的主要职责是什么?

①修订国家药典委员会章程。②审定新版药典的设计方案。③审查并通过新版药典或授权执行委员会审理。④审查并通过国家药典委员会工作报告。⑤讨论或审议国家药品推行化工作范畴内其他重要问题。⑥编制出版《药品通讯》期刊,发布有关药品标准的信息。

20. 药品具有哪些特殊性?

药品具有商品的一般属性,可通过交换渠道进入市场消费领域,特别是在它的生产和流通过程中,基本经济规律起主导作用,符合经济规律的沉浮变化。但药品又是防病治病,保护人们健康的特殊商品。①与人类生命密切相关。②质量科学性与重要性。③使用高度专业性。④需要迫切性与社会公共性。⑤缺乏需求价格弹性。⑥消费者低选择性。

21. 药品质量监督管理的主要原则是什么?

药品质量监督管理的主要职责:①以社会效益为最高原则。②质量第一原则。③法律化与科学化高度统一的原则。④专业性和群众性监督管理相结合的原则。

22. 药品监督管理的作用是什么?

药品质量监督管理的作用:①保证药品质量与用药安全有效。②完善新药研究开发质量与水平。③提高制药企业的管理水平与竞争力。④规范药品流通市场与保证药品供应。⑤为合理用药提供服务与质量保证。

23. 药品标准所有哪些主要职能?

药品标准所的主要职责可归纳为四点:①判断药品质量合格与否的法定依据。②是药品质量管理的法定目标。③是药品质量保证和质量控制活动的重要依据。④是建立、健全药品保障体系的基础。

24. 药品标准制定和修订有哪些基本程序?

药品标准制定和修订的主要程序有:①对药品生产的全过程进行考察。②收集有关资料进行分析。③进行科学实验。④药品标准的制定、修订。

25. 药物不良反应的表现有哪些?

药品不良反应的表现有:①副作用(side effect)。②变态反应(allergic reaction),常见有皮肤反应和全身性反应如过敏性休克、血液病样反应、人体器官系统的反应等。③毒性反应(toxic effect),有中枢神经系统反应、造血系统反应、心血管系统反应及肝肾损害等。④药物依赖性(drug dependence),

主要是长期使用麻醉药品、精神药品所致。⑤二重感染（super infection），菌群失调。⑥特异质反应（idiosyncratic reaction）。⑦后遗反应（secondary effect），停药后遗留下来的生物学效应。⑧致癌作用（carcinogenic effect）。⑨致畸作用（teratogenic effect）。⑩致突变作用（mutagenicity）。

26. 中药不良反应有哪些常见原因？

（1）中药多为复方粗制剂，作用缓和，毒性较弱；药品本身、制造时的杂质、附加剂、溶剂、药品降解物等均可引起不良反应。中药多为多味药，多成分，中毒作用复杂，范围广泛，靶器官不专一，常为多器官受损，发生频率最高的靶器官，依次是肝22.2%、肾21.2%、胃肠10.3%。

（2）中药复方的不合理药物配伍可产生增毒作用，或产生新的有害物质，甚至数种无毒药物配伍不当，也可产生有害物质，出现不良反应；中西药并用，配伍不当，也可产生有害物质及增毒作用；中药成分复杂，有些成分的潜在毒性，尚无充分了解，缺乏警惕，可出现意想不到的不良反应。

（3）使用有毒中药或含有有毒成分的中成药时，剂量过大或疗程过长是常见的因素；中医用药依据"辨证施治"，如用药不对证也往往得不到应有效果，有时反而引起不良反应，此外，误服、乱用、给药途径不正确也是原因之一。

（4）中药材品种混乱，炮制（制剂）质量欠佳。如中药材质量、品种、产地、采收、加工、农药残留及炮制不规范等问题均影响饮片质量。中成药制备方法不当或原药材质量低劣，中药注射剂质量欠佳等均可引起不良反应。

（5）中药材同名异物、同物异名，不同品种产地，不同采收季节及储存条件，不同加工炮制，不同配伍，不同提取精制工艺，不同溶媒、防腐剂、增溶剂等均可产生不同的不良反应。中药的农药残留、重金属、真菌、毒素等含量过高，亦可造成中毒和产生不良反应。

（6）中药材、中成药，特别是中药注射剂，由于质量不合要求而产生不良反应者，占有重要比例。由于中药（特别是复方制剂）的质量标准很难达到西药（化学纯品）的要求，所以，因质量问题而发生不良反应者，尤应引起重视。目前中药制剂增多，经提取精制后，有效成分及有毒成分均浓集，疗效提高，毒性亦增强；而中药安全性的研究、监测、管理不够；中药毒理学尚未引起应有的重视，未形成一门学科，更未达到要求。

（7）个体差异、过敏体质是患者易引起药物过敏反应的重要因素。此外，患者年龄、性别、体质等情况的差异，婴幼儿因肝肾功能发育不全，老年人则因肝肾衰退，对某些药品易发生中毒。

（8）近年出现的某些商业行为，严重违犯科学原则，盲目扩大适应证，长期大剂量不合理用药，或多种中西药不合理搭配用药，有意夸大疗效，隐瞒毒性及不良反应，片面强调中药"安全无毒"等，也加剧了中药不良反应的发生,还有商业行为的干扰,药品说明书上回避毒副反应、禁忌证及警示性内容。

(9) 中药来源于植物、动物和矿物,缺少像化学药品那样有一定的完善质量标准,因此内在质量变化很大。长期以来,我国对药品又未严格实施分类管理制度,一些有毒中药材或含有毒性成分的中成药在流通和使用领域里未能得到严格控制,可被任意购买,以致滥用、误用,造成中毒。有的中成药中含药理作用较强的化学物质,使患者因掌握不好剂量而出现不良反应。

27. 降低中药不良反应现象发生的对策思路有哪些?

(1) 正确认识中药的安全性和有效性,进行科学宣传,防止误导,禁止违反科学原则、夸大疗效、隐瞒毒性及不良反应的宣传。也应防止夸大中药毒性,造成谈虎色变,不敢使用中药的局面。

(2) 加强管理、监测,建立中药的不良反应报告、统计制度,完善行政管理体系,颁布有关政策、法规及技术要求。

(3) 加强对中药安全性及不良反应深入系统的研究,特别是研究中药多种成分、多种单味药配伍的相互影响(包括化学变化,药效及毒理作用的变化),以及在炮制、提取、生产加工过程中的变化;研究中药中毒的物质基础、作用机制、临床表现、解毒措施、急救方法,以及防治措施等。推动中药毒理学的学科发展,建立一批中药安全性评价中心,重点进行有关工作。

(4) 制定有关中药材、中药制剂的安全性质量标准,例如:农药残留量、重金属、真菌、毒素以及各种有害物质(化学成分)的限量标准。确保中药质量符合安全、有效的基本要求。对国内外影响较大的中药中毒事件,立项进行专题研究,例如:比利时、日本、东南亚报告的一些中药中毒问题,研究清楚是中药本身的问题还是外加污染问题?是品种产地问题,还是不合理用药产生的后果?其毒性成分是什么?是原药材中含有的还是外源性污染?或是在生产过程中所产生的有毒物质等。在这些中药中毒事件中,中药是主要的中毒因素,还是其他因素中毒而与中药偶合?对这些问题应进行深入研究,得出科学结论,以提高对中药的正确认识,并采取有效措施,防止类似事件的发生。

28. 药品被淘汰有哪些主要原因?

(1) 药品有效但不良反应大,对患者有不可逆转的危害性,如过去淘汰的心得宁、双氢链霉素等。

(2) 药品虽有一定的疗效或疗效较差,但有一定的不良反应,且已有较好的药品可以代替,如安替比林、咳美芬胶囊等。

(3) 药品无疗效或疗效不确切,药品生产企业较长时间不生产,医师也不用,如灰黄霉素软膏等。

(4) 中成药组方不合理,中西药复方配伍不当,临床疗效不切实,以及名称各异、组方不一或多年不生产，如镇惊丸等。

29. 我国的法律体系中一般由哪几个法律部门构成？

（1）宪法：在法律体系中居于核心地位，是国家的根本大法，是具有最高法律效力的规范性文件，是制定其他法律的基础和根据。在内容方面，它规定了国家生活和社会生活的最根本性的原则问题。

（2）行政法：行政法是有关国家行政管理活动的法律规范的总称，也是政府的法规，具有法的效力。它主要规定国家行政管理体制，国家行政机关人员的选拔和使用，国家行政管理活动的基本原则，国家行政管理的职权范围、活动方式以及对国家公职人员和公民的行政违法行为的制裁等。

（3）刑法：刑法是关于犯罪和刑罚的法律规范的总和。

（4）民法：民法是调整平等主体的公民之间、法人之间、公民和法人之间的财产关系和人身关系的法律规范的总和。

（5）经济法：经济法是调整国家经济主管机关、经济组织、事业单位在国民经济管理中发生的经济关系的法律规范。

（6）劳动法：劳动法是调整劳动关系以及由此产生的其他关系的法律的总称。

（7）婚姻法：婚姻法是调整婚姻关系和家庭关系的法律规范的总称。

（8）诉讼法：诉讼法是关于诉讼程序的法律规范的总称。

30. 法律制定有哪些权限？

（1）全国人民代表大会和全国人民代表大会常务委员会行使国家立法权。全国人民代表大会制定和修改刑事、民事、国家机构的和其他的基本法律。全国人民代表大会常务委员会制定和修改除应当由全国人民代表大会制定的法律以外的其他法律；在全国人民代表大会闭会期间，对全国人民代表大会制定的法律进行部分补充和修改，但是不得同该法律的基本原则相抵触。

（2）国务院根据宪法和法律，制定行政法规。

（3）省、自治区、直辖市的人民代表大会及其常务委员会根据本行政区域的具体情况和实际需要，在不与宪法、法律、行政法规相抵触的前提下，可以制定地方性法规。

（4）国务院各部、委员会、中国人民银行、审计署和具有行政管理职能的直属机构，可以根据法律和国务院的行政法规、决定、命令，在本部门的权限范围内，制定规章。

31. 法律解释中有权解释分哪几类？

（1）立法解释：指制定法律、规范的机关所作的解释，我国由全国人民代表大会常务委员会进行解释或用法令加以规定。

（2）司法解释：指最高人民法院或最高人民检察院在审判工作中或者检察

院检察工作中具体应用法律、法令问题的解释。

(3) 行政解释：不属于审判和检察工作中的其他法律、法令如何具体应用的问题，由国务院及主管部门进行的解释。

32. 药品管理立法有哪些基本特征？

药品管理立法的基本特征是指立法的宗旨是保证人们身体健康；以药品质量标准为核心的行为规范；药品管理立法具有系统性；药品管理法内容发展的国际化倾向。

33. 药品管理立法有哪些基本原则？

药品管理立法的基本原则：从国情出发、实事求是；保持法的稳定性、连续性；借鉴外国药品立法经验；有群众基础、体现公众意志。

34. 我国药品管理立法大体经历了哪 4 个阶段？

我国药品管理立法大体经历了四个阶段：药事法规初步建立（1911～1948 年）；建设、完善药事法规（1949～1983 年）；第一部《药品管理法》颁布与实施（1984～1999 年）；修订《药品管理法》与公布《实施条例》（2000～2002 年）。

35. 开办药品生产、经营企业必须具备的条件是哪些？

指《药品管理法》规定了开办药品生产、经营企业应该具备 4 项条件：①人员条件，具有依法经过资格认定的药学技术人员及相应的技术工人。②厂房、设施、仓库卫生环境条件，要求药品生产、经营企业具有与其药品生产、经营相适应的厂房、设施、仓库和卫生环境。③质量控制条件，要设立质量管理和质量检验的机构，配备专门人员，必要的仪器设备。④规章制度条件，要建立健全保证药品质量的规章制度。

36.《药品管理法》实行中药管理的主要内容有哪些？

中药管理的规定主要内容包括：①国家实行中药品种保护制度，授权国务院制定管理办法。②新发现和从国外引种的药材，经国务院药品监督管理部门审核批准后，方可销售。③地区性民间习用药材的管理办法，由国务院药品监督管理部门会同国务院中医药管理部门制定。

37. 按假药论处的 6 种情形分别是什么？

按假药论处的 6 种情形是指：①国务院药品监督管理部门规定禁止使用的。②依照《药品管理法》必须批准而未经批准生产、进口，或者依照本法必须检验而未经检验即销售的。③变质的。④被污染的。⑤使用依照《药品管理法》必须取得批准文号而未取得批准文号的原料药生产的。⑥所标明的适应证或者功能主治超出规定范围的。

38. 按劣药论处的 6 种情形分别是什么？

按劣药论处的 6 种情形是指：①未标明有效期或者更改有效期的。②不注明或者更改生产批号的。③超过有效期的。④直接接触药品的包装材料和容器未经批准的。⑤擅自添加着色剂、防腐剂、香料、矫味剂及辅料的。⑥其他不符合药品标准规定的。

39. 药品监督管理部门进行药品监督检查的范围有哪 4 个方面？

药品监督管理部门进行监督检查的范围主要有 4 个方面：①对报经药品监督管理部门审批的药品研制的监督。②对药品生产活动的监督。③对药品经营活动的监督。④对医疗机构使用药品的监督。药品监督管理部门在行使监督检查职权时，必须按照法律和行政法规规定的内容进行，不得超出法律、法规的规定任意扩大监督检查的内容。

40.《药品管理法》规定的法律责任主要有哪些？

（1）未取得"药品生产许可证"、"药品经营许可证"或者"医疗机构制剂许可证"生产药品、经营药品的应当承担的法律责任。

（2）生产、销售假劣药的应当承担的法律责任，包括行政处罚、刑事责任。

（3）生产、销售假药及生产、销售劣药情节严重的单位及直接负责的主管人员和其他直接责任人员应当承担的法律责任。

（4）为假劣药品提供运输、保管、仓储等便利条件的应当承担的法律责任。

（5）未按照规定实施 GMP、GSP、GLP、GCP 的单位应承担的法律责任。

（6）从无"药品生产许可证"的企业购进药品的单位应承担的法律责任。

（7）违反进口药品登记备案管理制度应当承担的法律责任。

（8）伪造、变造、买卖、出租、出借许可证或者药品批准证明文件的应承担的法律责任。

（9）骗取许可证或药品批准证明文件的单位或个人应承担的法律责任。

（10）医疗机构在市场上销售其配制的制剂应承担的法律责任。

（11）药品经营企业购销药品的记录不真实或者不完善，或没有依法销售药品、调配处方、销售中药材的应承担的法律责任。

（12）药品标识不符合法定要求的应当承担的法律责任。

（13）药品检验机构出具虚假检验报告应承担的法律责任。

（14）违反药品价格管理规定的应当承担的法律责任。

（15）在药品购销中暗中给予、收受回扣或者其他利益的单位或其代理人应承担的法律责任。

（16）在药品购销中收受财物或者其他利益的单位负责人或有关人员应承担的法律责任。

（17）违反有关药品广告管理规定应承担的法律责任。

(18) 不依法履行药品广告审查职责造成虚假广告的应承担的法律责任。

(19) 药品生产、经营企业及医疗机构违反药品管理法规定，给药品使用者造成损害的应承担的法律责任。

(20) 药品监督管理部门违法发给 GMP、GSP 认证证书、许可证、进口药品注册证、新药证书、药品批准文号的应承担的法律责任。

(21) 药品监督管理部门、药品检验机构或者其工作人员参与药品生产、经营活动的应承担的法律责任、行政责任：①责令改正。②有违法收入的予以没收。③依法给予行政处分。

(22) 药品监督管理部门、药品检验机构在药品监督检验中违法收取检验费用的应承担的法律责任。

(23) 辖区企业生产、销售假药、劣药，有失职、渎职行为的药品监督管理部门的主管人员和直接责任人员应承担的法律责任。

(24) 药品监督管理部门违法行政行为逾期不改正的应承担的法律责任。

(25) 药品监督管理人员滥用职权、徇私舞弊、玩忽职守应承担的法律责任。

41.《药品法实施条例》查封、扣押的行政强制有哪些规定？

(1) 各级药品监督管理部门依法采取行政强制措施的条件是必须有证据证明药品可能危害人体健康。

(2) 采取行政强制措施的对象是药品及其有关证据材料。

(3) 采取行政强制措施的种类限于查封、扣押。

(4) 实行政强制措施 7 天内（需要检验的自检验报告书发出起 15 天内）需要做出的行政处理决定有 3 种：立案；不立案并及时解除查封、扣押；立案并决定暂停销售使用。

(5) 只有国家食品药品监督管理局或省级（食品）药品监督管理局才能做出暂停销售、使用的决定。

42. 新药研究有哪些特点？

新药研究的特点是指：①具新颖性、创造性和实用性。②高风险、高投入的领域。③规范性与时限性非常强的领域。④极为重视真实性和可重复性的领域。⑤涉及多个学科，需要多学科协调配合。

43. 目前我国在新药研究中主要存在哪几方面的问题？

(1) 重复，包括产品重复、病种重复、技术方法重复；对药品的认识不足，包括对药品的含义、特点及自身的规律及相关的医药政策等。

(2) 研究的创新性不够，忽视新药产品的立项和产业化，对相关的知识产权保护意识不强，功利意识强烈，体现在研究的浮躁性、实验数据的真实性和产品的炒作性等方面。

(3) 新药审批的制度不尽完善，特别是在促进和提高新药研究中的导向性方面没有体现，同时新药研究的基地建设缺乏，造成没有立足于国内自主筛选新药的组织和机构。

44. 新药研究的重点主要是哪些？

(1) 从疾病的角度来看主要集中在常见病、多发病、疑难病和罕见病，如心脑血管病、肿瘤、病毒性肝炎、艾滋病、非典型性肺炎等，以及免疫功能、调节功能紊乱等。

(2) 研究的范围主要集中在手性对映体药物、生物制品、天然药物、模仿性新药等。

(3) 研究的技术手段主要集中在新技术与新方法（遗传工程技术、细胞工程技术、微生物发酵技术、微米与纳米技术、控释缓释与靶向技术等）、新剂型与新的给药系统。

(4) 最终产品的分类主要是处方药与非处方药。

45. 中药、天然药物注册分哪几类？

①未在国内上市销售的从中药、天然药物中提取的有效成分及其制剂。②未在国内上市销售的来源于植物、动物、矿物等药用物质制成的制剂。③中药材的代用品。④未在国内上市销售的中药材新的药用部位制成的制剂。⑤未在国内上市销售的从中药、天然药物中提取的有效部位制成的制剂。⑥未在国内上市销售的由中药、天然药物制成的复方制剂。⑦未在国内上市销售的由中药、天然药物制成的注射剂。⑧改变国内已上市销售药品给药途径的制剂。⑨改变国内已上市销售药品剂型的制剂。⑩改变国内已上市销售药品工艺的制剂。⑪已有国家标准的中成药和天然药物制剂。

46. 化学药品注册分哪几类？

(1) 未在国内外上市销售的药品：①通过合成或者半合成的方法制得的原料药及其制剂。②天然物质中提取或者通过发酵提取的新的有效单体及其制剂。③用拆分或者合成等方法制得的已知药物中的光学异构体及其制剂。④由已上市销售的多组分药物制备为较少组分的药物。⑤新的复方制剂。

(2) 改变给药途径且尚未在国内外上市销售的制剂。

(3) 已在国外上市销售但尚未在国内上市销售的药品：①已在国外上市销售的原料药及其制剂。②已在国外上市销售的复方制剂。③改变给药途径并已在国外上市销售的制剂。

(4) 改变已上市销售盐类药物的酸根、碱基（或者金属元素），但不改变其药理作用的原料药及其制剂。

(5) 改变国内已上市销售药品的剂型，但不改变给药途径的制剂。

(6) 已有国家药品标准的原料药或者制剂。

47. 研究新药品种的选择应从哪些方面考虑？

一般来说研究新药品种的选择应从 4 个方面考虑：①市场前景好，在疗效、安全性或使用方法及用药覆盖面等方面有独到之处，并具备开发前景。②所用原料及化学试剂国内均自给，临床用药剂量小，提取、合成技术水平高。③专利或行政保护即将到期，或是未在我国申请专利保护，不侵犯知识产权。④适合企业产品结构、能够形成系列产品结构，为形成系列产品发挥合力。

48. 新药技术转让的规定主要有哪些？

（1）取消原新药技术转让资格的审批，无需先行申请新药证书副本。

（2）新药技术转让按药品补充申请的办理，由新药证书持有者与受让方共同向受让方所在地省级药监局申请。

（3）受让方所在地省级药监局需要进行现场考察和抽样。

（4）国家药监局进行全面审评。

（5）监测期内的药品，不得进行技术转让。通知药品检验所进行检验。

（6）限制多家转让：持有新药证书但尚未取得药品批准文号的，可转让一次；已取得药品批准文号的转让者，应同时申请注销原批准文号；首次转让不能实施生产的，可再转让一次，但要注销原受让方的药品批准文号。

49. 药品生产的特点是什么？

药品生产的特点：机械化、自动化程度要求高；原料及辅料品种多、消耗量大；卫生要求严格、规范；产品有严格的质量基线要求。

50. 中药生产企业有何特点？

中药生产企业的特点是既具有传统中药生产的特色又采用高科技手段，生产技术复杂、质量要求严格、管理规范，产品规格多、更新换代快，生产设备趋向密闭、自动、高效，生产环境卫生、清洁、净化程度高。

51. 美国药品生产管理有何主要特点？

美国食品药品管理局（FDA）执法的公正性、严肃性和权威性得到了世界各国的普遍认同，美国药品生产管理的特点主要表现在：

（1）生产基础雄厚：自 20 世纪 40 年代以来，美国的制药工业积累了雄厚的物质基础。

（2）严格的管理原则：主要体现在有明确的管理目标，即按照需要的数量、需要的质量，在恰当的时间内，用最好的和最便宜的方法把产品生产出来，以便求得最高的生产效益。

（3）以诚信求发展：美国是商品经济高度发达的国家，全社会普遍讲求诚信的氛围以及相关法律法规的严肃性和严格性，这种管理观念使药品生产企业产生足够的确保药品质量的外在压力和内在动力；长期而激烈的市场竞争、不断完善和规范化的法律法规以及管理手段与措施使诚信成为企业谋求生存与发展的重要条件。

52. 我国药品生产行业目前存在的主要问题有哪些？

尽管我国药品生产企业近年来发展取得了显著成效，但与制药发达国家相比，在生产装备水平、人员素质、产品种类与产品结构、市场集中度、创新能力、生产能力及其利用率等多方面还存在较大的差距。这些差距在资金、人员、物质基础等方面构成了保证和提高药品质量的障碍，制约着药品生产管理水平的进一步改进与提高。

53. 我国药品生产行业发展趋势是什么？

根据我国药品生产行业的现状，主要有以下两方面：

（1）医药市场融入国际市场：药品生产企业要想在激烈的国际竞争中求得生存和发展，就必须首先遵循有关的国际竞争规则。因此，我国药品生产管理的发展趋势将是各项规则与国际规则及惯例完全接轨。这种接轨的真正实现需要一定的人员素质、装备水平、经济实力等多方面的基础和条件。

（2）确定医药产品发展重点与结构调整：①注重发展优势原料药。我国是原料药生产大国，同时也是出口大国，在世界化学原料药市场占有一定的份额。据有关资料表明，我国生产出口的原料药有60多种在国际市场上有较强的竞争力。因此应积极推进化学原料的出口，特别是高附加值产品出口。②注重发展生物技术。在21世纪，现代生物技术同信息技术、新材料技术一样，对药品生产企业的发展将产生较重大影响。目前我国在生物技术方面与发达国家的差距较小，因此，通过采用先进适用的生物技术对化学、中药、生化制药进行改造，促进产品升级，努力使我国生物工程药物技术达到国际先进水平。③推进中药产业现代化。目前我国中药产品在国内医药市场中占有较大份额，同时国际市场上对天然药物需求量越来越大，为中药进入国际市场提供了依据。美国PDA的新规定中，已不再要求中草药产品是已知结构的单体纯品，可以是成分固定、疗效稳定的混合物，这为中草药进入国际市场提供了有利条件。

54. 我国药品生产质量管理有哪些特点？

我国药品生产质量管理的特点：质量第一，预防为主；企业内部管理与外部监督相结合；执行强制性的质量标准；实行规范化的生产模式。

55. GMP与ISO9000族标准有何区别与联系？

（1）相同点：GMP与ISO9000的目的都是保证产品质量，确保产品质量达到一定要求；都是通过采用控制影响产品质量因素的模式，从事后把关变为事前控制，变管结果为管因素，都是对生产和质量管理的基本要求，而且标准是随着科学技术和生产的发展而不断发展和完善的，它们具有以下共性。①目标、方法相同：GMP与ISO9000族标准的核心目标都是保证产品质量，确保产品质量持续、稳定地符合一定的要求；两者都采取控制要素的方法实现对产品质量的控制，都要求影响质量的全部因素始终处于受控状态。②理论基础、特征相同：两者都认为产品质量形成于产品的全过程，所以都要求质量体系贯穿于产品质量形成的全过程，且两者均与全面质量管理（TQC）密切相关；强调"预防为主"；都强调质量及质量管理应持续改进，不断修订和完善相应的质量标准和要求。

（2）不同点：①性质不同。绝大多数国家或地区的GMP都具有法律效应，强制企业实行；而ISO9000族标准则是推荐性的技术标准，不具有强制企业实行的效力。但随着竞争的不断加剧，ISO9000族标准也可能演变成国家或地区的强制性标准。②适用范围不同。ISO9000族标准适用于各类产品和各行各业，不是专门为某一具体的工业行业或经济部门制定的，具有较强的通用性，可以说它是公司之间商务活动的证明书；而GMP是制药企业的专用标准（尽管食品、化妆品等可以参照），因此对药品生产过程中的质量管理和质量保证的指导具有较强的针对性、专用性和可操作性。

（3）联系：从国内外质量认证的总体情况来看，绝大多数产品的生产企业均采用ISO9000族标准作为质量认证和注册的依据，但国际上对药品质量的认证却依然采用生产企业GMP作为认证的标准和依据。然而，这绝不表明GMP与ISO9000族标准是相对立、互不相容的。实际上，实施GMP和执行ISO9000族标准是相辅相成的，很多既通过了GMP认证又通过了ISO9000认证的企业或产品就是很好的证明。

应该强调的是，药品生产企业不论是实施GMP还是同时执行ISO9000族标准，都应以全面质量管理（TQC）为核心。全面质量管理是当今世界质量管理最基本的并具有丰富内涵的理论。它的思想、原理和方法对各国质量管理的理论研究和实际应用的指导价值已得到充分的证实。

无论是GMP还是ISO9000都是以标准为基础的质量管理，它们的基本活动是按标准的要求建立质量体系，进而对质量体系实施控制，使复杂的体系按标准化的要求进行操作，并确保过程的受控状态，使体系持续有效地运行。当今世界，顾客对质量的期望越来越高，企业只有坚持不断的质量改进和创新，才能持续地满足或激发顾客的需要，才能在竞争中求得发展。可以说GMP和ISO9000是企业生存的要求，而TQC则是企业发展的动力。

我国药品生产企业（车间）质量体系认证，根据国际药品贸易认可的通用惯例采用GMP，采用GB/T19000—ISO9000系列标准。这种规定只是进一步明确药品生产企业（车间）的质量体系认证标准，并不表明，GMP与ISO9000系列标准是水火不相容的。实际上，无论是对GMP条款的修订还是药品生产企业对 GMP 的具体实施，完全可以、也应该参照 ISO9000 标准系列，以推动 GMP 不断发展和完善。

56. 药品经营有何特点？

药品是特殊商品，药品经营除具有一般商品经营的共性外，还有其自身的特点，主要体现在以下几方面：①经营责任大、质量要求严。②药品品种、规格、批次多。③对人员和销售机构的要求高。④药品定价和价格控制难度大。

57. 药品生命周期怎样分析？

药品生命周期与其他商品一样被分为四个主要阶段，各有明显的特征并直接影响着企业经营决策的制定，下面作简要分析。

（1）投入阶段：此阶段应首先考虑的是如何使医院业务负责人、医师、药房、药事管理委员会成员了解认识该新药，如何说服医师使用此药品。其次，销售额增长比较慢。第三，产品成本、销售成本和价格较高。第四，几乎没有竞争对手。第五，根据各国药事法规规定，新药上市后一定时期内将受到严格的监督，这一阶段可能较短也可能较长。

（2）成长阶段：这一阶段药品的销售量会上升，生产成本、销售成本下降，利润上升快，可能出现竞争对手急剧增加的局面。这个阶段的企业的营销对策有多种方式，如降价、加大宣传力度、采用选择刺激销售法等。

（3）成熟阶段：这一阶段，药品的销售比较稳定，但同类产品不断打入市场，竞争异常激烈。这一阶段中稳定和争取大买主是销售工作的重点，在促销活动方面可更多地采用学术杂志上登广告和直接邮寄资料等，医药代表的作用已不那么明显。这阶段的销售工作可以再细分市场，向不同专长的医师传递专门信息，以及尽量稳定已占有的市场。

（4）衰退阶段：这一阶段药品的销售呈现下降趋势。导致一种类型药品销售下降的原因有多种，其中大多与该药品的疗效不如其他药品好有关。如果下降的主要原因是由一种新药的开发所导致，则下降速度比较迅速。这一阶段的宣传可能又回到首要需求刺激法，但效果可能只有一半，有的竞争对手将退出市场，留出了潜在的销售机会。这阶段因为许多经济因素已消失，因而利润也较少。

每一类药品的生命周期既不相同也无法预测。有些药品生命周期会昙花一现，非常之快，而有的则可保持十几年或几十年不衰，而且每一类药品寿命周期的各阶段也不相同，如果药品经营的策略科学合理，药品的成熟期则会延长。

58. 药品经营企业有哪 4 种类型？

（1）药品生产企业有自己的销售体系。在财务和组织上受企业控制，即在法律上和经济上并不独立，按照国家有关规定只能经销本企业生产的药品，不得销售其他企业的药品,不得从事药品批发业务。

(2) 独立的销售系统。具有独立法人资格的经济组织,它们在法律上和经济上都是独立的。必须首先以自己的资金购买药品,取得药品的所有权,然后才能出售。医药批发公司和社会药房便是这种机构。

(3) 没有独立法人资格,它们以自己的资金购买药品,取得药品的所有权,然后凭医师处方分发出售给患者。在经济上由医疗机构统一管理的医疗机构药房。例如医院药房、初级医疗卫生保健机构的药房或调配室。

(4) 受企业约束的销售系统,它们在法律上是独立的,但经济上通过合同形式受企业约束,如医药代理商。

59. 药品销售渠道有哪几种最基本的组成形式?

药品从生产企业到消费者,药品销售渠道最基本的组成有两种形式,即直接销售和间接销售。

(1) 直接销售:一般是指药品生产企业不通过流通渠道的中间环节直接销售给消费者——患者。按照药事法规的规定可以直接销售的药品仅限于该企业生产的非处方药,其主要形式是通过企业自行销售非处方药。另一种形式,是在城乡集贸市场上农民可以直接销售自采自种的中药材。通过直接销售形式销售的药品数量很少。

(2) 间接销售:一般是指药品生产企业通过流通领域的中间环节即药品批发商和零售商,把药品销售给消费者即患者。这种间接销售药品的销售形式是国内外普遍采用的。

60. 药品批发企业有何作用?

(1) 减少药品销售交易频率。如果生产企业直接将药品售予零售商,其交易次数大大高于通过批发企业再售予零售商的交易次数。因为每一次交易都有费用及一系列活动,减少交易次数就可减少费用和人力物力的投入,并可减少差错发生率。由此可见通过药品批发企业销售药品所产生的经济效益。

(2) 有利于药品集中与分散。在药品批发的过程中,从各生产企业调集各种药品,又按照需要的品种、数量分散给药房,担任着繁重的集散各地各种药品的任务,起着调节供应的蓄水池作用。它们为药品生产企业服务,大批量购进药品,减少生产企业的库存。同时也为社会药房、医疗机构药房服务,使它们能就近、及时买到药品,并减少了药房库存费用。

现代化药品批发企业均应用计算机信息管理系统,与购货的药房建立信息网络体系,提供自动化订货服务,一方面使药房节约了很多费用,还为药房提供多种服务,同时改善药房的经营条件和方式。今天的药品批发企业与药房之间,已不是以前那种传统的买卖关系,而越来越明显地以服务促销售,以促进药房发展使价值增值。

61. 日本的零售药房怎样按照能否销售处方药分类？

日本的零售药房按照能否销售处方药分类可分为：①药局，可销售处方药和非处方药，可调配处方，必须配备执业药师。②一般销售业药店，可以销售处方药和非处方药，不能调配处方，必须配备执业药师。③药品商药店，只能销售非处方药，可以不配备执业药师，但需配备经都道府县培训、认可的药学技术人员。④配制销售药商，只能销售经批准的部分非处方药，不要求固定的营业场所及执业药师。⑤特例销售药商，指经批准在车站、商店开设销售经批准的部分非处方药的柜台。⑥保险药局，与药局要求相同，主要任务是调配医疗保险可报销药的处方，执业药师人数多。

62. 零售药房特征是什么？

①具有企业属性：零售药房是为社会提供药品，为盈利而进行自主经营的法人资格的经济组织。②数量多、分布广：目前我国的药品零售经营企业约有13万家，美国有调配处方的社会药房5万多家，日本的药局及各类持许可证可销售药品的店共10万家左右。③经营多种商品：与医院药房相比，除处方药、非处方药外，还销售保健用品。

63. GSP论证对人员与培训有哪些要求？

（1）对药品批发和零售连锁企业负责人、质量管理机构负责人和质量检验部门的负责人，应有专业技术职称或执业资格。

（2）要求是执业药师的岗位有企业负责人、药品检验部门的负责人。要求经过专业培训、考试合格持证上岗的人员是质量管理和检验工作的人员，从事验收、养护、计量、保管等工作的人员。

（3）每年企业应对直接接触药品的人员进行健康检查，并建立健康档案。如发现患有精神病、传染病或者其他可能污染药品疾病的患者，应调离岗位。

64. GSP有何标准类文件？

①业务经营的规定。②首次经营品种的质量审核办法。③药品入库验收、在库养护、出库复核程序。④顾客投诉处理程序。⑤不合格药品处理程序。⑥企业自检程序及人员培训操作程序。⑦各级人员质量责任及有关经营质量管理各项制度。

65. GSP有何记录类文件？

①药品经营审批表。②药品质量验收记录。③药品拒收报告单。④药品入库验收登记表。⑤有效期、使用期药品催销表。⑥库房温、湿度记录表。⑦库存药品养护检查记录。⑧药品出库复核记录。⑨销货退回药品台账等。

66. 国内外药品包装占药品价值的比例大约是多少？

在发达国家，医药包装占药品价值的15%～25%，有的高达30%，而在我国尚不足8%～9%。

67. 包装、标签使用文字的限定要求是哪些？

包装、标签使用文字的限定可印刷在包装标签的左上角。

(1) 凡在中国境内销售和使用的药品，包装、标签所用文字必须以中文为主并使用国家语言文字工作委员会公布的现行规范文字。民族药可增加其民族文字。

(2) 企业根据需要，在其药品包装上可使用条形码和外文对照；获我国专利的产品，亦可标注专利标记和专利号，并标明专利许可的种类。

68. 包装标签有效期怎么表示？

包装标签有效期的表达方法，按年月顺序。一般表达可用有效期至某年某月，或只用数字表示。如有效期至 2001 年 10 月，或表达为有效期至 2001.10、2001/10、2001－10 等形式。年份要用四位数字表示，1 至 9 月份数字前须加 0 以两位数表示月份。

69. 药品包装标签的总体要求有哪些？

(1) 药品包装必须按照规定印有或者贴有标签并附有说明书。药品包装、标签及说明书必须按照国家食品药品监督管理局规定的要求印制，其文字及图案不得加入任何未经审批同意的内容。

(2) 提供药品信息的标志及文字说明，字迹应清晰易辨，标示清楚醒目，不得有印字脱落或粘贴不牢等现象，并不得用粘贴、剪切的方式进行修改或补充。

(3) 同一企业，同一药品的相同规格品种（指药品规格和包装规格两种），其包装、标签的格式及颜色必须一致，不得使用不同的商标。同一企业的相同品种如有不同规格，其最小销售单元的包装、标签应有明显区别或规格项应有明显标注。

(4) 药品的最小销售单元，系指直接供上市药品的最小包装。每个最小销售单元的包装必须按照规定印有或贴有标签并附有说明书。

(5) 药品包装内不得夹带任何未经批准的介绍或宣传产品、企业的文字、音像及其他资料。

70. 药品广告有哪些功能？

药品广告能提供药品信息，开展公平竞争，保持或扩大市场占有率，建立药品品牌形象，引导消费者，提高人们的医疗水平和保健水平。

71. 由省级政府部门定价的药品有哪些？

(1)《医保目录》的乙类药品，包括当地调剂进入乙类的药品，但不包括已列入国家计委定价目录的乙类药品和当地从乙类目录中调剂出去的药品。

(2)《医保目录》中规定的民族药品。

(3) 中药饮片，不包括《医保目录》中规定不允许报销的部分。

（4）医院自配制剂。
（5）纳入地方计划供应的预防免疫药品。

72. 由国家计委定价的药品有哪些？
（1）列入《国家基本医疗保险药品目录》（以下简称《医保目录》）的甲类药品。
（2）生产经营具有垄断性的药品，如专利药品（指处在专利或行政保护期内的药品）和一、二类新药；按国家指令性计划生产供应的麻醉药品（包括按麻醉药品管理的药品）和一类精神药品；按国家指令性计划生产、由国家统一收购的避孕药具；计划免疫药品。

73. 政府定价有什么原则？
实行政府定价、政府指导价的药品，政府价格主管部门除依据《中华人民共和国价格法》规定的公平、合理和诚实信用的基本原则外，还应依据《药品管理法》规定的社会平均成本为依据，反映市场供求状况，考虑社会承受能力等。

74. 药剂科的性质是什么？
药剂科的性质是事业性机构，专业技术性，综合管理性。

75. 调剂活动可分为哪 6 个步骤？
（1）收方：从患者或病房护理人员处接受处方或药品请领单。
（2）检查处方：主要检查处方书写是否正确或合理。
（3）调配处方：严格按照处方的内容进行调配。
（4）包装贴标签：包装袋和药瓶标签上应标示患者的姓名、药品名称、用法、用量等。
（5）复核处方：仔细查对所取的药品与处方药品是否一致，防止差错。
（6）发药：发药时应对患者做解释、交代清楚用药方法。

76. 简述药品三级管理的主要内容。
一级管理药品：麻醉药品和毒性药品的原料药，要求处方单独存放、每日清点，做到账物相符。
二级管理药品：精神药品、贵重药品、自费药品，要求专柜存放、专账记录，贵重药品每日清点，精神药品定期清点。
三级管理药品：普通药品，实行"金额管理，季度盘点，以存定销"的管理方法。普通药品管理中要特别做好危险性药品和化学试剂的管理。

77. 不能纳入基本医疗保险用药范围的药品有几类？
不能纳入基本医疗保险用药范围的药品有：①主要起营养滋补作用的药品。②部分可以入药的动物及动物脏器，干（水）果类。③用中药材和中药饮片泡制的各类酒制剂。④各类药品中的果味制剂、口服泡腾剂。⑤血液制品、蛋白类制品（特殊适应证与急救、抢救除外）。⑥劳动保障部规定基本医疗保险基金不予支付的其他药品。

78. 医疗用毒性药品的有哪些品种？

（1）毒性中药品种：砒石（红砒、白砒）、砒霜、生川乌、红升丹、生马钱子、生甘遂、生草乌、雄黄、红娘虫、生白附子、生附子、水银、生巴豆、白降丹、生千金子；生半夏、斑蝥、青娘虫、洋金花、生天仙子、生南星、红粉、生藤黄、蟾酥、雪上一枝蒿、生狼毒、轻粉、闹羊花。

（2）毒性西药品种：去乙酰毛花苷丙、阿托品、洋地黄毒苷、氢溴酸后马托品、三氧化二砷、毛果芸香碱、升汞、水杨酸毒扁豆碱、亚砷酸钾、氢溴酸东莨菪碱、士的宁。

79. 中药现代化发展的战略目标是什么？

（1）构筑国家现代化中药创新体系：到2010年，形成中药现代化基础研究、应用开发及支撑条件平台，重点支持2~3家重点实验室。10个中药研究开发中心，20个中药国家工程和技术研究中心及10个中药产业基地的建设。

（2）制定和完善现代中药标准和规范，运用先进的科技手段，加强中药质量控制技术的研究，建立和完善中药种植（养殖）、研究开发、生产、销售的标准和规范，保证中药产品安全有效、质量可控。到2010年，建立和完善500种常用中药材、500种常用中药饮片（包括相应配方颗粒）的现代质量标准；完成国家基本用药目录和传统中成药的工艺条件优选评价和质量控制手段的提高工作；完成200种中药化学对照品研究。

（3）开发出一批疗效确切的中药新产品：到2010年，开发出100个中药新产品，完成100个传统中成药的二次开发，完成现有国家中成药标准品种整理、提高工作；扩大高附加值、高科技含量中药产品的出口份额，争取2~3个中药品种进入国际医药主流市场。

（4）形成具有市场竞争优势的现代中药产业：重点扶持一批拥有自主知识产权，具有国际竞争力的大型企业或跨国集团。到2010年，推动形成约5个年销售额50亿元以上、10个年销售额30亿元以上的大型企业集团，大幅度提高中药产品的国际市场份额。

自测试题一 （附参考答案）

一、选择题

【A型题】

1. 药事是指
    A. 国家、政府部门及药事组织依法对药事活动
    B. 保证公民用药安全、有效、经济、合理、方便、及时
    C. 与药品的安全、有效、经济、合理、方便、及时

使用相关的活动　　D. 药事组织依法对药事活动施行的必要管理施行的必要管理　　E. 国家及政府部门依法对药事活动施行的必要管理

2. 执业药师管理的目的是

　　A. 只有通过法律对执业药师的资格、执业行为等严格管制，才能保证药学技术人员的药学专业素质、道德和法律素质，保证执业行为规范　　B. 促进建立与执业药师管理政策一致的新的经营质量管理制度和管理模式　　C. 具备规定的药学专业素质、执业道德、法律意识和执业行为方式的执业药师可以最大限度保证所提供的药品和药学服务的质量，从而保障公众的用药安全、有效　　D. 提高执业药师的法律、社会、经济地位　　E. 保证所提供的药品和药学服务的质量，从而保障公众的用药安全、有效

3. 执业药师管理的必要性是

　　A. 具备规定的药学专业素质、执业道德、法律意识和执业行为方式的执业药师可以最大限度地保证所提供的药品和药学服务的质量，从而保障公众的用药安全、有效　　B. 保证所提供的药品和药学服务的质量，从而保障公众的用药安全、有效　　C. 只有通过法律对执业药师的资格、执业行为等严格管制，才能保证药学技术人员的药学专业素质、道德和法律素质，保证执业行为规范　　D. 提高执业药师的法律、社会、经济地位　　E. 促进建立与执业药师管理政策一致的新的经营质量管理制度和管理模式

4. 负责对医疗机构（零售药店）的定点资格进行审查的是

　　A. 统筹地区药品监督管理部门　　B. 统筹地区卫生行政部门　　C. 统筹地区劳动和社会保障部门　　D. 省级药品监督管理部门　　E. 统筹地区药品价格管理部门

5. 《国家基本医疗保险药品目录》中，以"基本医疗保险基金不予支付"的方式列出药品目录的是

　　A. 中药材　　B. 血液制品　　C. 中药饮片　　D. 中成药　　E. 西药

6. 《国家基本医疗保险药品目录》中的"甲类目录"是

　　A. 由国家统一制定，各地可以部分调整　　B. 由国家统一制定，各地不得调整　　C. 由各省、自治区、直辖市制定，经国家核准　　D. 由各省、自治区、直辖市分别制定　　E. 各地参照国家制定的参考目录，增减的品种数不得超过总数的15%

7. 《城镇职工基本医疗保险定点零售药店管理暂行办法》规定，定点零售药店对外配处方要

　　A. 与药品分类管理的处方药合并管理　　B. 加强管理、统一核算　　C. 分别管理、统一记账　　D. 分别管理、单独建账　　E. 分别管理、统一核算

8. 国务院决定在全国范围内进行城镇职工基本医疗保险制度改革的目的是

　　A. 建立药品分类管理制度，保障人民用药安全有效　　B. 加快医疗保险制度改革，保障职工基本医疗　　C. 保障职工医疗用药　　D. 加强和规范城镇职工基

本医疗保险定点医疗机构管理　　E. 加强和规范城镇职工基本医疗保险定点零售药店管理

9. 负责在取得定点资格的医疗机构（零售药店）中确定定点医疗机构（零售药店）的是

A. 参保人员　　B. 统筹地区劳动和社会保障部门　　C. 统筹地区社会保险经办机构　　D. 统筹地区药品监督管理部门　　E. 统筹地区卫生行政部门

10. 目前我国主管全国药品监督管理工作的机关是

A. 国家医药管理局　　B. 国家食品药品监督管理局　　C. 国家药品监督局　　D. 国家药品管理局　　E. 全国药品监督管理局

【B型题】

问题 1～5

A. 药品监督管理部门的职能　　B. 工商行政管理部门的职能　　C. 国防科工委，环境保护部门的职能　　D. 劳动与社会保障部门的职能　　E. 公安部门的职能

1. 对药品广告进行监督查处是
2. 依法参与特殊管理药品的管理，同时对触犯刑法者依法追究刑事责任的是
3. 对医疗保险用药品种、给付标准、定点零售药店进行相应必要的行政管理是
4. 对药品、药事组织、执业药师进行必要的行政管理以保证药品质量和公民用药安全、有效是
5. 确定国家基本药物目录是

问题 6～8

A. 执业药师注册资格认证　　B. 执业药师注册管理　　C. 执业药师继续教育管理　　D. 执业药师监督查处　　E. 执业药师考试管理

6. 对药学技术人员执业的合法性、执业药师的行为、相关药事组织的责任等进行的监督管理并依法进行处罚属
7. 属于事前管理，包括执业登记注册和颁发"执业药师注册证"的是
8. 又称执业药师资格认证，包括资格认定、资格考试及颁发"执业药师资格证书"

问题 9～13

A. 国家食品药品监督管理局　　B. 国家食品药品监督管理局注册司　　C. 国家食品药品监督管理局药品审评中心　　D. 国家药典委员会　　E. 中国药品生物制品检定所

9. 负责药品质量标准复核工作的部门是
10. 具体负责药品注册管理的业务部门是
11. 我国法定的药品注册管理机构是
12. 对药品注册申请进行技术审评工作的是
13. 负责国家药品标准的制定工作的是

问题 14~18

A. 我国实施药品分类管理的指导思想　　B. 我国实施药品分类管理的目标
C. 我国实施药品分类管理的基本原则　　D. 我国遴选非处方药的指导思想
E. 我国遴选非处方药的原则

14. 应用安全、疗效确切、质量稳定、应用方便是
15. 安全有效、慎重从严、结合国情、中西并重是
16. 从保证人民用药安全、有效和提高药品监督管理水平出发，建立符合国情的科学、合理的管理思路是
17. 积极稳妥、分步实施、注重实效、不断完善，加强处方药的监督管理，规范非处方药的监督管理是
18. 2000年起，初步建立起分类管理制度和与其相适应的新的药品监督管理法律体系，若干年后建立比较完善的分类管理制度

问题 19~23

A. 参保人员持定点医疗机构处方，在定点零售药店购药的行为　　B. 经统筹地区劳动保障行政部门审查，并经过社会保险经办机构确定的，为城镇职工基本医疗保险参保人员提供处方外配服务的零售药店　　C. 定点医疗机构医师开具，有医师签名和定点医疗机构盖章　　D. 分别管理，单独建账　　E. 劳动保障行政部门及药品监督管理部门、物价、医药行业主管部门的监督检查

19. 定点零售药店是指
20. 外配处方必须由
21. 处方外配是指
22. 定点零售药店的处方外配服务和管理必须接受
23. 定点零售药店外配处方管理工作要实行

【X型题】

1. 宏观药事管理的内容包括
   A. 药品监督管理　　B. 基本药物管理　　C. 药品研发、生产质量管理
   D. 药品经营、药学服务质量管理　　E. 医疗保险用药销售管理
2. 微观药事管理的内容包括
   A. 药品监督管理　　B. 基本药物管理　　C. 药品储备管理　　D. 药品价格管理　　E. 医疗保险用药与定点药店管理
3. 国家基本药物的来源是
   A. 国家药品标准收载的品种　　B. 上市的新药　　C. 地方标准再评价后的品种
   D. 国家批准进口的药品　　E. 试生产的新药
4. 国家基本药物的遴选原则是
   A. 临床必需　　B. 安全有效　　C. 价格合理　　D. 使用方便　　E. 中西药并重
5. 药品注册管理的内容包括

A. 药品名称　　B. 药品包装、标签、说明书的内容　　C. 药品包装　　D. 药品　　E. 药品价格

6. 关于药品通用名的说法正确的是

A. 药品通用名是药品的法定名称　　B. 药品通用名是列入国家药品标准的药品名称　　C. 药品通用名应当符合国家药品监督管理局的规定并经国家药品监督管理局批准方可使用　　D. 已经作为药品通用名称的，该名称不得作为药品商标使用　　E. 药品商标应当经国家药品监督管理局批准方可使用，受法律保护

7. 特殊管理药品包括

A. 戒毒药品　　B. 麻醉药品　　C. 精神药品　　D. 放射性药品　　E. 医疗用毒性药品

8. 非处方药管理的一般内容包括

A. 登记管理：已经获得批准文号的药品必须经过药品监督管理部门的安全性审查和非处方药登记，才成为合法的非处方药　　B. 包装、标签、说明书管理　　C. 广告宣传管理　　D. 流通、使用管理　　E. 生产管理

9. 我国执业药师管理的内容包括

A. 执业药师资格认证管理　　B. 执业药师注册管理　　C. 执业药师继续教育管理　　D. 执业药师执业行为管理　　E. 执业药师发展管理

10. 药品价格管理的原则有

A. 市场调节价药品依据社会平均成本、市场供求状况和社会承受能力合理制定和调整价格　　B. 政府定价、政府指导价药品任何单位不得擅自提价　　C. 政府定价、政府指导价药品按照公平合理、诚实信用的原则制定价格　　D. 药品生产企业应当依法向政府价格主管部门如实提供药品的生产经营成本　　E. 药品生产、经营企业和医疗机构应当制定和标明药品零售价格，应当依法向政府价格主管部门提供其药品的实际购销价格和购销数量等资料

11. 定点零售药店审查和确定的原则是

A. 保证基本医疗保险用药的品种和质量　　B. 引入竞争机制　　C. 合理控制药学服务成本　　D. 方便参保人员就医后购药和便于管理　　E. 符合区域卫生规划

12. 城乡集贸市场可以出售

A. 中药材　　B. 中成药　　C. 化学药品　　D. 医院制剂　　E. 持有零售企业《药品经营许可证》的药品

13. 下列哪几种情况按假药处理

A. 以非药品冒充药品或他种药品冒充此种药品的　　B. 必须检验而未经检验即销售的　　C. 擅自生产中药品种的　　D. 药品所含成分与国家药品标准规定的成分不符的　　E. 变质的

14. 药品检验机构出具虚假报告的有关处罚包括

A. 构成犯罪的，依法追究刑事责任　　B. 不构成犯罪的，责令改正，给予警

告，对单位并处3万至5万元的罚款　　C. 对直接负责的主管人员和其他责任人员依法给予降级、撤职、开除处分，并处3万元以下的罚款　　D. 有违法所得的，没收违法所得　　E. 情节严重的，撤销其检验资格，药检所出具的检验结果不实，造成损失的，应当承担相应的赔偿责任

15. 药品生产、经营企业、药物非临床研究机构、药物临床试验机构未按规定实施质量管理规范认证的有关处罚包括

A. 给予警告　　B. 责令限期改正　　C. 没收违法所得　　D. 逾期不改的，责令停产、停业整顿，并处5000至20000元罚款　　E. 情节严重的，吊销"药品生产许可证"、"药品经营许可证"和药物临床试验机构的资格

二、是非判断题

1. 药事管理的目标是通过检验来实现保证药品质量和人体用药的安全、有效、合理。（　　）
2. 药事管理具有科学属性，其本质是一种"过程质量控制"的专业技术管理。（　　）
3. 我国高等药学教育开设药事管理学课程始于20世纪40年代。（　　）
4. 药事管理研究有规范性、结合性、开放性、实用性等特征。（　　）
5. 执业药师资格考试以四年为一个周期，参考人员须在连续两个考试年度内通过全部科目的考试。（　　）
6. "药品生产许可证"和"药品经营许可证"有效期为5年。（　　）
7. 按《药品法》规定城乡集市贸易市场可以出售中成药和中药材。（　　）
8. 生产中药饮片须按照药品标准及省、自治区、直辖市人民政府药品监督管理部门制定的炮制规范炮制。（　　）
9. 生产药品所需的原料、辅料、直接接触药品的包装材料和容器必须符合药用要求。（　　）
10. 《药品法》规定医疗机构制剂应是本单位临床需要而市场上保证供应的品种。（　　）

三、填空题

1. 药事活动包括药物研究、药品生产、药品经营、_____、药品价格、药品广告、药品使用、_____、药学教育、药品专利等内容。
2. 我国最早由政府颁布为国家法定药品标准是_____。
3. 药事管理的特征主要表现为_____、政策性、_____、综合性。
4. 世界上有三种类型的药典分为_____、国际性药典、_____。
5. 国家基本药物遴选原则"临床必需，_____，价格合理，_____，中西药并重"。
6. 非处方药的遴选原则是"_____，疗效确切，_____，应用方便"。
7. 《药品管理法》法律颁布实施的十六字方针"_____、有法必依、_____、违法必究"。

8. 法律适用范围是指在我国境内从事_____、生产、经营、使用和_____的单位或者个人。

9. 国家发展药品的宏观政策是指国家发展现代药和_____；保护野生药材资源，_____；鼓励研究和创制新药。

10. 一般普通药品的处方笺保持_____年；毒性药品、精神药品的处方笺保存2年；麻醉药品处方笺保存_____年备查。

11. 处方审查要点包括_____核对，用药方法复核，_____检查，药物相互作用评价。

12. 基本医疗保险费由用人单位和职工共同缴纳，用人单位缴费率是职工工资总额的_____%左右，职工缴费率为本人工资收入的_____%，基本医保基金由统筹基金和个人账户构成。

13. 麻醉药品注射剂每次不得超过_____天常用量，片剂、酊剂、糖浆剂等不得超过3天常用量，连续使用不得超过_____天，再次开处方必须至少间隔10天。按规定，晚期癌症患者持由科主任申请、院领导批准的特殊证明，允许超限量和连续使用麻醉性镇痛药。

四、名词解释题

1. 特殊管理的药品　2. 药品的有效性　3. 药品的安全性　4. 药品的稳定性　5. 药品的均一性　6. 药品质量监督管理　7. 抽查性检验　8. 复核性检验　9. 仲裁性检验　10. 检定性检验　11. ISO9000　12. 全面质量管理（TQC）

五、简答题

1. 药师应具备的一般准则有哪些？
2. 我国的药学道德规范有哪些？
3. 执业药师申请注册需要哪些条件？
4. 执业药师有哪些主要职责？
5. 国家药典委员会的主要职责是什么？
6. 药品具有哪些特殊性？

参考答案

一、选择题

【A型题】
1. C　2. E　3. C　4. C　5. C　6. B　7. D　8. B　9. C　10. B

【B型题】
1. B　2. E　3. D　4. A　5. A　6. D　7. B　8. C　9. E　10. B
11. A　12. C　13. D　14. E　15. D　16. A　17. C　18. B　19. B　20. C
21. A　22. E　23. D

§5 药事管理学基本知识问答及自测试题 / 215

【X 型题】
1. AB   2. CD   3. ABD   4. ABCDE   5. ABCD
6. ABD   7. BCDE   8. ABCD   9. ABCD   10. BDE
11. ABCD   12. AE   13. ABCDE   14. ABCDE   15. ABDE

二、是非判断题
1. ×   2. ×   3. ×   4. √   5. √   6. √   7. ×   8. √   9. √   10. ×

三、填空题
1. 药品检验　药品管理
2. 唐代　《新修本草》
3. 专业性　实践性
4. 国家药典　地区药典
5. 安全有效　使用方便
6. 应用安全　质量稳定
7. 有法可依　执法必严
8. 药品研制　监督管理
9. 传统药　鼓励培育中药材
10. 1　3
11. 药品名称　用药剂量
12. 6　2
13. 2　7

四、名词解释题

1. 特殊管理的药品是指按《药品管理法》第 35 条规定，国家对麻醉药品（narcotic drugs）、精神药品（psychotropic drugs）、医疗用毒性药品（medicine toxicdrugs）、放射性药品（radioactive drugs）实行特殊管理，这 4 类药品被称为特殊管理的药品。

2. 药品的有效性是指在规定的适应证、用法和用量的条件下，能满足预防、治疗、诊断人的疾病，有目的地调节生理功能的要求。

3. 药品的安全性是指按规定的适应证、用法、用量使用后，对人体生命安全的影响程度，与药品不良反应紧密相关。

4. 药品的稳定性是指在规定的条件下保持其有效性和安全性的能效性、安全性，但极易变质，不稳定，则至少不能作为商品药。稳定性是药品的重要特性。

5. 药品的均一性是指药品的每一单位产品都符合有效性、安全性的规定要求。

6. 药品质量监督管理是指对确定或达到药品质量的全部职能活动的监督管理，包括药品质量政策的制定，以及对药品从研制至使用全过程的质量保证和质量控制的组织、实施的监督管理。

7. 抽查性检验是指药品检验机构，根据药品监督管理计划定期或不定期地对生产、经营、试使用的药品进行抽查检验，重点检查需求量大、应用范围广、储存时间长、易混淆、易变质的药品及医疗单位制剂。

8. 复核性检验是对原检验结果的复核，目的是为了保证原检验数据和结果的可靠性和真实性。这种监督检验主要运用于药品注册审批、优质药品评价、新工艺鉴定等。

9. 仲裁性检验是公正判定、裁决有质量争议的药品，保护当事人的正当权益的检验。

10. 检定性检验是指一般由国家法律或药品监督管理部门规定，某些药品在销售前或进口时，必须经过指定的政府药品检验机构检验，合格的才准予销售或进口。这是一种强制性检验。

11. 一系列国际标准的集合，称之为 ISO9000 族标准。它总结了 20 世纪 80 年代以来国际许多国家质量管理的经验而制定，它指导企业选择和使用质量体系及要素，是建立企业质量体系及合同双方确定保证模式时的指导工具，是国际公认的质量保证基础，为企业建立质量体系、开展质量管理活动提供了规范化的依据。目前，世界上已有 100 多个国家和地区等同或等效采用 ISO9000 族标准。

12. 全面质量管理（TQC）是把专业技术、经济管理、数理统计和思想教育结合起来；建立起从产品的研究设计、生产制造、售后服务等全过程的质量管理体系，从而用最经济的手段，生产出用户满意的药品。其核心是以用户为中心，强调提高人员素质、工作质量、工序质量，以保证药品质量，达到全面提高企业素质，提高社会经济效益的目的。

五、简答题

1. 所有药师的共同行为准则形成药师职业道德准则，它是指导药师与患者和公众之间关系的准则。总体来说，药师的职业道德包括四个方面的基本内容。

（1）对患者和公众负责：药师必须将患者和公众的健康、安全放在首位，为患者提供最佳的药品和药学服务，同时尊重、关怀患者，保持患者的信任。

（2）对自己负责：药学科学技术不断发展要求药师应及时掌握最新的药学学科专业技术、知识和信息，并及时应用到药学实践中。

（3）对药学职业负责：药师应热爱药学职业，应以自己最大的能力和才智，维护和提高药学职业的荣誉。

（4）对其他卫生人员负责：应当强调的是药师应尊重同行及其他卫生专业人员的能力，善于与其交流，互相协作，共同为患者和公众提供最好的药学保健。

2. 我国药师遵循社会主义药学道德规范，具有中国特色的社会主义药学道德，继承和发扬了我国悠久的优良医药道德传统，对于指导药学各领域职业人员的实践活动，妥善处理与患者、同事、社会的关系，有着重要的意义；总体上与其他国家一致；我国的药学道德规范主要包括以下内容。

（1）遵守社会公德，爱祖国、爱人民、爱劳动、爱科学、爱社会主义。

（2）对工作、对事业认真负责，热爱本行业和本职工作，为公众和社会提供良好的药学服务。

(3) 对技术精益求精，及时更新信息，不断提高能力，把握和应用最新的知识和技术。

(4) 与同事及其他医药专业人员团结协作，共同为人类健康服务。

(5) 坚持社会效益与经济效益并重，在达到患者最佳保健效果，实现社会利益的前提下，以公平、公正、合理为原则谋取一定的经济利益，以鼓励药学服务水平的提高，维持药学事业发展。

(6) 以人道主义精神关心、理解、同情、尊重患者，慎言守密，尊重患者的人格和隐私权，尊重患者自我决定的权利。

(7) 遵纪守法，廉洁奉公，严格依据药事法规从事专业实践，坚持工作原则，不徇私情，不谋私利。

3. 申请注册者必须同时具备以下条件：①取得"执业药师资格证书"。②遵纪守法，遵守药师职业道德。③身体健康，能坚持在执业药师岗位工作。④经执业单位同意。对不具有完全民事行为能力，或受刑事处罚后不满2年，受取消执业药师执业资格处分不满2年，以及国家规定不宜从事执业药师业务的其他情形的，不予注册。

4. 执业药师的主要职责包括以下几个方面：

(1) 执业药师必须遵守职业道德，忠于职守，以对药品质量负责、保证人民用药安全有效为基本准则。

(2) 执业药师必须严格执行《药品管理法》及国家有关药品研究、生产、经营、使用的各项法规及政策。执业药师对违反《药品管理法》及有关法规的行为或决定，有责任提出劝告、制止、拒绝执行并向上级报告。

(3) 执业药师在执业范围内负责对药品质量的监督和管理，参与制定、实施药品全面质量管理及对本单位违反规定的处理。

(4) 执业药师负责处方的审核及监督调配，提供用药咨询与信息，指导合理用药，开展治疗药物的监测及药品疗效的评价等临床药学工作。

5. 国家药典委员会职责是：①修订国家药典委员会章程。②审定新版药典的设计方案。③审查并通过新版药典或授权执行委员会审理。④审查并通过国家药典委员会工作报告。⑤讨论或审议国家药品推行化工作范畴内其他重要问题。⑥编制出版《药品通讯》期刊，发布有关药品标准的信息。

6. 药品具有商品的一般属性，可通过交换渠道进入市场消费领域，特别是在它的生产和流通过程中，基本经济规律起主导作用，符合经济规律的沉浮变化。但药品又是防病治病，保护人们健康的特殊商品。①与人类生命密切相关。②质量科学性与重要性。③使用高度专业性。④需要迫切性与社会公共性。⑤缺乏需求价格弹性。⑥消费者低选择性。

自测试题二 (附参考答案)

一、选择题

【A 型题】

1. 国家基本药物的遴选原则是
   A. 临床必需、安全有效、价格合理、使用方便、中西药并重   B. 临床必需、应用安全、疗效确切、质量稳定、使用方便、中西药并重   C. 疗效确切、不良反应小、质量稳定、价格合理、使用方便   D. 临床必需、应用安全、疗效确切、质量稳定、使用方便、以中药为主   E. 应用安全、疗效确切、质量稳定、使用方便

2. 国家食品药品监督管理局的职能不包括
   A. 核发许可证、审查批准药品广告   B. 制定执业药师资格认定制度，指导执业药师资格考试和注册工作   C. 药品注册审批   D. 利用监督管理手段，配合宏观调控部门贯彻实施国家医药产业政策   E. 拟定、修订药品管理法律法规、法定标准及有关药品目录

3. 化学药品的名称一般不包括
   A. 通用名   B. 商品名   C. 英文名   D. 中文名   E. 汉语拼音名

4. 药品注册管理的内容不包括
   A. 药品名称   B. 药品广告   C. 药品包装   D. 药品   E. 药品包装、标签、说明书的内容

5. 下列说法错误的是
   A. 药品名称一般包括通用名、商品名和汉语拼音名和中文名   B. 药品注册管理这种前置性管理制度对于保证公众用药安全、有效是必要的、不可或缺的，而"事后管理"模式不可能最大限度地保证公众用药安全、有效   C. 药品名称混乱会给处方、配方、使用造成许多困难，极易发生差错事故，甚至误导用药、欺骗消费者   D. 药品注册管理是法定的控制药品市场准入的前置性管理制度   E. 药品包装、标签、说明书的内容是药品的重要组成部分，对保证药品在运输、储藏过程中的质量，保证安全、有效、合理地使用，都具有不可或缺的作用

6. 国家设置或确定的药检机构的法定业务不包括
   A. 新药审批检验   B. 药品生产企业药品出厂前检验   C. 进口药品审批检验   D. 医院制剂审批检验   E. 药品质量监督检查检验

7. 已撤销批准文号的药品
   A. 按假药论处   B. 按劣药论处   C. 不得继续生产、销售   D. 由当地药品监督管理部门监督销毁   E. 已经生产的，可以继续销售

8. 下列属于假药的是
   A. 改变剂型或改变给药途径的药品   B. 擅自添加着色剂、防腐剂、香料、矫味剂及辅料的   C. 超过有效期的   D. 以其他药品冒充麻醉药品的   E. 更

改生产批号

9. 全国人大常委会修订并通过的《中华人民共和国药品管理法》规定，从事生产、销售假药的企业，其直接负责的主管人员和其他直接责任人员应承担的法律责任是

　　A. 3 年内不得从事药品生产、经营活动　　B. 5 年内不得从事药品生产、经营活动　　C. 7 年内不得从事药品生产、经营活动　　D. 8 年内不得从事药品生产、经营活动　　E. 10 年内不得从事药品生产、经营活动

10. 药事是指

　　A. 国家、政府部门及药事组织依法对药事活动　　B. 保证公民用药安全、有效、经济、合理、方便、及时　　C. 与药品的安全、有效、经济、合理、方便、及时使用相关的活动　　D. 药事组织依法对药事活动施行的必要管理施行的必要管理　　E. 国家及政府部门依法对药事活动施行的必要管理

【B 型题】

问题 1～5

　　A 药事管理对公众的意义　　B. 药事管理对国家的意义　　C. 药事管理对药事组织的意义　　D. 药事管理的内容　　E. 药事管理的目的

1. 包括药品监督管理、基本药物管理、药品价格和储备管理、医疗保险用药与定点药店的管理、药品研发、生产、经营和服务质量的管理等内容属于
2. 是保障公民用药安全、有效、经济、合理、方便、及时和生命健康的必要的和有效的手段属于
3. 履行宪法和法律赋予国家的责任，体现国家和政府对公众健康利益的关心
4. 保证公民用药安全、有效、经济、合理、方便、及时，不断提高国民的健康水平，不断提高药事组织的经济、社会效益水平属
5. 为药事组织的微观药事管理提供法律依据、法定标准和程序属

问题 6～9

　　A. 药品批发组织　　B. 药品销售代理组织　　C. 药品零售组织　　D. 药品物流组织　　E. 传统药品交易中介服务组织

6. 向最终使用药品的患者直接零售药品和提供药学服务的属于
7. 向以转售为目的的药品零售、使用组织销售药品的属于
8. 专门从事药品储藏、配送等物流业务的组织，对储藏、配送的药品没有所有权、处置权，只能根据委托方的要求依法储藏、配送药品的属于
9. 替其他药品生产、批发企业代理销售药品的组织，对代理销售的药品没有所有权，只能按协议销售药品的组织属于

问题 10～14

　　A. 各级药品检验机构　　B. 国家药典委员会　　C. 药品审评中心　　D. 药品评价中心　　E. 药品认证管理中心

10. 负责国家药品标准的组织制定和修订

11. 负责药品审批检验和质量抽验
12. 对新药、进口药品、国家标准品种进行技术审评
13. 对申请各类管理规范认证的机构组织实施现场检查认证工作
14. 负责药品上市后的再评价和不良反应监测等技术业务组织工作

问题 15～18
　　A. 执业药师资格认证管理　　B. 执业药师注册管理　　C. 执业药师继续教育管理　　D. 执业药师执业行为管理　　E. 执业药师发展管理
15. 主要方式是执业药师资格考试
16. 目的是使执业药师不断更新知识
17. 属于前置性管理，目的是不允许任何人随意进入或退出药学业务领域
18. 监督执业药师在日常业务过程中是否履行规定的职责

问题 19～21
　　A. GCP　　B. GLP　　C. GMP　　D. GSP　　E. GPP
19. 药品生产企业必须遵守
20. 药品经营企业必须遵守
21. 医疗机构配制制剂必须遵守

【X型题】
1. 制定药品标准的原则是
　　A. 要尽可能反映药品的质量、生产技术水平和管理水平　　B. 坚持质量第一，充分体现"安全有效、技术先进、经济合理"的原则，并尽可能采用国外先进药典标准　　C. 要了解影响药品质量的因素，有针对性地规定检测项目　　D. 检验方法的选择应根据"准确、灵敏、简便、快速"的原则　　E. 各种限度的规定应密切结合实际，要能保证药品在生产、储存、销售和使用过程中的质量
2. 下列属于药品的是
　　A. 天麻饮片　　B. 强化维生素 C 的食品　　C 青霉素原料　　D. 医疗器械　　E. 直接接触药品的包装材料
3. 药品管理的内容包括
　　A. 药品注册管理　　B. 药品生产、流通管理　　C. 药品广告管理　　D. 药品的使用管理　　E. 药品的监督查处
4. 药品监督管理的内容包括
　　A. 药品管理　　B. 食品、保健品、化妆品管理　　C. 药事组织管理　　D. 执业药师管理　　E. 医疗服务管理
5. 化学药品名称包括
　　A. 通用名　　B. 化学名　　C. 英文名　　D. 汉语拼音名　　E. 商品名
6. 中药材名称包括
　　A. 中文名　　B. 汉语拼音名　　C. 拉丁名　　D. 通用名　　E. 商品名
7. 有关药品不良反应报告的说法，正确的是

A．药品不良反应包括已知的和新的药品不良反应　　B．建立药品不良反应监测报告制度的目的是保障公众用药安全，为药品再评价、淘汰药品和临床用药提供信息　　C．建立药品不良反应监测报告制度的意义是可以保障公众用药安全、促进合理用药、研制更为安全有效的新药，并能科学地淘汰药品　　D．新的药品不良反应是指药品说明书上未载明的不良反应　　E．药品不良反应是指合格药品在正常用法用量下出现的与用药目的无关的或意外的有害反应

8. 建立城镇职工基本医疗保险制度的原则是
   A．低水平　　B．广覆盖　　C．属地管理　　D．单位和职工双方共同负担
   E．社会统筹和个人账户相结合

9. 基本医疗保险基金的组成是
   A．统筹基金　　B．个人账户　　C．商业保险费用　　D．合作保险费用
   E．慈善捐款

10. 定点零售药店必须具备的条件有
    A．证照齐全，经药品监督管理部门年检合格　　B．遵守有关药事法律法规，有健全的药品质量保证制度和内部管理制度，能确保供药安全、有效和服务质量　　C．严格执行有关药品价格政策，经物价部门监督检查合格　　D．具备及时供应基本医疗保险用药和24小时提供服务的能力　　E．能保证营业时间内至少有1名药师在岗，营业人员经地级以上药品监督管理部门培训合格

11. 关于医疗单位制剂管理，正确的是
    A．非药学技术人员不得直接从事药剂技术工作　　B．医疗单位配制制剂必须获得"医疗机构制剂许可证"　　C．医院制剂只限于本单位临床和科研需要而市场上无供应或供应不足的药品，并经省级药品监督管理部门批准　　D．医疗单位配制的制剂检验合格后，只能凭医师处方在本医院使用，不得在市场上销售　　E．经有关部门批准，医疗单位配制的制剂可以在指定的医疗机构间调剂使用

12. 下列属于劣药的是
    A．擅自添加着色剂、防腐剂、香料、矫味剂及辅料的　　B．未标明或者更改有效期、生产批号的　　C．药品成分的含量不符合国家药品标准的　　D．变质且超过有效期的　　E．直接接触药品的包装材料和容器未经批准的

13. 对制售假药行为的行政处罚有
    A．没收药品和违法所得　　B．并处违法制售药品货值金额2倍以上5倍以下的罚款　　C．有药品批准证明文件的予以撤销，并责令停产、停业整顿；情节严重的，吊销"药品生产许可证"、"药品经营许可证"或者"医疗机构制剂许可证"　　D．制售假药的企业或者其他单位，其直接负责的主管人员和其他直接责任人员10年内不得从事药品生产、经营活动　　E．对生产者专门用于生产假药的原辅材料、包装材料、生产设备，予以没收，知道或者应当知道属于劣药品而为其提供运输、保管、仓储等便利条件的也要进行处罚

14. 药学专业技术人员负责

A. 开具处方　　B. 审核处方　　C. 调配处方　　D. 核对处方　　E. 使用处方
15. 处方格式的组成包括
A. 前记　　B. 正文　　C. 主体　　D. 后记　　E. 附录

二、是非判断题

1. 国家食品药品监督管理局职能是负责对全国药品、医疗器械的研究、生产、流通进行监督管理。（　　）
2. 国家药品审评中心主要负责对新药、进口药品及仿制药品的技术审评。（　　）
3. 国家药品评价中心主要负责全国药品、医疗器械产品不良反应监测工作。（　　）
4. 药品具有特殊性和普通性。（　　）
5. 药品监督检验具有第三方检验的公正性。（　　）
6. 《药品法》规定医疗机构制剂凭医师处方在本医疗机构内使用，不得在市场销售。（　　）
7. 《药品法》规定药品生产须取得药品生产批准文号，对中药饮片和部分中药材实施批准文号管理。（　　）
8. 患有传染病或者其他可能污染药品的疾病的，可以从事直接接触药品的工作。（　　）
9. 药品生产企业生产的新药品种设立不超过 5 年的监测期；在监测期内，不得批准其他企业生产和进口。（　　）
10. 药物临床研究包括临床试验和生物等效性试验。（　　）

三、填空题

1. 药学是研究药品的来源、_____、加工、形状、作用、用途、_____、调配分发以及管理的学科。
2. 医院药师的职能有_____、_____。
3. 社会药房药师的职能有_____、进行用药指导、_____。
4. 执业药师资格考试科目包括药学（中药学）专业知识（一）、药学（中药学）专业知识（二）、_____、_____ 4 个科目。
5. 国家实行特殊管理的药品有_____、精神药品、_____、放射性药品实行特殊管理。
6. 药品生产企业、药品经营企业和医疗机构直接接触药品的工作人员，必须_____进行健康检查。
7. 国务院药品监督管理部门核发的药品批准文号、"进口药品注册证"、"医药产品注册证"的有效期为_____年，有效期届满，需要继续生产或者进口的，应当在有效期届满前_____个月申请再注册。
8. 生物利用度试验方法主要有_____、尿药浓度法、药理效应法、_____、药物代谢物测定法。
9. 持有新药证书但尚未取得药品批准文号的，可转让_____次；已取得药品批准文号的转让者，应同时申请注销原批准文号；首次转让不能实施生产的，可再转让＿＿＿＿次，但要注销原受让方的药品批准文号。
10. 不合理用药的主要表现为用药＿＿＿＿，用药量＿＿＿＿，药品的毒副作用所致，给药方案不恰当。
11. 麻醉药品包括＿＿＿＿类、可卡因类、＿＿＿＿类、合成麻醉药品类及国家食品药品监督管理部门指定的其他易成瘾癖的药品、药用原植物及其制剂。

四、名词解释题
1. 执业药师继续教育　　2. 药事组织　　3. WHO　　4. HHS　　5. 假药
6. 劣药　　7. 药品通用名　　8. GAP　　9. GLP　　10. GCP　　11. GMP
12. GSP

五、简答题
1. 按假药论处的6种情形分别是什么？
2. 按劣药论处的6种情形分别是什么？
3. 《药品法实施条例》查封、扣押的行政强制有哪些规定？
4. 新药研究的重点主要是哪些？
5. 中药、天然药物注册分哪几类？
6. 化学药品注册分哪几类？

参考答案

一、选择题
【A型题】
1. A　2. A　3. D　4. B　5. A　6. B　7. C　8. D　9. E　10. C
【B型题】
1. D　2. A　3. B　4. E　5. C　6. C　7. A　8. D　9. B　10. B
11. A　12. C　13. E　14. D　15. A　16. C　17. B　18. D　19. C　20. D
21. E
【X型题】
1. ABCDE　2. AC　3. ABCDE　4. ACD　5. BCD
6. ABC　7. ABCDE　8. ABCDE　9. AB　10. ABCDE
11. ABDE　12. ABCE　13. ABCDE　14. BCD　15. ABD

二、是非判断题
1. ×　2. √　3. √　4. ×　5. √　6. √　7. √　8. ×　9. √　10. √

三、填空题
1. 制造　分析鉴定
2. 服务职能　药学职能
3. 供应合格药品　管理药品
4. 药事管理与法规　综合知识与技能
5. 麻醉药品　医疗用毒性药品

6. 每年
7. 5　6
8. 血药浓度法　同位素标记法
9. 1　1
10. 不对症　不足或过量
11. 阿片　大麻

四、名词解释题

1. 执业药师继续教育：是指执业药师不断提高业务水平，及时掌握最新药学理论、技术知识，保持高水平的职业道德和执业能力的必要条件，是正确履行其职责的必要条件。

2. 药事组织：是药事管理学中非常重要的组成部分，是对药品进行监督管理，是实现药学的社会目标与任务的职能部门。

3. WHO：是指世界卫生组织（World Health Organization，WHO）于1948年成立，是联合国最大的专门机构之一。

4. HHS：是指美国联邦政府卫生与人类服务部。

5. 假药：是指药品所含成分与国家药品标准规定的成分不符的；以非药品冒充药品或者以他种药品冒充此种药品的。

6. 劣药：是指药品成分的含量不符合国家药品标准。

7. 药品通用名：是指列入国家药品标准之中的药品名称就是药品的通用名称，也就是通常所说的药品的法定名称。已经作为药品通用名称的，该名称不得作为药品商标使用。

8. GAP：是指《中药材生产质量管理规范》。

9. GLP：是指《药物非临床研究质量管理规范》（Good Laboratory Practice for Non-clinical Laboratory Studies，GLP），自1999年11月1日起试行。2003年6月重新发布，并于2003年9月正式实施。

10. GCP：是指《药物临床试验质量管理规范》。

11. GMP：是指《药品生产质量管理规范》。（Good Manufacturing Practice for Medical Products，GMP）。GMP是在药品生产全过程中，用科学、合理、规范化的条件和方法来保证生产优良药品的一整套系统的、科学的管理规范，是药品生产和质量管理的基本准则。

12. GSP：是指《药品经营质量管理规范》（Good Supply Practice for Pharmaceutical Products，GSP），我国现行的GSP是2016年6月国家食品药品监督管理局发布的规范性文件。

五、简答题

1. 按假药论处的6种情形是指：①国务院药品监督管理部门规定禁止使用的。②依照《药品管理法》必须批准而未经批准生产、进口，或者依照本法必须检验而未经检验即销售的。③变质的。④被污染的。⑤使用依照《药品管理法》必须取得批准文号而未取得批准文号的原料药生产的。⑥所标明的适应证或者功能主治超出规定范围的。

2. 按劣药论处的 6 种情形是指：①未标明有效期或者更改有效期的。②不注明或者更改生产批号的。③超过有效期的。④直接接触药品的包装材料和容器未经批准的。⑤擅自添加着色剂、防腐剂、香料、矫味剂及辅料的。⑥其他不符合药品标准规定的。

3. 《药品法实施条例》查封、扣押的行政强制规定有：

(1) 各级药品监督管理部门依法采取行政强制措施的条件是必须有证据证明药品可能危害人体健康。

(2) 采取行政强制措施的对象是药品及其有关证据材料。

(3) 采取行政强制措施的种类限于查封、扣押。

(4) 实行政强制措施 7 天内（需要检验的自检验报告书发出起 15 天内）需要做出的行政处理决定有 3 种：立案；不立案并及时解除查封、扣押；立案并决定暂停销售使用。

(5) 只有国家食品药品监督管理局或省级（食品）药品监督管理局才能作出暂停销售、使用的决定。

4. 新药研究的重点是指：

(1) 从疾病的角度来看主要集中在常见病、多发病、疑难病和罕见病，如心脑血管病、肿瘤、病毒性肝炎、艾滋病、非典型性肺炎等，以及免疫功能、调节功能紊乱等。

(2) 研究的范围主要集中在手性对映体药物、生物制品、天然药物、模仿性新药等。

(3) 研究的技术手段主要集中在新技术与新方法（遗传工程技术、细胞工程技术、微生物发酵技术、微米与纳米技术、控释缓释与靶向技术等）、新剂型与新的给药系统。

(4) 最终产品的分类主要是处方药与非处方药。

5. 中药、天然药物注册分类：①未在国内上市销售的从中药、天然药物中提取的有效成分及其制剂。②未在国内上市销售的来源于植物、动物、矿物等药用物质制成的制剂。③中药材的代用品。④未在国内上市销售的中药材新的药用部位制成的制剂。⑤未在国内上市销售的从中药、天然药物中提取的有效部位制成的制剂。⑥未在国内上市销售的由中药、天然药物制成的复方制剂。⑦未在国内上市销售的由中药、天然药物制成的注射剂。⑧改变国内已上市销售药品给药途径的制剂。⑨改变国内已上市销售药品剂型的制剂。⑩改变国内已上市销售药品工艺的制剂。⑪已有国家标准的中成药和天然药物制剂。

6. 化学药品注册分类为：

(1) 未在国内外上市销售的药品：①通过合成或者半合成的方法制得的原料药及其制剂。②天然物质中提取或者通过发酵提取的新的有效单体及其制剂。③用拆分或者合成等方法制得的已知药物中的光学异构体及其制剂。④由已上市销售的多组分药物制备为较少组分的药物。⑤新的复方制剂。

(2) 改变给药途径且尚未在国内外上市销售的制剂。

(3) 已在国外上市销售但尚未在国内上市销售的药品：①已在国外上市销售的原料药及其制剂。②已在国外上市销售的复方制剂。③改变给药途径并已在国外上市销售的制剂。

(4) 改变已上市销售盐类药物的酸根、碱基（或者金属元素），但不改变其药理作用的原料药及其制剂。

(5) 改变国内已上市销售药品的剂型，但不改变给药途径的制剂。

(6) 已有国家药品标准的原料药或者制剂。

自测试题三 （附参考答案）

一、选择题

【A 型题】

1. 下列不属于《中华人民共和国药品管理法》所规定的药品的是
   A. 血清、疫苗　　B. 化学原料药　　C. 中药材　　D. 诊断药品　　E. 医疗器械

2. 药品的首要特殊性是
   A. 竞争性　　B. 质量标准严格　　C. 专业技术性强　　D. 缺乏需求价格弹性
   E. 与人的生命健康相关

3. 2001 年 2 月 28 日全国人大常委会通过的《药品管理法》规定医疗机构配制的制剂应当是本单位
   A. 临床需要而市场上没有供应的品种　　B. 临床、科研需要而市场上没有供应的品种　　C. 临床需要而市场上没有供应或供应不足的品种　　D. 临床、科研需要而市场上无供应或供应不足的品种　　E. 临床需要而市场上供应不足的品种

4. 药品广告审批机关是
   A. 省级工商管理部门　　B. 国家工商管理部门　　C. 省级药品监督管理部门
   D. 国家药品监督管理部门　　E. 省以上药品监督管理部门

5. 下列按劣药处理的是
   A. 使用依照本法必须取得批准文号而未取得批准文号的原料药生产的　　B. 药品所含成分与国家药品标准规定的成分不符的　　C. 必须批准而未经批准生产、进口　　D. 被污染的　　E. 直接接触药品的包装材料未经审批的

6. 医师处方和药学专业技术人员调剂处方的原则是
   A. 应当遵循安全、有效、经济的原则　　B. 应当遵循方便、合理的原则
   C. 注意保护病人的隐私权　　D. 应当遵循安全、有效、经济的原则，注意保护患者的隐私权　　E. 注意保护药师的合法权益

7. 《处方管理办法（试行）》的适用范围包括

A. 开具、调剂、使用、保管处方的相应机构和人员　　B. 开具、审核、调剂、使用、保存处方的相应机构和人员　　C. 开具、审核、调剂、使用、保存方的相应机构　　D. 开具、审核、调剂、保管处方的相应机构和人员　　E. 开具、审核、调剂、使用、保存、执行处方的相应机构和人员

8. 使用过程中发现的不良反应应按规定上报，保留病历和有关检验、检查报告单等原始记录至少
   A. 1年　　B. 2年　　C. 3年　　D. 4年　　E. 5年

9. 配制记录和质量检验记录应完整归档，保存备查至少
   A. 1年　　B. 2年　　C. 3年　　D. 4年　　E. 5年

10. 医疗机构制剂配制和质量管理的基本准则是
    A. 对制剂质量负全部责任　　B. 医疗机构制剂配制质量管理规范　　C. 定期对其制剂配制和质量管理进行全面检查　　D. 主动接受国家和省级药品监督管理部门对制剂质量的监督检查　　E. 对用户提出的制剂质量的意见和使用中出现的药品不良反应详细记录和调查处理

【B型题】

问题1～5
　　A. 药品批发组织的职能　　B. 药品销售代理组织的职能　　C. 药品零售组织的职能　　D. 药品物流组织的职能　　E. 传统药品交易中介服务组织的职能

1. 保证药品储藏、配送过程中的质量
2. 保证交易主体和客体的合法性
3. 保证代理药品的合法性和代理药品的质量
4. 保证药品购进的合法性和质量、保证售出药品的质量和药学服务的质量
5. 保证药品购进渠道的合法性和购进药品的质量，依法管理药品的购、销、存运等药事活动

问题6～10
　　A. 新药　　B. 城镇职工基本医疗保险药品　　C. 国家基本药物　　D. 处方药　　E. 非处方药

6. 不需要医师处方消费者即可自行判断、购买和使用的药品为
7. 分为甲类目录药品和乙类目录药品的是
8. 未在中国境内上市销售的药品属于
9. 必须凭执业医师或助理执业医师的处方才可调配、购买和使用的药品为
10. 按照"临床必需、安全有效、价格合理、使用方便、市场能保证供应"的原则遴选的为

问题11～15
　　A. 宪法　　B. 法律　　C. 行政法规　　D. 地方性法规　　E. 部门规章

11. 由全国人民代表大会或其常务委员会依照一定立法程序制定，由国家主席签署主席令公布，不得和宪法相抵触，效力高于行政法规、地方性法规和规章属于

12. 由国务院根据宪法和法律制定，效力高于地方性法规、规章属于
13. 由国务院各部、委员会及直属机构在本部门的权限内发布属于
14. 《药品管理法》属于
15. 是国家根本大法，具有最高法律效力，由全国人民代表大会行使修改和监督实施的职权，其常务委员会行使解释和监督实施的职权属于

问题 16~20

A. 药品注册管理　　B. 药事组织许可证管理　　C. 药品广告管理　　D. 药品的价格管理　　E. 药品的监督查处

16. 发布前审查管理，处方药只能在专业杂志上发布
17. 对生产、上市和使用的药品的合法性进行监督，对非法药品依法进行处罚
18. 对药品进入市场时采取的必要的事前管理
19. 包括新药管理、药品生产上市管理、进口药品注册管理、非处方药注册管理等
20. 对某些药事组织采取的必要的事前管理

问题 21~24

A. 1年　　B. 2年　　C. 3年　　D. 5年　　E. 6个月

21. 社会保险经办机构和定点医疗机构签订协议的有效期为
22. 社会保险经办机构和定点零售药店签订协议的有效期为
23. 参保人员多长时间后可提出变更定点医疗机构申请
24. 外配处方保存备查的时间为

【X型题】

1. 关于国家药品标准正确的是
   A. 是国家对药品质量规格及检验方法所做的技术规定，是药品生产、供应、使用、检验和管理部门共同遵循的法定依据　　B. 属于强制性标准　　C. 国家药品标准包括国家药品监督管理部门颁布的《中国药典》、《中国生物制品规程》、《药品卫生标准》及未载入药典的局颁标准　　D. 《中药饮片炮制规范》属于国家标准　　E. 《中国医院制剂规范》也是国家标准
2. 我国药品标准的主要类型包括
   A. 《中国药典》　　B. 《企业内控标准》　　C. 《药品卫生标准》　　D. 国家药品监督管理部门颁布的未载入药典的局颁标准　　E. 《中药饮片炮制规范》
3. 中国药品生物制品检定所的职责包括
   A. 负责全国药品质量检验　　B. 负责生物制品的质量检验　　C. 负责药品的强制性检验　　D. 负责进口药品的质量检验　　E. 负责新药的质量检验
4. 药品监督管理技术机构包括
   A. 各级药品检验机构　　B. 国家药典委员会　　C. 药品审评中心　　D. 药品评价中心　　E. 药品认证管理中心和执业药师资格认证中心
5. 中药制剂名称包括
   A. 中文名　　B. 汉语拼音名　　C. 拉丁名　　D. 通用名　　E. 商品名

6. 药品命名的原则是
   A. 药品名称读音应清晰易辨，避免与已经使用的药品相似   B. 同一药效类别的药品，其名称力求显示这一关系   C. 凡是易令患者从解剖学、生理学、病理学和治疗学角度猜测药效的名称，一般不应采用   D. 药品名称应科学易懂   E. 药品名称应便于指导患者合理用药
7. 药品零售企业的特殊性包括
   A. 药品零售活动直接面对公众   B. 药品零售活动中药品的质量和药学服务的质量直接影响公众的生命和健康   C. 药品零售活动中药品质量事故，特别是药学服务质量事故直接危害公众的生命和健康   D. 通过控制药品零售活动过程的质量来控制药品质量和药学服务质量   E. 通过控制药品零售活动结果的质量来控制药品质量和药学服务质量
8. 定点医疗机构应具备的条件有
   A. 符合区域医疗机构设置规划   B. 符合医疗机构评审标准   C. 有健全完善的医疗服务管理制度   D. 严格遵守有关医疗服务和药品价格政策   E. 建立与基本医疗保险相适应的内部管理制度
9. 符合《定点医疗机构管理暂行办法》的是
   A. 参保人员对选定的定点医疗机构可在 1 年后提出更改要求   B. 定点医疗机构服务协议有效期 1 年   C. 参保人员应在选定的定点医疗机构就医，并可自主决定在定点医疗机构购药或持处方到定点零售药店购药   D. 参保人员在不同等级的定点医疗机构就医，个人负担医疗费用的比例可有所差别，以鼓励参保人员到基层定点医疗机构就医   E. 除急诊急救外，参保人员在非选定的定点医疗机构就医发生的费用，不得由基本医疗保险基金支付
10. 列入《基本医疗保险药品目录》的药品必须
    A. 临床必需   B. 安全有效   C. 价格合理   D. 使用方便   E. 保证供应
11. 《基本医疗保险药品目录》收载的品种包括
    A. 现行版药典收载的药品   B. 国家批准进口的药品   C. 符合国家药品监督管理局颁发标准的药品   D. 地方药品标准收载的品种   E. 国家批准的新药
12. 《药品管理法》适用范围包括中国境内的
    A. 药品研制单位和个人   B. 药品生产单位和个人   C. 药品经营单位和个人   D. 药品监督管理单位和个人   E. 药品教学单位和个人
13. 药品生产、经营企业和医疗单位直接接触药品的工作人员
    A. 必须每 3 个月进行健康检查   B. 必须每半年进行健康检查   C. 必须每年进行健康检查   D. 不得患有传染病   E. 不得患有可能污染药品的疾病
14. 直接接触药品的包装材料和容器
    A. 必须符合药用要求   B. 必须符合保障人体健康、安全的标准   C. 由药品监管部门在审批药品时一并审批   D. 未经审批不得使用   E. 必须适合药

品质量的要求
15. 处方书写必须符合的规则有
   A. 每张处方只限于一名患者的用药,年龄必须写实足年龄   B. 处方字迹应当清楚,不得涂改   C. 处方一律用规范的中文或英文名称书写,医疗、预防、保健机构或医师、药师不得自行编制药品缩写名或用代号   D. 西药、中成药、中药饮片要分别开具处方,每种药品须另起一行   E. 每张处方不得超过5种药品

二、是非判断题

1. 执业药师注册分为首次注册、再次注册、变更注册和注销注册。   (   )
2. 国家食品药品监督管理局负责全国执业药师资格注册管理,各省级药品监督管理部门负责本辖区执业药师注册机构管理。   (   )
3. 执业药师继续教育实行项目制和登记制度。   (   )
4. 执业药师继续教育项目分为指定、指导和自修3类,包括培训、研修、学术讲座、学术会议、专题研讨会、专题调研和考察、撰写论文和专著等。   (   )
5. 国家药品监督管理局成立于1998年,2003年元月在国家局基础上组建国家食品药品监督管理局(State Food and Drug Administration,SFDA)。   (   )
6. 香港、澳门和台湾地区的制药厂商申请注册的药品,发给"进口药品注册证"。
                                                                  (   )
7. "药品经营许可证"有效期为5年,需继续经营药品的,在届满前3个月换证。
                                                                  (   )
8. GMP要求其冷库温度为2℃～10℃;阴凉库温度不高于20℃、常温库温度为0℃～30℃;各库房相对湿度应保持在45%～75%。   (   )
9. 医务人员不得为自己开处方使用麻醉药品。麻醉药品处方保存3年备查。 (   )
10. 配料必须经1人以上复核无误,并详细记录,签字备查。   (   )

三、填空题

1. 执业药师注册有效期为_____年,届满前_____个月,申请再次注册。
2. 国家食品药品监督管理局直属技术机构设有_____、国家中药品种保护审评委员会、_____、药品评价中心、药品认证管理中心等。
3. 我国现代药学教育始于1906年清朝_____的药科。
4. WHO下设3个机构世界卫生大会、执行委员会和秘书处。其中世界卫生大会是最高权力机构,由会员国代表组成,_____召开一次年会,讨论并通过有关政策、计划及年度预算。每年的_____为世界卫生日。
5. 药品生产企业特点:属于_____企业;属于_____企业;生产技术的复杂性与综合性;多品种分批生产;社会和经济效益协调性。
6. 全面质量管理特点:全面_____管理;全_____的管理;全员参加的管理。
7. 我国的零售药房种类:①_____或零售连锁企业。②特殊零售药店。③经营中药饮片的零售药店。④定点_____。

8. 进口药品按规定加盖供货单位质量检验机构原件印章的_____和_____复印件。
9. 对首营品种，应进行药品内在质量的检验。必要时对药品抽样检验，抽样检验批数为：大中型企业应不少于进货总批次数的_____%，小型企业应不少于进货总批次数的_____%。药品检验应有完整的原始记录，记录保存5年。
10. 色标管理待验药品库（区）、退货药品库（区）为_____色；合格药品库（区）、零货称取库（区）、待发药品库（区）为绿色；不合格药品库（区）为_____色。
11. 药品出库应遵循_____、近期先出、_____的原则。
12. "药品GSP证书"的有效期为5年，新开办药品经营企业"药品GSP证书"的有效期为_____年，在有效期满前_____个月内，由企业提出重新认证的申请。

四、名词解释题

1. 药事管理学　2. 药师　3. 执业药师　4. 调剂（dispensing）　5. 处方　6. 医疗机构制剂　7. GPP　8. 麻醉药品　9. 精神药品　10. 医疗用毒性药品　11. 放射性药品

五、简答题

1. 药品标准制定和修订的有哪些基本程序？
2. 药物不良反应的表现有哪些？
3. 中药不良反应有哪些常见原因？
4. 降低中药不良反应现象发生的对策思路有哪些？
5. 我国药品管理立法大体经历了哪4个阶段？
6. 开办药品生产、经营企业必须具备的条件是哪些？

参考答案

一、选择题

【A 型题】
1. E　2. E　3. A　4. C　5. E　6. D　7. D　8. A　9. B　10. B

【B 型题】
1. D　2. E　3. B　4. C　5. A　6. E　7. B　8. A　9. D　10. B
11. B　12. C　13. E　14. B　15. A　16. C　17. E　18. A　19. A　20. B
21. A　22. A　23. A　24. B

【X 型题】
1. ABC　2. ACDE　3. ABD　4. ABCDE　5. AB
6. ABC　7. ABCD　8. ABCDE　9. ABCDE　10. ABCDE
11. ABC　12. ABCD　13. CDE　14. ABCDE　15. ABCDE

二、是非判断题
1. √ 2. √ 3. × 4. √ 5. √ 6. × 7. × 8. √ 9. √ 10. ×

三、填空题
1. 3 3
2. 国家药典委员会 药品审评中心
3. 陆军学堂
4. 每年 4月7日
5. 技术密集型 资金密集型
6. 质量 过程
7. 零售药房 零售药店
8. "进口药品注册证" "进口药品检验报告书"
9. 1.5 1
10. 黄 红
11. 先产先出 按批号发货
12. 1 3

四、名词解释题
1. 药事管理学：是指药学与社会学、法学、经济学、管理学及行为学相互交叉、渗透而形成的一门专门研究药学事业综合科学管理活动的客观规律、基本方法和实践效果的边缘学科。

2. 在古代社会，"师"是人们对有一技之长的人的尊称。早期人们对专门从事调配、销售药品的人员称为"药师"。自公元8世纪到21世纪，这种称谓一直沿用下来，但药师的内涵已经发生了深刻的变化，药师的角色已经从最初的行业技艺人员，演变为现代的药学技术人员。

3. 执业药师：是指经全国统一考试合格，取得"执业药师资格证书"并经注册登记，在药品生产、经营、使用单位中执业的药学技术人员。执业药师英文译为：licensed pharmacist。

4. 调剂通常：指配药、配方、发药，也可称为调配处方。调剂包括：收方、检查处方；调配药剂及取出药品；核对处方与药剂、药品；发给患者并进行交代和答复询问的全过程。

5. 处方：是指医师为预防和治疗疾病而给患者开写的取药凭证，是药师为患者调配和发放药品的依据，也是患者进行药物治疗和药品流向的原始记录。处方也是医疗和药剂配制的一种书面文件。

6. 医疗机构制剂：是指医疗机构根据本单位临床需要经过配制、自用的固定处方制剂。

7. GPP：是指于2001年3月发布《医疗机构制剂配制质量管理规范》（简称GPP）。

8. 麻醉药品：是指连续使用后易产生生理依赖性、能成瘾癖的药品。

9. 精神药品：是指直接作用于中枢神经系统，使之兴奋或抑制连续使用能产生依赖性的药品。分为第一类和第二类管理，第一类比第二类更易于产生依赖性，且毒性和成瘾性也较强。

10. 医疗用毒性药品：是指毒性剧烈、治疗剂量与中毒剂量相近，使用不当会导致人中毒或死亡的药品。我国有关部门规定的毒性药品的管理品种中，中药有28种，西药有11种。

11. 放射性药品：是指用于临床诊断或者治疗的放射性核素制剂或者其标记药物，包括裂变制品、加速器制品、放射性同位素发生器及其配套药盒、放射免疫药盒等。

五、简答题

1. 药品标准制定和修订的主要程序有：①对药品生产的全过程进行考察。②收集有关资料进行分析。③进行科学实验。④药品标准的制定、修订。

2. 药品不良反应的表现有：①副作用（sideeffect）。②变态反应（allergic reaction），常见有皮肤反应和全身性反应如过敏性休克、血液病样反应、人体各器官系统的反应等。③毒性反应（toxic effect），有中枢神经系统反应、造血系统反应、心血管系统反应及肝肾损害等。④药物依赖性（drug dependence），主要是长期使用麻醉药品、精神药品所致。⑤二重感染（super infection），菌群失调。⑥特异质反应（idiosyncratic reaction）。⑦后遗反应（secondary effect），停药后遗留下来的生物学效应。⑧致癌作用（carcinogenic effect）。⑨致畸作用（teratogenic effect）。⑩致突变作用（mutagenicity）。

3. 中药不良反应常见原因有：

（1）中药多为复方粗制剂，作用缓和，毒性较弱；药品本身，制造时的杂质、附加剂、溶剂、药品降解物等均可引起不良反应。西药多为化学纯品，成分单一，中毒作用及靶器官亦较专一，而中药多为多味药，多成分，中毒作用复杂，范围广泛，靶器官不专一，常为多器官受损，发生频率最高的靶器官，依次是肝22.2%、肾21.2%、胃肠10.3%。

（2）中药复方的不合理药物配伍可产生增毒作用，或产生新的有害物质，甚至数种无毒药物配伍不当，也可产生有害物质，出现不良反应；中西药并用，配伍不当，也可产生有害物质及增毒作用；中药成分复杂，有些成分的潜在毒性，尚无充分了解，缺乏警惕，可出现意想不到的不良反应。

（3）使用有毒中药或含有有毒成分的中成药时，剂量过大或疗程过长是常见的因素；中医用药依据"辨证施治"，如用药不对证也往往得不到应有效果，有时反而引起不良反应，此外，误服、乱用、给药途径不正确也是原因之一。

（4）中药材品种混乱，炮制（制剂）质量欠佳。如中药材质量、品种、产地、采收、加工、农药残留及炮制不规范等问题均影响饮片质量。中成药制备方法不当或原药材质量低劣，中药注射剂质量欠佳等均可引起不良反应。

（5）中药材同名异物、同物异名，不同品种产地，不同采收季节及储存条件，不同加工炮制、不同配伍、不同提取精制工艺、不同溶媒、防腐剂、增溶剂等均可产生不同的不良反应。中药的农药残留、重金属、真菌、毒素等含量过高，亦可造成中毒和产生不良反应。

（6）中药材、中成药，特别是中药注射剂，由于质量不合要求而产生不良反应者，占有重要比例。由于中药（特别是复方制剂）的质量标准很难达到西药（化学纯品）的要求，所以，因质量问题而发生不良反应者，尤应引起重视。目前中药制剂增多，经提取精制后，有效成分及有毒成分均浓集，疗效提高，毒性亦增强；而中药安全性的研究、监测、管理不够；中药毒理学尚未引起应有的重视，未形成一门学科，更未达到要求。

（7）个体差异、过敏体质是患者易引起药物过敏反应的重要因素。此外，患者年龄、性别、体质等情况的差异，婴幼儿因肝肾功能发育不全，老年人则因肝肾功能衰退，对某些药品易发生中毒。

（8）近年出现的某些商业行为，严重违犯科学原则，盲目扩大适应证，长期大剂量不合理用药，或多种中西药不合理搭配用药，有意夸大疗效，隐瞒毒性及不良反应，片面强调中药"安全无毒"等，也加剧了中药不良反应的发生，还有商业行为的干扰，药品说明书上回避毒副反应、禁忌证及警示性内容。

（9）中药来源于植物、动物和矿物，缺少像化学药品那样有一定的完善质量标准，因此内在质量变化很大。长期以来，我国对药品又未严格实施分类管理制度，一些有毒中药材或含有毒性成分的中成药在流通和使用领域里未能得到严格控制，可被任意购买，以致滥用、误用，造成中毒。有的中成药中含有药理作用较强的化学物质，使患者因掌握不好剂量而出现不良反应。

4. 降低中药不良反应现象发生的对策思路为：

（1）正确认识中药的安全性和有效性，进行科学宣传，防止误导，禁止违反科学原则、夸大疗效、隐瞒毒性及不良反应的宣传。也应防止夸大中药毒性，造成谈虎色变，不敢使用中药的局面。

（2）加强管理、监测，建立中药的不良反应报告、统计制度，完善行政管理体系，颁布有关政策、法规及技术要求。

（3）加强对中药安全性及不良反应深入系统的研究，特别是研究中药多种成分、多种单味药配伍的相互影响（包括化学变化，药效及毒理作用的变化），以及在炮制、提取、生产加工过程中的变化；研究中药中毒的物质基础、作用机制、临床表现、解毒措施、急救方法，以及防治措施等。推动中药毒理学的学科发展，建立一批中药安全性评价中心，重点进行有关工作。

（4）制定有关中药材、中药制剂的安全性质量标准，例如：农药残留量、重金属、真菌、毒素以及各种有害物质（化学成分）的限量标准。确保中药质量符合安全、有效的基本要求。对国内外影响较大的中药中毒事件，立项进行专题研究，例如：比利时、日本、东南亚报告的一些中药中毒问题，研究清楚是中药本身的问题还是外加污染问题？是品种产地问题，还是不合理用药产生的后果？其毒性成分是什么？是原药材中含有的？还是外源性污染？或是在生产过程中所产生的有毒物质等。在这些中药中毒事件中，中药是主要的中毒因素，还是其他因素中毒而与中药偶合？对这些问题应进行深入研究，得出科学结论，以提高对中药的正确认识，并采取有效措施，防止类似事件的发生。

5. 我国药品管理立法大体经历了 4 个阶段：药事法规初步建立（1911～1948年）；建设、完善药事法规（1949～1983年）；第一部《药品管理法》颁布与实施（1984～1999年）；修订《药品管理法》与公布《实施条例》（2000～2002年）。

6. 是指《药品管理法》规定了开办药品生产、经营企业应该具备 4 项条件：①人员条件，具有依法经过资格认定的药学技术人员及相应的技术工人。②厂房、设施、仓库卫生环境条件，要求药品生产、经营企业具有与其药品生产、经营相适应的厂房、设施、仓库和卫生环境。③质量控制条件，要设立质量管理和质量检验的机构，配备专门人员，必要的仪器设备。④规章制度条件，要建立健全保证药品质量的规章制度。

自测试题四 （附参考答案）

一、选择题

【A 型题】

1. 执业药师管理的目的是

   A. 只有通过法律对执业药师的资格、执业行为等严格管制，才能保证药学技术人员的药学专业素质、道德和法律素质，保证执业行为规范　　B. 促进建立与执业药师管理政策一致的新的经营质量管理制度和管理模式　　C. 具备规定的药学专业素质、执业道德、法律意识和执业行为方式的执业药师可以最大限度保证所提供的药品和药学服务的质量，从而保障公众的用药安全、有效　　D. 提高执业药师的法律、社会、经济地位　　E. 保证所提供的药品和药学服务的质量，从而保障公众的用药安全、有效

2. 执业药师管理的必要性是

   A. 具备规定的药学专业素质、执业道德、法律意识和执业行为方式的执业药师可以最大限度地保证所提供的药品和药学服务的质量，从而保障公众的用药安全、有效　　B. 保证所提供的药品和药学服务的质量，从而保障公众的用药安全、有效　　C. 只有通过法律对执业药师的资格、执业行为等严格管制，才能保证药学技术人员的药学专业素质、道德和法律素质，保证执业行为规范　　D. 提高执业药师的法律、社会、经济地位　　E. 促进建立与执业药师管理政策一致的新的经营质量管理制度和管理模式

3. 负责对医疗机构（零售药店）的定点资格进行审查的是

   A. 统筹地区药品监督管理部门　　B. 统筹地区卫生行政部门　　C. 统筹地区劳动和社会保障部门　　D. 省级药品监督管理部门　　E. 统筹地区药品价格管理部门

4. 《国家基本医疗保险药品目录》中,以"基本医疗保险基金不予支付"的方式列出药品目录的是
   A. 中药材　　B. 血液制品　　C. 中药饮片　　D. 中成药　　E. 西药
5. 《国家基本医疗保险药品目录》中的"甲类目录"是
   A. 由国家统一制定,各地可以部分调整　　B. 由国家统一制定,各地不得调整　　C. 由各省、自治区、直辖市制定,经国家核准　　D. 由各省、自治区、直辖市分别制定　　E. 各地参照国家制定的参考目录,增减的品种数不得超过总数的15%
6. 药学专业技术人员调剂处方时必须做到
   A. 三查五对　　B. 三查七对　　C. 四查五对　　D. 四查七对　　E. 四查十对
7. 药学专业技术人员处方审核的内容是
   A. 用药适宜性　　B. 用药安全性　　C. 用药有效性　　D. 用药稳定性　　E. 用药经济性
8. 处方是
   A. 由注册的执业医师在诊疗活动中为患者开具的医疗文书　　B. 由注册的执业医师和执业助理医师在诊疗活动中为患者开具的医疗文书　　C. 由注册的执业医师和执业助理医师在诊疗活动中为患者开具的、由药学专业技术人员调配、核对的医疗文书　　D. 由注册的执业医师和执业助理医师在诊疗活动中为患者开具的、并作为发药凭证的医疗用药的医疗文书　　E. 由注册的执业医师和执业助理医师在诊疗活动中为患者开具的、由药学专业技术人员审核、调配、核对,并作为发药凭证的医疗用药的医疗文书
9. 处方字迹
   A. 只限于一名患者的用药　　B. 应当清楚,不得涂改;如有修改,必须在修改处签名及注明修改日期　　C. 可按君、臣、佐、使的顺序排列　　D. 应注明原因并再次签名　　E. 要准确规范,不得使用"遵医嘱"、"自用"等含糊不清的字句
10. 医疗机构制剂是指
    A. 医疗机构根据本单位临床或科研需要而配制的固定处方制剂　　B. 医疗机构根据本单位临床或科研需要而常规配制、自用的固定处方制剂　　C. 医疗机构根据本单位临床需要而市场没有供应的、常规配制、自用的固定处方制剂　　D. 医疗机构根据本单位临床需要而常规配制的固定处方制剂　　E. 医疗机构根据本单位临床或科研需要而配制的处方制剂

【B型题】

问题1～4

A. 药事组织依法对药事活动施行的必要管理　　B. 国家及政府部门依法对药事活动施行的必要管理　　C. 与药品的安全、有效、经济、合理、方便、及时使用相关的活动　　D. 国家、政府部门及药事组织依法对药事活动施行的必要管

§5 药事管理学基本知识问答及自测试题 / 237

理　　E. 保证公民用药安全、有效、经济、合理、方便、及时
1. 药事管理的手段是为了
2. 宏观药事管理是
3. 微观药事管理是
4. 药事管理的宗旨是

　　问题 5～7
　　A. 最高国家权力机关　　B. 最高国家行政机关　　C. 最高国家审判机关
　　D. 最高国家检察机关　　E. 最高国家军事机关
5. 全国人民代表大会及其常务委员会
6. 国务院即中央人民政府
7. 中央军事委员会

　　问题 8～12
　　A. 药品内包装　　B. 药品外包装　　C. 内包装标签　　D. 外包装标签
　　E. 药品最小销售单元包装
8. 直接与药品接触的包装（如安瓿、注射剂瓶、铝箔等）
9. 应能保证药品在生产、运输、储藏及使用过程中的质量，并便于医疗使用
10. 应根据所选用药包材的材质，做稳定性试验，考察药包材与药品的相容性
11. 分为中包装和大包装，应根据药品的特性选用不易破损的包装，以保证药品在运输、储藏、使用过程中的质量
12. 必须按照规定印有或贴有标签并附有说明书

　　问题 13～17
　　A. 使用"甲类目录"药品所发生的费用　　B. 使用"乙类目录"药品所发生的费用　　C. 使用中药饮片所发生的费用　　D. 急救、抢救期间所需药品
　　E. 使用主要起营养滋补作用的药品所发生的费用
13. 除基本医疗保险不予支付的药品外，均按基本医疗保险的规定支付所发生的药品
14. 适当放宽范围
15. 先由参保人员自付一定比例，再按基本医疗保险的规定支付所发生的药品使用费
16. 不能纳入基本医疗保险用药范围
17. 按基本医疗保险的规定支付

　　问题 18～21
　　A. 一般不得超过 3 天用量　　B. 一般不得超过 7 天用量　　C. 一般不得超过 15 天用量　　D. 可适当延长，但医师必须注明理由　　E. 开具当天有效，特殊情况下需要延长有效期的，由处方医师注明有效期限，但有效期最长不得超过 3 天
18. 处方有效期
19. 处方限量
20. 急诊处方限量

21. 某些慢性病、老年病或特殊情况，处方用量

【X型题】
1. 《药品管理法》所规定的药品包括
   A. 中药材、中药饮片、中成药   B. 化学原料药及其制剂   C. 抗生素，生化药品、血清、疫苗、血液制品   D. 放射性药品   E. 诊断药品
2. 药品的特殊性包括
   A. 与人的生命健康相关   B. 质量标准严格，药品的质量指标必须符合规定的标准，低于规定标准的药品不合格，高于规定标准的药品也绝不等于是高质量的药品   C. 专业技术性强，药品的质量状况必须由专业技术人员判断，药品的正确使用一般都需要专业知识   D. 社会公共性、需要迫切性、缺乏需求价格弹性及消费者低选择性   E. 经济性和竞争性
3. 法的层次包括
   A. 宪法   B. 国家权力机关制定的法律、地方性法规、自治条例和单行条例   C. 国家行政机关制定的行政法规、部门规章和地方政府规章   D. 最高人民法院的司法解释   E. 国务院有关部门对规章的解释
4. 法的主要特征包括
   A. 依照法定立法权限和程序制定   B. 具有普遍约束力   C. 形式上有严格要求   D. 具有较高效力   E. 针对不同对象发布，能反复适用
5. 2006年1月1日起，下列属于不可零售的药品有
   A. 终止妊娠药品   B. 蛋白同化制剂   C. 肽类激素（胰岛素除外）   D. 药品类易制毒化学品   E. 疫苗
6. 不可零售的药品有
   A. 麻醉药品   B. 罂粟壳   C. 第一类精神药品   D. 放射性药品   E. 医院制剂
7. 实行药品分类管理的意义包括
   A. 有利于保证人民用药安全   B. 有利于提高人民自我保健意识   C. 有利于促进医药行业与国际接轨   D. 有利于降低医药费用   E. 有利于合理利用有限的卫生资源
8. 不能纳入基本医疗保险用药范围的品种有
   A. 主要起营养滋补作用的药品   B. 部分可以入药的动物及动物脏器，干（水）果类   C. 用中药材和中药饮片泡制的各类酒制剂   D. 各类药品中的果味制剂、口服泡腾剂   E. 血液制品、蛋白类制品（特殊适应证与急救、抢救的除外）
9. 不能纳入基本医疗保险用药范围的品种有
   A. 十全大补膏   B. 蝎子、海马、沙棘   C. 杜仲酒、蛤蚧酒   D. 果味维生素C、阿司匹林泡腾片   E. 人工白蛋白、冻干血浆
10. 开办药品生产企业必须具备的条件是

A. 具有依法经过资格认定的药学技术人员、工程技术人员及相应的技术工人
B. 具有与所生产药品相适应的厂房、设施和卫生环境　　C. 符合国家制定的药品行业发展规划和产业政策　　D. 具有能对所生产药品进行质量管理和质量检验的机构、人员及必要的仪器设备　　E. 具有保证药品质量的规章制度

11. 《药品管理法》规定法定药品标准包括
　　A. 《中国药典》标准　　B. 省级药品标准　　C. 市级药品标准　　D. 局颁药品标准　　E. 企业药品标准

12. 特殊管理药品包括
　　A. 戒毒药品　　B. 麻醉药品　　C. 精神药品　　D. 放射性药品　　E. 毒性药品

13. 必须印有规定标志的药品有
　　A. 外用药品　　B. 非处方药　　C. 处方药　　D. 国家定价药品　　E. 特殊管理药品

14. "四查"的内容包括
　　A. 查患者姓名　　B. 查药品名称　　C. 查配伍禁忌　　D. 查用药合理性　　E. 查处方

15. "十对"的内容包括
　　A. 对科别、姓名、年龄　　B. 对药名、规格、数量、标签　　C. 对药品性状、用法用量　　D. 对医师签名　　E. 对临床诊断

二、是非判断题

1. 我国通过有 1985 年第一部《药品管理法》和 2001 年修正现行《药品管理法》。　　　　　　　　　　　　　　　　　　　　　　　　　　　　（　　）

2. 1963 年美国制定并实施的《药品生产质量管理规范》（GMP）为世界第一部。　　　　　　　　　　　　　　　　　　　　　　　　　　　　（　　）

3. 我国在公元前 11 世纪西周时期便已设立掌管医药政令的政府机构。（　　）

4. 公元 7 世纪，唐政府组织编写的《新修本草》被推行为全国药品标准，并建立、对进口药材抽验制度。　　　　　　　　　　　　　　　　　　　（　　）

5. 开办药品生产、经营企业，须经企业所在地省、自治区、直辖市药品监督管理部门批准并发给"药品生产许可证"、"药品经营许可证"和办理登记注册。（　　）

6. 对特殊管理的药品，应实行双人验收制度，验收应做好验收记录，验收记录应保存至超过药品有效期 1 年，但不得少于 2 年。　　　　　　　　　　（　　）

7. 药品出库应做好药品质量跟踪记录，以保证能快速、准确地进行质量跟踪，记录应保存到有效期后 1 年。　　　　　　　　　　　　　　　　　　　（　　）

8. 药品销售票据和记录应保存至超过药品有效期 1 年，但不得少于 3 年。（　　）

9. 对购进药品，应建立完整的购进记录，购进记录应保存至超过药品有效期 1 年，但不得少于 3 年。　　　　　　　　　　　　　　　　　　　　　（　　）

10. 药品广告批准文号的格式为：（简称）药广审（视、声、文）第××号。其中，

视、声、文分别代表电视、广播、其他媒体；编号的前 4 位代表公元年号，第 5、第 6 位代表月份，后 4 位代表编排序号。药品广告批准文号的有效期限为 1 年。

（　　）

三、填空题

1. 国家中医药管理局（State Traditional Chinese Medicine Administration，STCMA）是卫生部管理的主管_____的行政机构，于_____正式成立。
2. 药品（原料药及其制剂）的质量特性包括_____、安全性、_____、均一性等方面。
3. 药品质量监督检验具有_____、公正的立场、_____为目的共 3 个条件。
4. 药品监督检验代表国家对药品研制、_____、使用的药品质量进行的检验，具有比在生产或验收检验更高的_____。
5. 药品检验分为_____、评价性检验、_____和检定性检验共 4 种类型。
6. 国家药品监督管理局颁布的标准收载的范围：①_____。②疗效肯定，但质量标准仍需进一步改进的新药。③上版药典收载，而新版未载入的疗效肯定，国内仍生产、使用，需要统一标准的品种。④_____。
7. 我国的药典委员会经过 5 次改组调整，至今颁发了 9 版（1953 年版、_____版、1977 年版、1985 年版、1990 年版、_____版、2000 年版、2005 年版、2010 年版）《中华人民共和国药典》（简称《中国药典》）。
8. 实行政府定价的药品包括由_____定价和由_____定价两个方面。
9. 我国药品价格体系包括政府定价、_____和_____。
10. 市场调节价实行"公平合理，_____，_____"原则。
11. 从我国医院药剂科管理模式为_____，目标管理、量化管理、_____，责任制模式。
12. 通常急诊处方限量_____天；门诊处方普通药最多不超过_____天量。如确有慢性病或特殊情况，经研究请示最多不超过 1 个月。
13. 医疗用毒性药品每张处方不得超过_____天极量；第一类精神药品处方每次不得超过 3 天常用量，第二类精神药品每次不超过_____天常用量。

四、名词解释题

1. FDA　2. USP　3. BPC　4. 药品　5. 现代药　6. 传统药　7. 处方药　8. 非处方药　9. 新药　10. 首次在中国销售的药品　11. 医疗机构制剂　12. 国家基本药物　13. 基本医疗保险药品目录（简称"药品目录"）

五、简答题

1. 药事管理研究基本技能有哪些？
2. 药学主要有哪些社会任务？
3. GMP 与 ISO9000 族标准有何区别与联系？
4. 调剂活动可分为哪 6 个步骤？
5. 药品的三级管理主要内容？

6. 不能纳入基本医疗保险用药范围的药品有几类？

参考答案

一、选择题

【A 型题】

1. E 2. C 3. C 4. C 5. B 6. E 7. A 8. E 9. B 10. C

【B 型题】

1. E 2. B 3. D 4. A 5. A 6. B 7. E 8. A 9. A 10. A
11. B 12. E 13. C 14. D 15. B 16. E 17. A 18. E 19. B 20. A
21. D

【X 型题】

1. ABCDE 2. ACDE 3. ABC 4. ABCDE 5. ABCDE
6. ABCDE 7. ABC 8. ABCDE 9. ABCDE 10. ABCDE
11. AD 12. BCDE 13. ABE 14. BCDE 15. ABCE

二、是非判断题

1. × 2. √ 3. √ 4. √ 5. √ 6. × 7. √ 8. √ 9. × 10. √

三、填空题

1. 国家中医药事业　1988 年
2. 有效性　稳定性
3. 严谨的技术　不以赢利
4. 生产经营　权威性
5. 抽查性检验　仲裁性检验
6. 国家食品药品监督管理局批准的新药　原来地方标准收载的、医疗常用、疗效较好、生产地较多、需要统一标准的品种
7. 1963 年　1995 年
8. 国家计委　省级政府
9. 政府指导价　市场调节价
10. 诚实信用　质价相符
11. 分级管理　标准管理
12. 3　7
13. 2　7

四、名词解释题

1. FDA：是指美国联邦政府食品药品监督管理局（Food and Drug Administration，FDA）负责全国食品、人用药品、兽用药品、医疗器械用品、化妆品等的监督管理。
2. USP：是指美国药典会编纂的国家药品标准，有"美国药典"的简称。
3. BPC：是指英国药典委员会（British Pharmacopoeia Committee，简称BPC）。

4. 我国现行的《药品管理法》第 102 条规定：药品是用于预防、治疗、诊断人的疾病，有目的地调节人的生理功能并规定有适应证或者功能主治、用法和用量的物质。包括中药材、中药饮片、中成药、化学原料药及其制剂、抗生素、生化药品、放射性药品、血清、疫苗、血液制品和诊断药品等。

5. 现代药：是指 19 世纪以来由于现代医学的进步而发展起来的化学药品、抗生素、生化药品、放射性药品、血清疫苗、血液制品等。

6. 传统药：一般是指历史上各国、各民族传统医学或民间医学使用而流传下来的药物，主要是动、植物和矿物药，又称天然药物。我国的传统药又称中药。

7. 处方药：是指凭执业医师和执业助理医师处方方可购买、调配和使用的药品。

8. 非处方药：是指由国务院药品监督管理部门公布的，不需要凭执业医师和执业助理医师处方，消费者可以自行判断、购买和使用的药品。

9. 新药：是指未曾在中国境内上市销售的药品。已上市药品改变剂型、改变给药途径的，按照新药管理。

10. 首次在中国销售的药品是指国内或国外药品生产企业第一次在中国销售的药品，包括不同药品生产企业的相同品种。

11. 医疗机构制剂：是指医疗机构根据本单位临床需要、市场无供应经批准而配制、自用的固定处方制剂。医疗机构制剂不得上市销售。

12. 国家基本药物为主要根据其国家的卫生需要选择并以合理的价格采购质置合格符合要求的基本药物。其主要特点是：疗效好、不良反应小、质量稳定、价格合理、使用方便。

13. 基本医疗保险药品目录：是指为了保障城镇职工基本医疗保险用药，合理控制药品费用，规范基本医疗保险用药范围管理，由国家社会劳动保障部组织制定并发布国家《基本医疗保险药品目录》。

五、简答题

1. 药事管理研究的过程大致遵循一般问题解决的心理历程，从问题的感觉或发现开始，确定问题后着手收集资料，寻找答案。一般来说，研究者应具备药学学科研究技能、药事组织管理技能、学术交流技能等知识能力。

2. 指构成药学社会任务的物质基础是药品。药品是社会里一种商品，它具有与其他商品一样的商品方面的功能。因此，药学的功能可体现在：为人类的健康研制新药，生产供应药品，保证合理用药，培养药师和药学科学家和企业家，组织药学力量。从总体上来说，药学具有专业方面和商业方面的社会功能和任务，同时存在于每项具体任务中。

3. GMP 与 ISO9000 族标准的区别与联系：

（1）相同点：GMP 与 ISO9000 的目的都是保证产品质量，确保产品质量达到一定要求；都是通过采用控制影响产品质量因素的模式，从事后把关变为事前控制，变管结果为管因素，都是对生产和质量管理的基本要求，而且标准是随着科学技术和生产的发展而不断发展和完善的，它们具有以下共性。①目标、方法相同：GMP

与 ISO9000 族标准的核心目标都是保证产品质量，确保产品质量持续、稳定地符合一定的要求；两者都采取控制要素的方法实现对产品质量的控制，都要求影响质量的全部因素始终处于受控状态。②理论基础、特征相同 两者都认为产品质量形成于产品的全过程，所以都要求质量体系贯穿于产品质量形成的全过程，且两者均与全面质量管理（TQC）密切相关；强调"预防为主"；都强调质量及质量管理应持续改进，不断修订和完善相应的质量标准和要求。

4. 调剂活动可分为 6 个步骤：
（1）收方：从患者或病房护理人员处接受处方或药品请领单。
（2）检查处方：主要检查处方书写是否正确或合理。
（3）调配处方：严格按照处方的内容进行调配。
（4）包装贴标签：包装袋和药瓶标签上应标示患者的姓名、药品名称、用法、用量等。
（5）复核处方：仔细查对所取的药品与处方药品是否一致，防止差错。
（6）发药：发药时应对患者做解释、交代清楚用药方法。

5. 一级管理药品：麻醉药品和毒性药品的原料药，要求处方单独存放、每日清点，作到账物相符。

二级管理药品：精神药品、贵重药品、自费药品，要求专柜存放、专账记录，贵重药品每日清点，精神药品定期清点。

三级管理药品：普通药品，实行"金额管理，季度盘点，以存定销"的管理方法。普通药品管理中要特别做好危险性药品和化学试剂的管理。

6. 不能纳入基本医疗保险用药范围的药品有：①主要起营养滋补作用的药品。②部分可以入药的动物及动物脏器，干（水）果类。③用中药材和中药饮片泡制的各类酒制剂。④各类药品中的果味制剂、口服泡腾剂。⑤血液制品、蛋白类制品（特殊适应证与急救、抢救除外）。⑥劳动保障部规定基本医疗保险基金不予支付的其他药品。

图书在版编目（CIP）数据

医学临床"三基"训练. 药师分册 第一版/吴钟琪总主编，潘清平，刘平安主编. -- 长沙:湖南科学技术出版社，2011.12(2024.10重印)
医院分级管理参考用书 医学继续教育参考书
ISBN 978-7-5357-7008-0

Ⅰ. ①医… Ⅱ.①吴…②潘…③刘… Ⅲ. ①临床医学－教学参考资料②药物学－教学参考资料 Ⅳ. ①R4

中国版本图书馆CIP数据核字(2011)第282700号

医院分级管理参考用书
医学继续教育参考用书

医学临床"三基"训练 药师分册 第一版
YIXUE LINCHUANG "SAN JI" XUNLIAN YAOSHI FENCE DI YI BAN

总 主 编：吴钟琪
主 　 编：潘清平　刘平安
出 版 人：潘晓山
策划编辑：邹海心　石　洪
文字编辑：唐艳辉
出版发行：湖南科学技术出版社
社　　址：长沙市芙蓉中路一段416号泊富国际金融中心
　　　　　http://www.hnstp.com
邮购联系：本社直销科　0731－84375808
印　　刷：长沙市宏发印刷有限公司
　　　　　（印装质量问题请直接与本厂联系）
厂　　址：长沙市开福区捞刀河大星村343号
邮　　编：410153
版　　次：2011年12月第1版
印　　次：2024年10月第16次印刷
开　　本：880mm×1230mm　1/32
印　　张：8
字　　数：290000
书　　号：ISBN 978-7-5357-7008-0
定　　价：18.00元

（版权所有·翻印必究）